U0259223

足踝手术图谱
技巧与陷阱

主　编　［美］安德鲁·罗森巴姆（Andrew Rosenbaum）
［美］大卫·莱文（David Levine）
主　译　施忠民　顾文奇
副主译　邹　剑　刘　珅
主　审　张长青　范存义

Wolters Kluwer Health
北京科学技术出版社

著作权合同登记号　图字：01-2020-6011

图书在版编目（CIP）数据

足踝手术图谱：技巧与陷阱 /（美）安德鲁·罗森巴姆（Andrew Rosenbaum），（美）大卫·莱文（David Levine）主编；施忠民，顾文奇主译. —北京：北京科学技术出版社，2021.1

书名原文：Hospital for Special Surgery's Illustrated Tips and Tricks in Foot and Ankle Surgery

ISBN 978-7-5714-1102-2

Ⅰ.①足… Ⅱ.①安… ②大… ③施… ④顾… Ⅲ.①足-外科手术-图谱 ②踝关节-外科手术-图谱 Ⅳ.①R658.3-64

中国版本图书馆CIP数据核字（2020）第147959号

本书中提供了正确的适应证，以及不良反应和用药方法，但这些都有改变的可能。强烈希望读者阅读本书提到的药物的生产厂家所提供在包装上的信息。作者、编辑、出版人、发行商不对任何错误或忽略负责，不对应用本书中的信息后可能造成的任何结果负责，也不会对出版物内容进行明确或不明确的承诺。作者、编辑、出版人、发行商对与本出版物相关的人身或财产伤害不承担任何责任。

责任编辑：杨　帆
责任校对：贾　荣
图文制作：北京永诚天地艺术设计有限公司
责任印制：吕　越
出 版 人：曾庆宇
出版发行：北京科学技术出版社
社　　址：北京西直门南大街16号
邮政编码：100035
电　　话：0086-10-66135495（总编室）
0086-10-66113227（发行部）

网　　址：www.bkydw.cn
印　　刷：北京捷迅佳彩印刷有限公司
开　　本：889mm × 1194mm　1/16
字　　数：360千字
印　　张：15.25
版　　次：2021年1月第1版
印　　次：2021年1月第1次印刷
ISBN 978-7-5714-1102-2

定　　价：228.00元

译者名单

主　审： 张长青　范存义

主　译： 施忠民　顾文奇

副主译： 邹　剑　刘　珅

译　者： 张长青　上海交通大学附属第六人民医院
范存义　上海交通大学附属第六人民医院
施忠民　上海交通大学附属第六人民医院
刘　珅　上海交通大学附属第六人民医院
梅国华　上海交通大学附属第六人民医院
苏　琰　上海交通大学附属第六人民医院
薛剑锋　上海交通大学附属第六人民医院
芮碧宇　上海交通大学附属第六人民医院
邹　剑　上海交通大学附属第六人民医院
顾文奇　上海交通大学附属第六人民医院东院
张雄良　上海交通大学附属第六人民医院
余伟林　上海交通大学附属第六人民医院
宋国勋　上海交通大学附属第六人民医院东院
蒋剑涛　上海交通大学附属第六人民医院
李振东　上海交通大学附属第六人民医院
陈　城　上海交通大学附属第六人民医院

译者序

上海市第六人民医院足踝外科的施忠民主任组织翻译了 *Hospital for Special Surgery illustrated tips and tricks in foot and ankle surgery* 一书，希望我作序，我欣然应允。因为我相信施主任领衔完成的这部译作把世界足踝外科顶尖的技术介绍给国内同道，将为我国足踝外科技术的发展起到有力的推动作用。

美国纽约特种外科医院（Hospital for Special Surgery, HSS）创立于1863年，每年完成超过3万例骨科手术，长期位居美国骨科排名第一的位置。医院专注于将每一个细节都做到极致，其医疗质量、门诊－手术－康复一体化的管理模式达到了近乎完美的程度。但真正让其位居行业之首的核心因素还是在于其优秀的医生队伍和不断创新、融合的精神，这保证了它的长盛不衰。

近年来，上海市第六人民医院（六院）骨科与HSS建立了深度的合作。2019年COA会议期间，HSS代表团还专程到六院参观交流。HSS足踝外科在足踝部矫形、关节置换等方面形成了其治疗特色，在科研和数据库建立方面也颇有建树。2009年，美国骨科足踝外科协会在全球评出5个访问学者奖，施忠民主任与HSS的Scott Ellis教授位列其中。他们一起在美国西部足踝外科中心访问学习，后期亦有互访交流，还曾在2019年AAOS会议上共同主持足踝专题，建立了深厚的友谊。

2020年，新冠疫情突如其来，给医院的医疗工作带来不少困扰。但是，六院足踝外科的同道能在此情况下坚持在科学的道路上攀登，除了应对繁忙的临床医疗，还抽出业余时间精心翻译了这部专著，把HSS的经验以实用、精炼的形式介绍给我国足踝外科的同道和年轻医师，从而帮助他们学习和掌握足踝外科的手术技巧，规避临床陷阱，以更高的诊疗质量服务于患者，为“健康中国”的国家策略做出应有的贡献。

我期待本书的出版，也衷心祝愿我国的足踝外科稳步发展，更上一层楼。

上海市创伤骨科临床医学中心顾问

2020年10月，于上海

前　言

非常荣幸我能成为《足踝手术图谱：技巧与陷阱》一书的主编。若没有我在美国特种外科医院学习时获得的临床经验和团队协作，本书就无法著成。当我第一次进入特种外科医院足踝外科进行学习时，便意识到我需要努力赶上导师们的思维和技术能力，他们中很多人是制订足踝部复杂病变治疗策略和手术技巧的负责人。与我同期学习的 Stuart Saunders 和 Rachel Shakked 医师和我一样都非常珍惜这独一无二的机会，我们开始随访相关病例并以技术要点和图解的形式做笔记。我们很快拥有了无价的“手术技巧”资料库，并逐渐在住院医师中传阅，同时也为每年的美国特种外科医院进修医师所使用。我自己同样也无数次回顾这些笔记（当我作为主治医师时我仍继续记录）。这些记录唤醒了我珍贵的记忆，并提醒我所拥有的根基和宝贵经历。我希望本书同样可以为年轻的足踝外科医师提供有用的手术技术，塑造成功的职业未来。

安德鲁·罗森巴姆

（Andrew Rosenbaum）

目 录

第六部分 肌腱病

第七部分 足踝部应力性骨折

第八部分 踝部创伤

第九部分 足部创伤

第一部分

踇趾疾病

第一章
踇僵硬的处理

引言

- 成年患者的第一跖趾关节因为关节炎改变造成踇趾跖趾关节活动受限。
- 病因与局部反复受到微小创伤有关。第一跖趾关节的解剖形态变异也是造成跖趾关节炎的易感因素。
- 关节背侧的骨赘形成造成撞击，导致穿鞋时的激惹和关节背伸活动受限。同时，患者在用力背伸第一跖趾关节时会加剧患部的肿胀和疼痛，从而引起推地力量下降[1]。

关节背侧局部成形术

- 无菌器械与工具
  - 止血带
  - 头灯
  - 口腔科钩匙和小的骨膜剥离子
  - 点式（Weber）复位钳
  - 克氏针、克氏针动力、钻头和摆锯等
  - 皮肤拉钩
- 体位
  - 用不含肾上腺素的 0.25% 布比卡因与 1% 利多卡因 1:1 混合液进行踝关节区域神经阻滞。
  - 术前 30~45 分钟静脉输注抗生素。
  - 仰卧位，患足位于手术床尾部。
  - 小腿消毒铺巾。
  - 小腿部位使用止血带（可选）。
- 手术方式
  - 取第一跖趾关节背侧入路。
  - 切口起自跖趾关节近侧 3cm，延伸至踇趾近节中部（图 1-1）。
  - 将踇长伸肌腱和背内侧皮神经牵向外侧。
  - 切开背侧关节囊。
  - 剥离两侧副韧带的背侧部分，增加关节显露。
  - 最大限度背伸第一跖趾关节，同时用骨刀切除近节趾骨基底部的骨赘（图 1-2）。
  - 切除 25%~30% 的跖骨头部背侧关节面，骨刀的方向由远端指向近端，自干骺端结合部穿出。
- 根据需要，清理关节内外侧骨赘。注意保护侧副韧带主体部分，避免造成关节不稳。
- 清理完成后，最大限度背伸跖趾关节，检查跖趾关节的活动度（图 1-3）。如果还有残留的骨性撞击处，做进一步切除和清理。

- 收尾工作
  - 冲洗伤口。

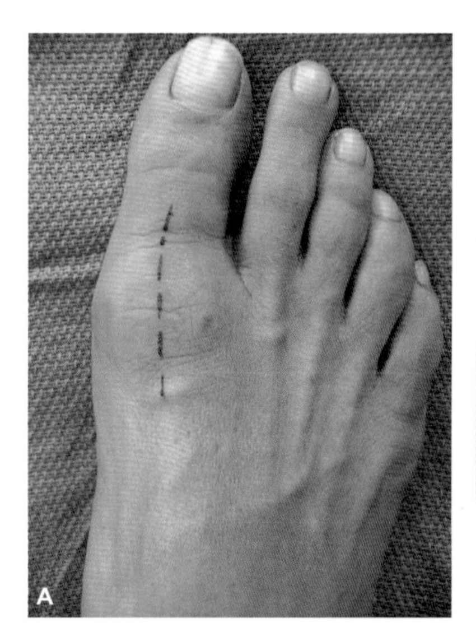

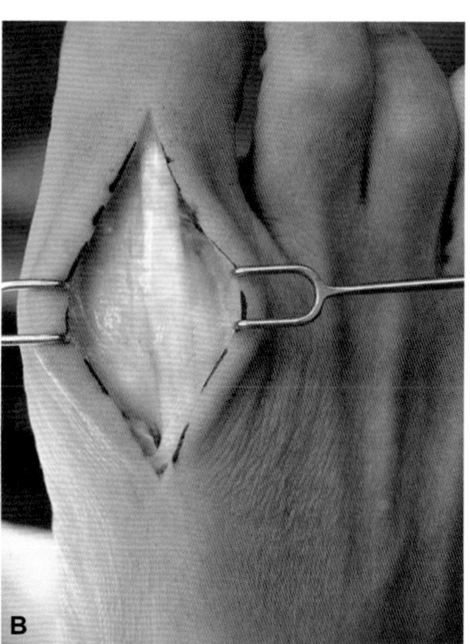

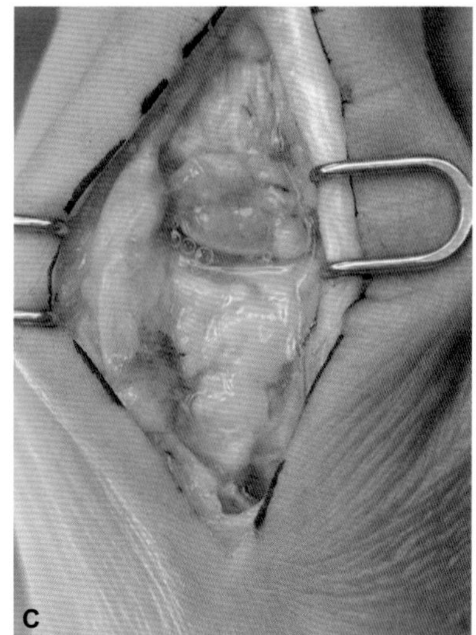

图 1-1 A. 第一跖趾关节背内侧入路。B. 辨认背内侧皮神经和踇长伸肌腱。C. 牵开踇长伸肌腱和背内侧皮神经后，切开背侧关节囊［图片引自：Marks RM. Dorsal cheilectomy for hallux rigidus，Easley ME, Wiese SW, eds. Operative Techniques in Foot and Ankle Surgery. Philadelphia, PA: Wolters Kluwer Health; 2010:chap 18 (Tech Figure 1). 已获授权］

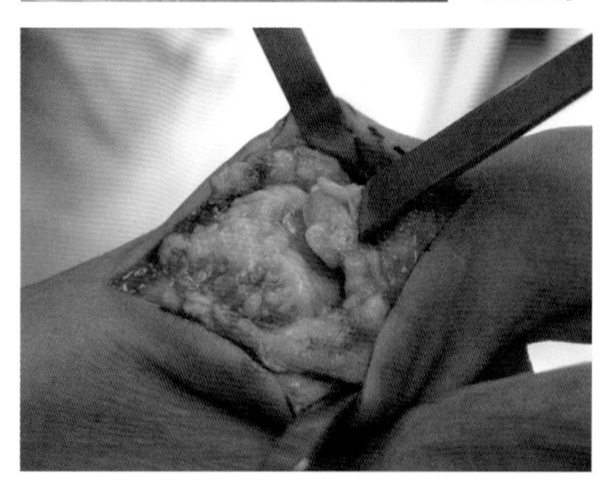

图 1-2 最大限度背伸第一跖趾关节，切除踇趾近节基底部的背侧骨赘。这样操作有助于保护跖骨头部残留的关节面［图片引自：Marks RM. Dorsal cheilectomy for hallux rigidus，Easley ME, Wiese SW, eds. Operative Techniques in Foot and Ankle Surgery. Philadelphia, PA: Wolters Kluwer Health; 2010:chap 18 (Tech Figure 2A). 已获授权］

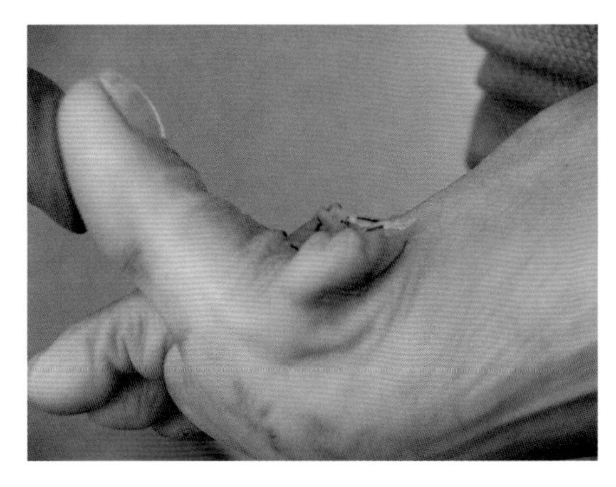

图 1-3 评估跗趾关节活动度：被动背伸活动度应该接近 90° [图片引自：Marks RM. Dorsal cheilectomy for hallux rigidus, Easley ME, Wiese SW, eds. Operative Techniques in Foot and Ankle Surgery. Philadelphia, PA: Wolters Kluwer Health; 2010:chap 18 (Tech Figure 2G). 已获授权]

- 用骨蜡封闭跖骨头部背侧的松质骨面。
- 用 2-0 可吸收线关闭关节囊。
- 用 2-0 或 3-0 可吸收线缝合皮下组织。
- 用 4-0 尼龙线缝合皮肤。
- 用消毒敷料加压包扎伤口。
- 穿后跟负重的术后康复鞋。

跗趾近节趾骨截骨

- 无菌器械与工具
  - 止血带
  - 小的 Hohmann 拉钩
  - 克氏针和克氏针动力、钻头和摆锯等
  - 小的皮肤拉钩
  - 小骨刀
  - 咬骨钳
- 体位
  - 大腿或小腿部位使用止血带（可选）。
  - 用不含肾上腺素的 0.25% 布比卡因与 1% 利多卡因 1:1 混合液进行踝关节区域神经阻滞。同时辅以Ⅳ度镇静。
  - 术前 30~45 分钟静脉输注抗生素。
  - 仰卧位，垫高患侧臀部，使足处于中立位。
  - 小腿消毒铺巾。
  - 准备术中透视设备。
- 手术入路
  - 紧贴跗长伸肌腱内侧缘做 5cm 长的背内侧纵行切口。
  - 用 Hohmann 拉钩将跗长伸肌腱向外侧牵开。
  - 保护并向内侧牵开背内侧皮神经。
- 手术操作
  - 先行第一跖趾关节背侧骨赘切除。
  - 显露跗趾近节趾骨（图 1-4）。

- 在近节趾骨关节面远端 3mm 左右，紧贴关节面由内向外打入 1 枚 1.6mm 克氏针。
- 用小锯片（0.5cm）摆锯截取第一刀，保留跖侧皮质完整。
- 在第一刀远端 5~6mm 处准备截第二刀。
- 第二刀截骨方向指向近侧和跖侧，以便能和第一刀在跖侧汇聚（图 1-5）。
- 同样，不要完全截断跖侧皮质。
  - 这样有利于控制截骨端，并能保护踇长屈肌腱。
- 用小骨刀完成最后截骨，用咬骨钳钳子去除楔形骨块。
- 复位截骨端，用钢丝、螺钉或骑缝钉固定截骨部位。

- 收尾工作
  - 检查跖趾关节的稳定性。

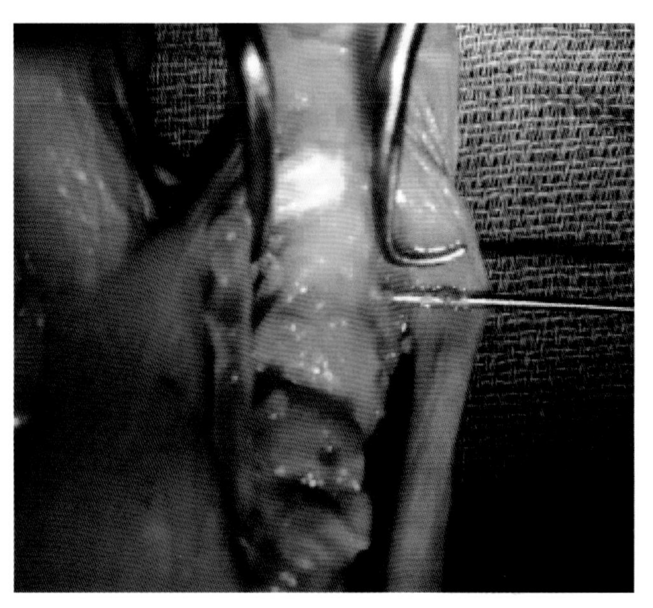

图 1-4 踇趾近节趾骨的显露

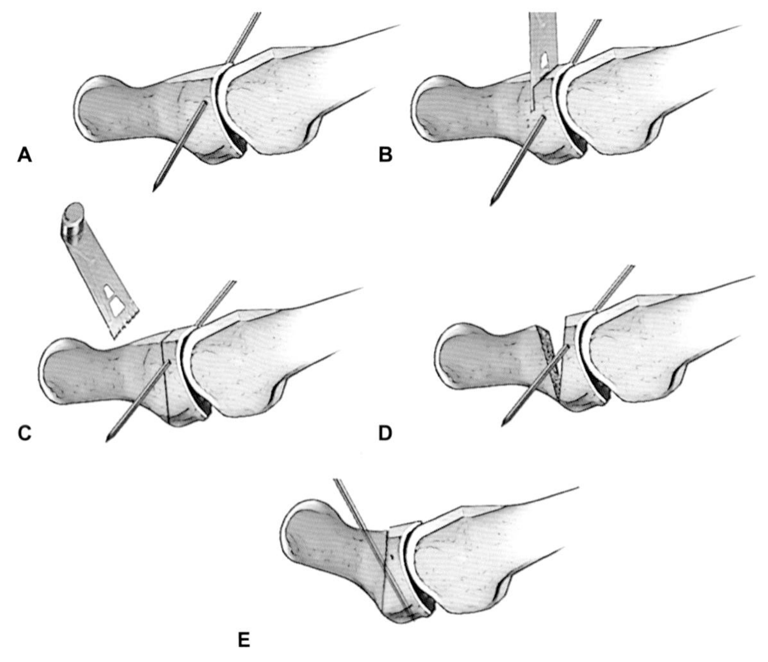

图 1-5 Moberg 截骨时摆锯方向的示意图。A. 在关节线远端 3mm 处横行穿入 1 枚克氏针。B. 第一刀为背侧向跖侧垂直方向。C. 第二刀位于第一刀远端 5~6mm 处，由远端背侧向近端跖侧截取，以切除一块背侧楔形骨块。D. 去除楔形骨块后，跖侧的皮质保持完整，作为骨膜合页。E. 手法闭合背侧间隙后，用克氏针临时固定

- 冲洗伤口。
- 用 2-0 薇乔线关闭关节囊。
- 松开止血带并止血。
- 用 4-0 尼龙线关闭皮肤切口。
- 用柔软的厚敷料加压包扎伤口，穿硬底的术后保护鞋。

第一跖趾关节融合术

- 无菌器械与设备
  - 止血带
  - 克氏针和克氏针动力、钻头和摆锯等
  - 小直角拉钩
  - 皮肤拉钩
  - 固定：空心钉、背侧钢板或髓内固定用的斯氏针
  - 咬骨钳
  - 阴阳锉
- 体位
  - 在大腿或小腿使用止血带（可选）。
  - 用不含肾上腺素的 0.25% 布比卡因与 1% 利多卡因 1:1 混合液进行踝关节区域神经阻滞。同时辅以Ⅳ度镇静。
  - 术前 30~45 分钟静脉输注抗生素。
  - 仰卧位，垫高患侧臀部，使足处于中立位。
  - 小腿消毒铺巾。
  - 准备术中透视设备。
- 手术入路
  - 紧贴踇长伸肌腱内侧缘做 5cm 长的背内侧纵行切口（图 1-1）。
    - 自趾间关节水平向近端延伸 5~6cm。
  - 锐性分离、暴露第一跖趾关节。
  - 用小直角拉钩帮助显露整个跖趾关节的内外侧。
  - 用咬骨钳清理关节周围骨赘。
- 手术操作
  - 用小锯片摆锯切除跖骨头远端约 3mm 的薄片骨块，截骨方向与跖骨干垂直（图 1-6）。
  - 踇趾与第一跖骨的列线关系：
    - 相对于足底平面背伸 15°。
    - 踇趾外翻 15°。
    - 旋转中立位。
  - 与第一跖骨头截骨面平行，用小锯片摆锯截除近节趾骨基底部。
  - 用以下方法准备融合面：
    - 用细克氏针在跖骨头和近节趾骨基底部钻多个小孔。
    - 分别在跖骨头和近节趾骨基底中心置入克氏针，用阴阳锉处理关节面（图 1-7）。

- 切除冗余的软组织，保护好踇长屈肌腱。
- 当取得合适的第一跖趾关节力线后，用 2 枚 1.2mm 克氏针临时固定。
- 用 4mm 直径空心钉、背侧钢板，或髓内斯氏针固定关节（图 1-8）。
- 拔除克氏针。
- 检查关节有无残留间隙，根据需要，用松质骨填充间隙。

- 收尾工作
  - 冲洗伤口。
  - 用 2-0 薇乔线缝合关节囊。
  - 用 4-0 尼龙线缝合皮肤切口。
  - 厚敷料加压包扎伤口，患足穿硬底术后保护鞋。

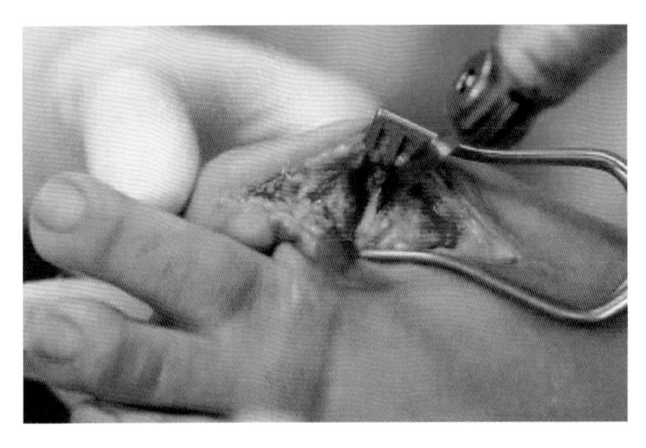

图 1-6 融合准备时跖骨头截骨方向

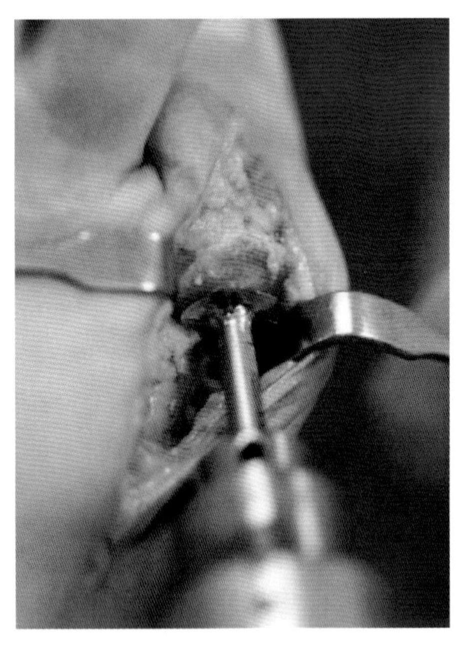

图 1-7 用阴阳锉处理关节面

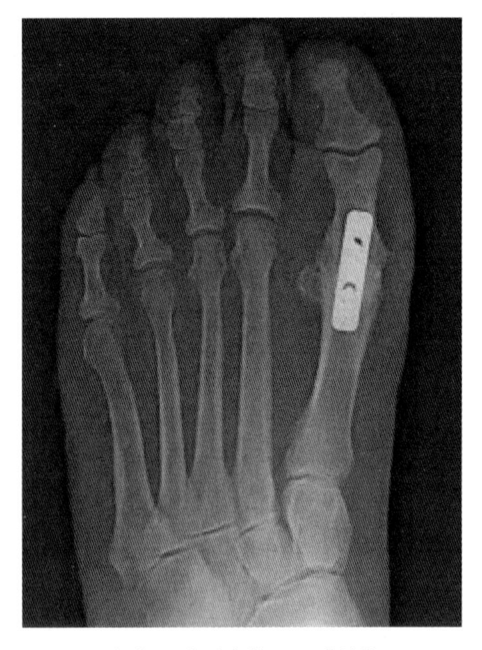

图 1-8 钢板固定融合第一跖趾关节

参考文献

1. Shereff MJ, Baumhauer JF. Current concepts review-hallux rigidus and osteoarthrosis of the first metatarsophalangeal joint. *J Bone Joint Surg Am*, 1998,80(6):898-908.

第二章
第一跖楔关节融合术——改良的 Lapidus 术式和 Akin 截骨术

改良的 Lapidus 术式

无菌器械与设备

- 克氏针撑开器（Hintermann 或 Weinraub 撑开器）
- 小 Hohmann 拉钩
- 2mm 克氏针
- 2mm 钻头
- 2.5mm 钻头
- 3.5mm 钻头
- 克氏针动力及钻头
- 直刮匙及弧形刮匙
- 小咬骨钳
- 不带齿的椎板撑开器
- 带齿的椎板撑开器
- 点式（Weber）复位钳
- 2mm 球头形克氏针或橄榄针
- 同种异体骨
- 内植物
  - 跖侧、内侧和背侧锁定或非锁定钢板（2.0/2.4/2.7 系统）
  - 3.5/4.0mm 皮质骨螺钉

体位

- 患者仰卧于可透光手术床上（图 2-1）。
- 患足置于手术台尾端，以便无限制地对足内、外侧及足底进行显露和操作。
- 在对侧肢体的骨突部位垫上软垫加以保护，包括股骨大粗隆、腓骨头（保护腓总神经）以及肘部（保护尺神经）等。
- 垫高患侧臀部，使髌骨向上处于中立位。
- 便于术中进行正、侧和斜位透视。
- 大腿或小腿部位使用止血带（应当使用低位止血带，尤其是使用驱血皮条作为止血带时，会约束伸肌腱，可能会影响矫正效果）。

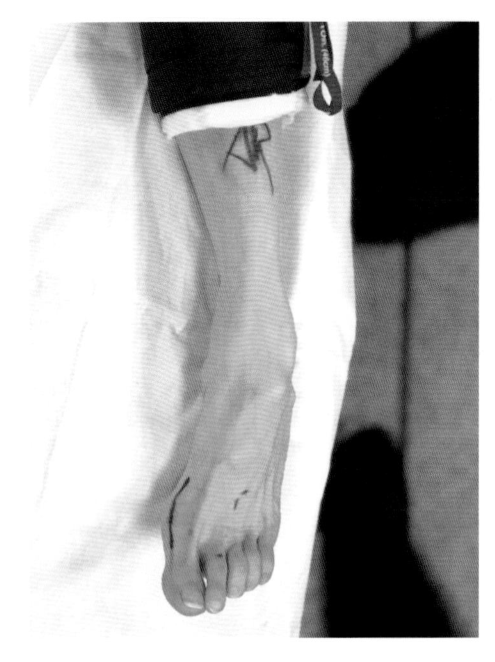

图 2-1 患者仰卧位，患足置于手术床边缘

- 采用区域阻滞联合镇静或全麻。

手术入路

- 自患肢小腿中段（使用小腿止血带，见图 2-2）或大腿中段（使用大腿止血带）以下消毒铺巾。
- 以第一跖楔关节为中心做 3~6cm 背侧纵行切口，经踇长伸肌腱腱鞘显露第一跖楔关节。
- 将踇长伸肌腱拉向外侧，以保护足背动脉和腓深神经。
- 首先纵行切开第一跖楔关节背侧关节囊。
- 切开关节囊，沿关节边缘掀开关节囊，显露关节的内侧、背侧和跖侧。
- 在内侧楔骨和第一跖骨基底部各置入 1 枚 2mm 克氏针，用克氏针撑开器撑开第一跖楔关节。

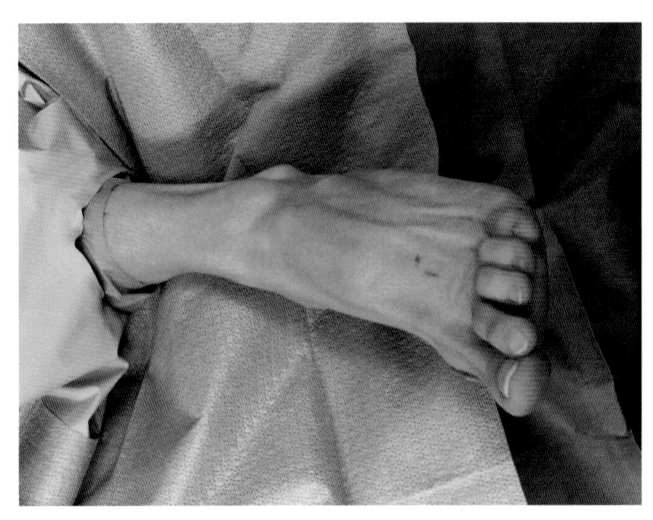

图 2-2 消毒铺巾后

融合技术

- 用咬骨钳去除骨赘（如果有的话），用小号直形或弧形刮匙去除关节面软骨。注意避免去除软骨下骨，以免造成第一跖骨不必要的短缩。
- 第一跖楔关节的关节面向跖侧延伸达 3cm，彻底探查并去除跖侧软骨对关节融合至关重要。调整克氏针撑开器或加用椎板撑开器对完成这一步骤极其关键。如果使用带齿的椎板撑开器，注意避免骨面的压缩。

要点

- 改良的 Lapidus 术式可以对踇外翻畸形的内收、跖屈和旋转提供三维矫正。
- 如果跖侧的软骨去除不彻底，有可能会造成背侧成角畸形。
- 不去除任何楔形骨块，以免造成第一跖骨短缩。
- 不经意的骨量丢失也会造成跖骨短缩，从而导致第一跖骨跖屈畸形。
- 必须重视跖侧骨量丢失，即使仅丢失 3mm 的跖侧骨质，也会导致第一跖骨下压 1cm。
- 充分清除软骨以纠正第一、二跖骨间角。

- 去除内侧楔骨和第一跖骨基底部的软骨面之后，用 2mm 克氏针或钻头钻孔穿过软骨下骨。用 4mm 宽的弧形骨刀连接各钻孔点，使松质骨表面出血。
- 接着处理冠状面的畸形。在稳定住后足的同时，将踇趾从外翻至内翻方向逆向旋转，使踇趾甲面与地面保持平行。然后背伸第一跖趾关节，利用“卷扬机”机制，使其在跖屈第一跖骨的同时加压第一跖楔关节。在维持在横断面上的矫正效果的同时进行以上操作。
- 另外，术者可以用拇指加压手法复位并维持第一、二跖骨间角。

手术技巧

- 去除第一跖骨和内侧楔骨边缘的突出部分，这样有利于融合面之间的加压。
- 这一步骤中也可以使用点式复位钳或克氏针撑开器，用来把持、复位或维持第一、二跖骨间角矫正（图 2-3 和图 2-4）。
- 在使用点式复位钳复位的时候，要确保第一跖列和外侧跖列在矢状位上的相对关系。

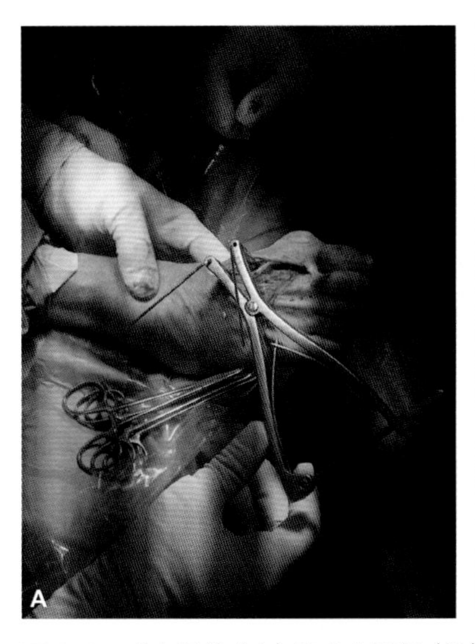

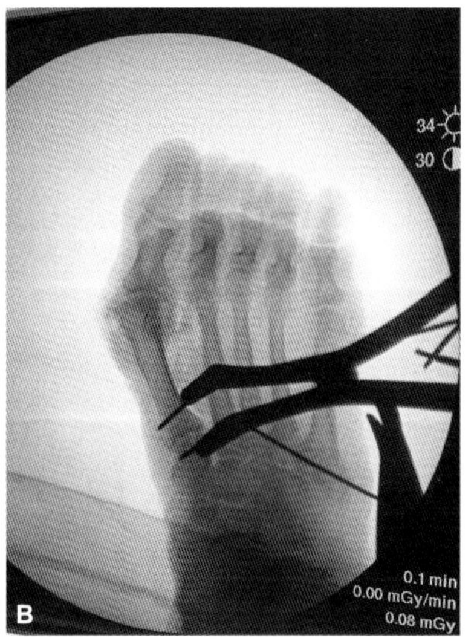

图 2-3 术中照片（A）和术中透视（B），展示了克氏针撑开器在 Lapidus 术式中的应用

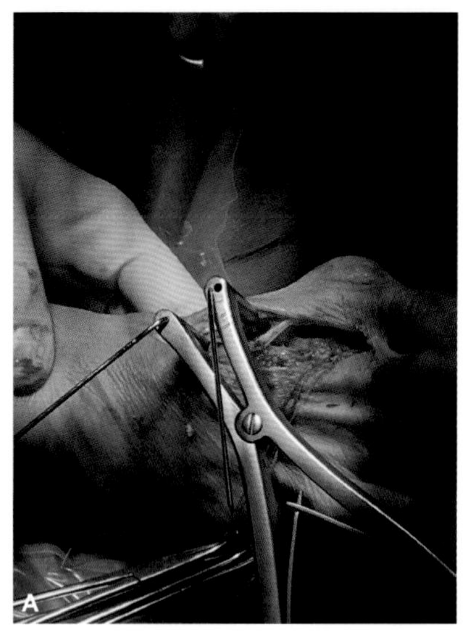

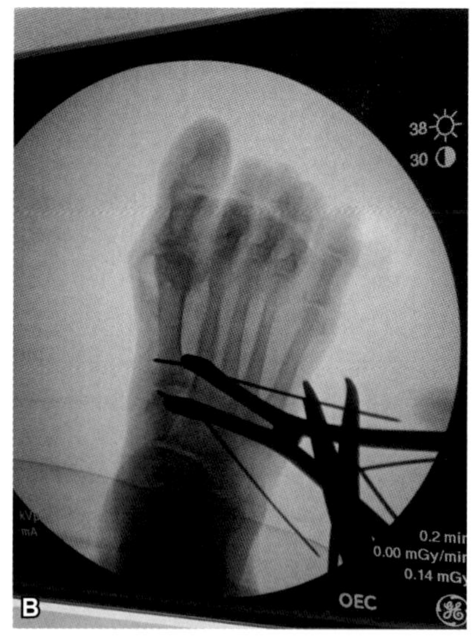

图 2-4 术中照片（A）和术中透视（B）展示了用克氏针撑开器作为跖骨间角矫正工具的使用技巧

- 用 1 枚克氏针或球头形克氏针做临时固定，然后通过大体观察和透视确认关节融合的位置是否合适，并用一块足底平板确定踇趾的跖屈位置。克氏针的方向要远离加压螺钉的进针位置。还可以从第一跖骨头向第二跖骨打入第二枚克氏针，目的是维持对第一跖骨内收的加压力。这个时候往往可以评估籽骨的复位情况。

手术技巧

- 植骨填充缝隙，特别是在第一跖列短缩的情况下。
- 在翻修病例中，可使用自体髂骨或同种异体骨结构性植骨来恢复长度。

固定技术

- 可以使用钢板、骑缝钉或单纯螺钉固定融合部位。如果需要，也可以同时使用几种不同的固定方式。
- 使用螺钉固定的时候，第一枚 3.5mm 或 4.0mm 皮质骨螺钉由远端向近端从背外侧向跖内侧打入（图 2-5）。

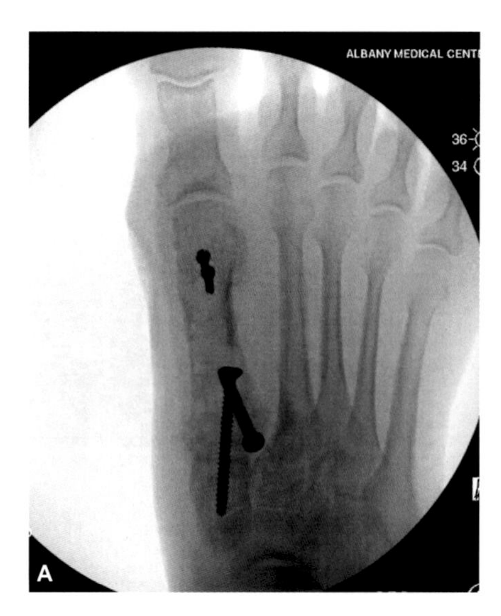

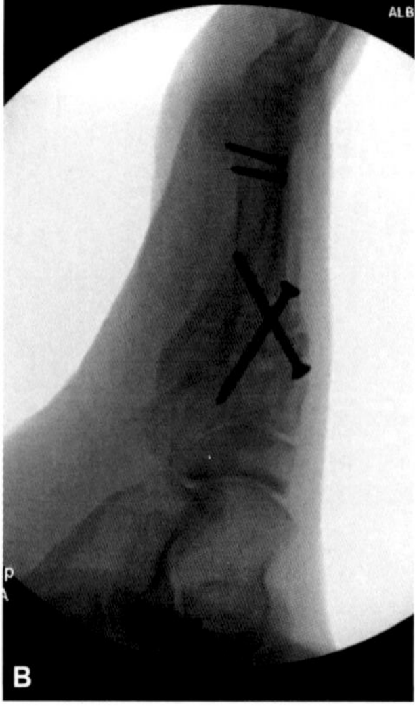

图 2-5 第一跖楔关节融合时，由远端向近端置入“本垒打”螺钉（A），并由近端至远端垂直固定辅助螺钉（B）

- 融合端的加压：使用 3.5mm 螺钉固定时，先用 3.5mm 钻头对近侧皮质钻孔，然后用 2.5mm 钻头对对侧皮质钻孔。如使用 4.0mm 的螺钉，则使用 4.0mm 钻头对近侧皮质钻孔，用 2.9mm 钻头对对侧皮质钻孔。4.0mm 皮质骨螺钉一般用于体型较大的患者。

手术技巧

- 第一枚螺钉的固定作用尤为重要，被称为“本垒打”螺钉，该螺钉必须有双层皮质的把持力。
- 在第一跖骨基底近端 1/3 处附近，预先用磨钻在背侧皮质上磨出一个切迹，切迹的深度要达到螺钉尾端直径的一半以上，并沿着螺钉置入的方向继续钻孔。这样可以避免在拧紧螺钉最大程度加压时造成跖骨背侧皮质的劈裂。
- 准备打“本垒打”螺钉的钻头方向要指向内侧楔骨的内下方，这样可以在内侧楔骨的最大横截面处固定骨块。
- 加压固定后，如果第一跖楔关节背侧出现小的缝隙，需要进行植骨。

- 在不影响第一跖骨力线的前提下，使用骑缝钉、螺钉或钢板进行辅助固定。若仅采用螺钉固定，需采用 AO 标准的拉力螺钉技术垂直于“本垒打”螺钉置入第二枚螺钉，该枚螺钉从近端的内侧楔骨向远端的跖骨基以背外侧向跖内侧的方向置入，以辅助纠正跖骨间夹角。
- 采用跖侧、内侧及背侧钢板固定融合端。

手术技巧

- 第一跖列外展试验有助于明确第一跖跗关节融合后是否存在横向平面的不稳。将距下关节及中跗关节置于中立位，用拇指及示指对患者第一及第二跖骨头施加横向平面的压力。
- 若第一跖跗关节融合后仍存在跖骨间夹角增宽或横向平面不稳，可以从第一跖骨向第二跖骨基斜向置入第三枚 3.5 或 4.0mm 螺钉。若采用拉力螺钉技术，则可以为跖楔关节融合端提供额外的旋转稳定性及复位跖骨间夹角。
- 在置入跖骨间螺钉过程中必须保持第一、二跖骨的力线关系，以避免发生籽骨痛或第二跖骨转移性跖痛。
- 固定第一、二跖骨，必须用咬骨钳或微型摆锯清理第一及第二跖骨基。

其他术式

采用改良 Lapidus 术式手术时，还可能同时需要做跖骨头内侧骨突切除术和内侧关节囊紧缩术，以进一步纠正踇外翻畸形。跖楔关节融合术是一项矫形能力很强的术式，如果同时做外侧关节囊松解，可能会导致踇内翻的发生。对于趾骨间角或踇外翻角过大者，还可以增加 Akin 内侧闭合楔形截骨术或跖骨远端截骨术。

要点

- 完成整个手术后要评估和比较第一跖骨与外侧跖列的长度。行改良 Lapidus 术式后第一跖列通常会短缩 2.7~2.9mm，短缩 5mm 之内一般不会引起明显的转移性跖痛，临床相关性不大。
- 如果患者术前就有外侧跖列的疼痛或滑膜炎，或者术后出现第一跖列明显短缩，需要对第二、第三跖列进行 Weil 短缩截骨术。

Akin 截骨术

手术器械

- 止血带
- 微型矢状锯
- 克氏针和动力
- 小骨块螺钉（2.4/2.7/3.0mm 空心螺钉）

体位

- 仰卧位（骨突部位需要用软垫保护）。
- 大腿或小腿部位使用止血带。
- 患侧臀部下垫软垫，术中可外旋患肢来显露足内侧部分。

手术入路

- Akin 手术通常与其他踇外翻术式联合使用[1]。
- 手术切口一般为原跖骨远端内侧切口的延续。
- 切口向远端延续至趾间关节水平，显露近节趾骨的骨干（图 2-6）。

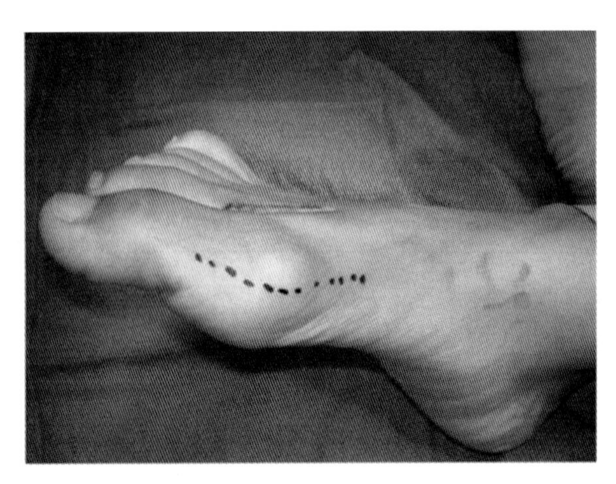

图 2-6 Akin 截骨术的内侧切口

- 要辨认并保护好背内侧皮神经和足底内侧感觉支（图 2-7）。
- 将进行改良 Mcbride 术的内侧关节囊切口沿近节趾骨干向远端延伸。
- 截骨第一刀在第一跖趾关节远端近节趾骨基底部，由内向外垂直于趾骨干进行。
- 可以在透视下进行截骨，以避免锯片穿入关节，以及确保截骨近端有足够的骨质进行螺钉固定。
- 在透视下用 1 枚克氏针置入截骨面的远端作为截骨标记。
- 截骨时不要穿透外侧皮质（以免截骨端的不稳定），可以在连续透视下进行。
- 在第一刀截骨的远端 2~3mm 左右成角截取第二刀，形成一小块楔形骨片。
- 同样不要截穿外侧皮质。
- 在截骨时用冷生理盐水连续冲洗。
- 另一种方法是做一个双平面的斜行截骨。

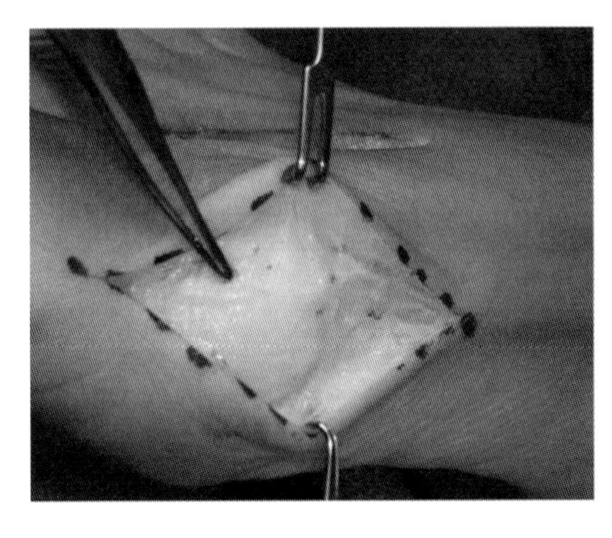

图 2-7 辨认并保护背内侧皮神经

- 第一刀始于趾骨干中段的背内侧皮质，向近端、跖外侧方向截骨。同样也要防止穿透跖趾关节和对侧皮质（图 2-8）。
- 用摆锯切出一 2~4mm 宽的楔形骨片。
- 然后闭合截骨面，用克氏针经截骨端临时固定（图 2-9）。
- 在置入螺钉导针之前，充分切开近节趾骨基底的关节囊，暴露植入螺钉的位置。

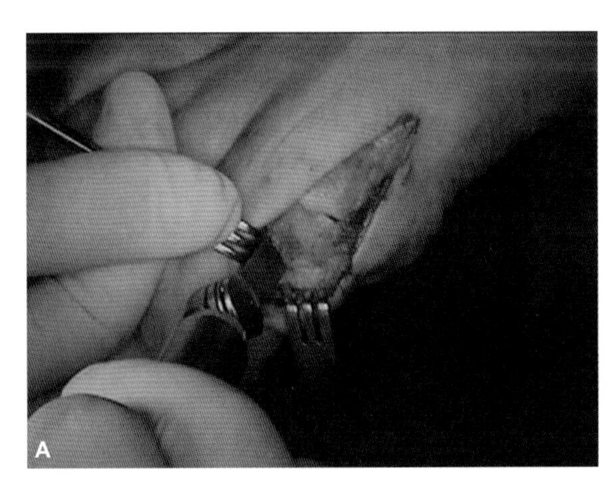

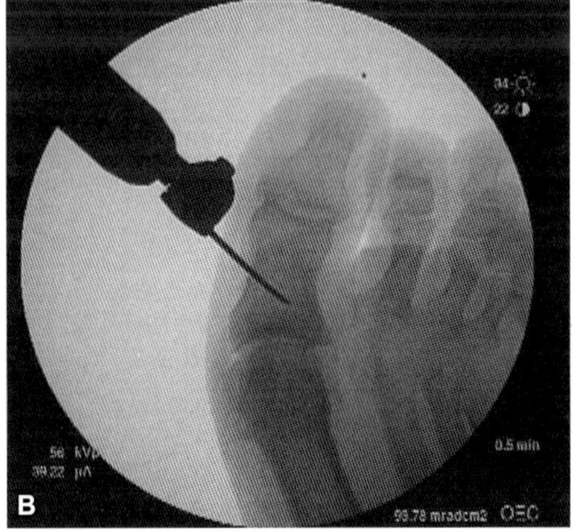

图 2-8 A. 闭合楔形截骨的第一刀始于近节趾骨干中段的背内侧皮质。B. 在透视引导下，向近端、跖外侧截骨，刀尖指向跖趾关节的远端外侧

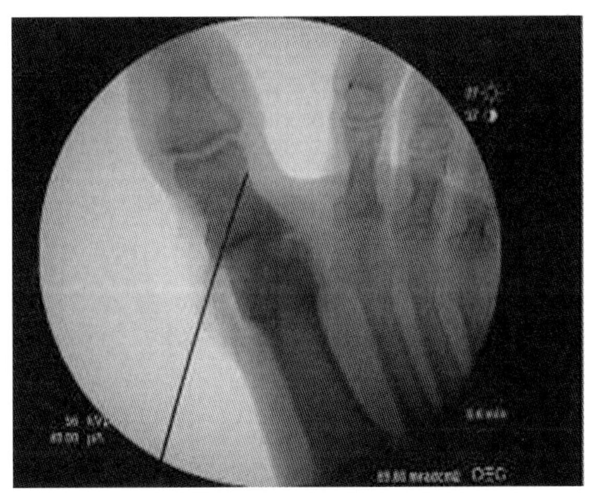

图 2-9 导针垂直穿透截骨端

- 小空心螺钉的导针由跖内侧经截骨端向背外侧方向钻入（这个方向考虑了近节趾骨的正常生理弧度）。
- 用钻头扩孔前，须在透视下确认导针位置。
- 钻头要贯穿至对侧皮质。
- 选择适当长度的螺钉固定，闭合截骨端（图 2-10）。
- 松开止血带，在缝合之前充分止血。
- 用 2-0 薇乔线关闭关节囊。
- 用 3-0 薇乔线缝合皮下组织、3-0 尼龙线缝合皮肤。

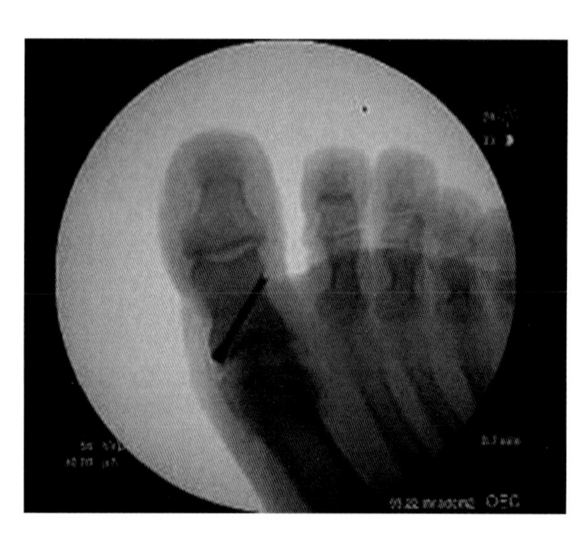

图 2-10 螺钉穿过截骨端，为截骨端提供了稳定的加压

术后处理

- 一般根据其他联合术式决定术后计划。
- 对 Akin 截骨本身而言，只须用柔软的厚敷料对伤口进行加压包扎。患者可以穿硬底鞋进行可耐受的负重。
- 术后 10~14 天拆线，嘱咐患者开始脚趾的关节活动度练习。
- 一旦患足肿胀消退，就可以穿常规的宽头软底鞋，依患者感觉的舒适度而定。
- 术后 6 周，如果影像学检查显示截骨部位充分愈合且列线良好，患者可以在耐受的情况下进行任何形式的活动。

参考文献

1. Frey C, Jahss M, Kummer F. The Akin procedure: an analysis of results. *Foot Ankle*, 1991,12:1-6.

第二部分

踇痛症和外侧趾畸形

第三章
跖痛症和马蹄挛缩的处理：腓肠肌滑移术、经皮跟腱延长术和跖骨干短缩截骨术

腓肠肌滑移术

- 器械与工具
  - 长柄手术刀
  - 扩阴器
  - 直角拉钩
- 体位
  - 患者仰卧位，下肢中立位或轻度外旋位。
- 手术操作
  - 笔者本人喜欢采用改良的腓肠肌滑移 Strayer 术式（图 3-1）[1]。
  - 在小腿内侧缘辨认腓肠肌肌腹的轮廓（图 3-2）。

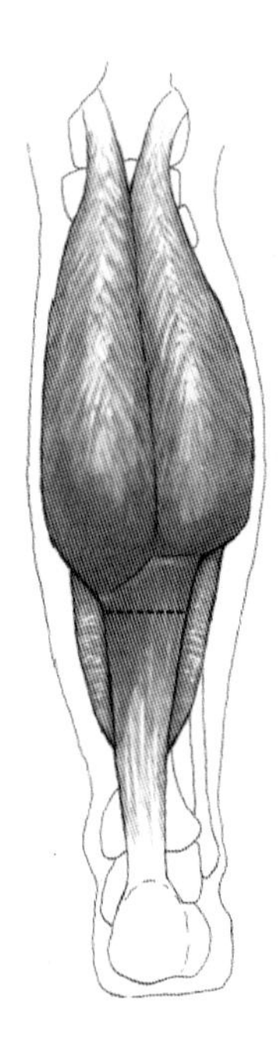

图 3-1　Strayer 术式的手术切口在腓肠肌筋膜的位置［图片引自：Hsu RY, VanValkenburg S, Tanriover A, et al. Surgical techniques of gastrocnemius lengthening. Foot Ankle Clin. 2014;19(4):745-765. Copyright © 2014 Elsevier. 已获授权］

- 目测判断，在腓肠肌腱腹联合内侧缘做一个 3~4cm 长的纵行切口。
- 辨认筋膜，并沿皮肤切口方向将其切开。
- 此时应该能看清肌腹和肌腱的结合部，在腓肠肌腱腹联合近端钝性分离腓肠肌前后筋膜。
- 为了显露清楚，可使用大的直角拉钩。
- 辨别腓肠神经，一般位于小腿中线，并且紧贴后方的腓肠肌筋膜。可以用一把小的剥离子轻轻将神经及其外膜推离腓肠肌筋膜。
- 切断跖肌腱。
- 可以使用扩阴器来增加显露（图 3-3），同时也可以保护腓肠神经。
- 在扩阴器内用一把长柄手术刀或 Mayo 剪从内向外切开腓肠肌筋膜（图 3-4 和图 3-5）。切开筋膜时，在患膝伸直的状态下，助手帮助轻柔地背伸踝关节。

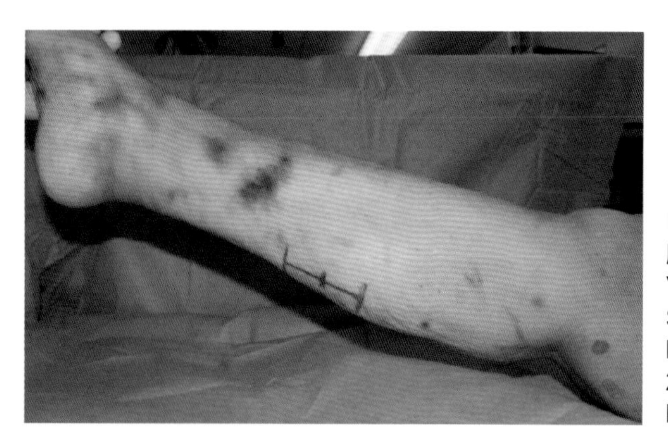

图 3-2 手术切口位于腓肠肌轮廓与跟腱近端的结合部［图片引自：Hsu RY, VanValkenburg S, Tanriover A, et al. Surgical techniques of gastrocnemius lengthening. Foot Ankle Clin. 2014;19(4):745-765. Copyright © 2014 Elsevier. 已获授权］

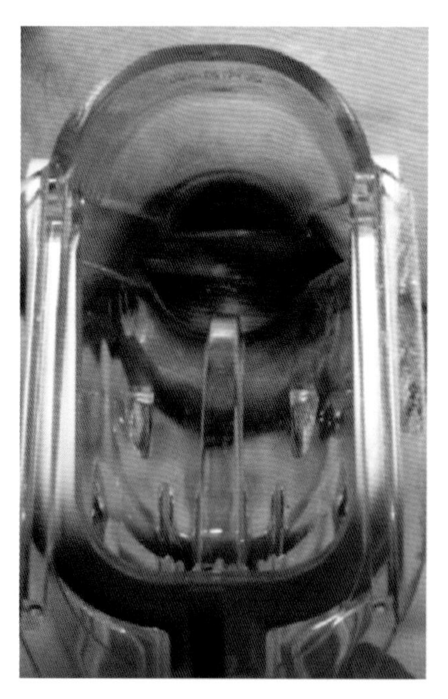

图 3-3 扩阴器用来分隔腓肠肌筋膜与肌腹并保护腓肠神经［图片引自：Hsu RY, VanValkenburg S, Tanriover A, et al. Surgical techniques of gastrocnemius lengthening. Foot Ankle Clin. 2014;19(4):745-765. Copyright © 2014 Elsevier. 已获授权］

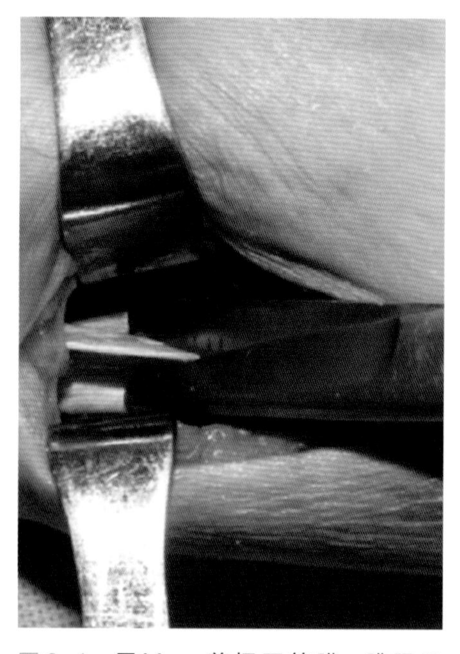

图 3-4 用 Mayo 剪切开筋膜。腓肠肌肌腹与含有腓肠神经的脂肪外膜被牵拉开［图片引自：Hsu RY, VanValkenburg S, Tanriover A, et al. Surgical techniques of gastrocnemius lengthening. Foot Ankle Clin. 2014;19(4):745-765. Copyright © 2014 Elsevier. 已获授权］

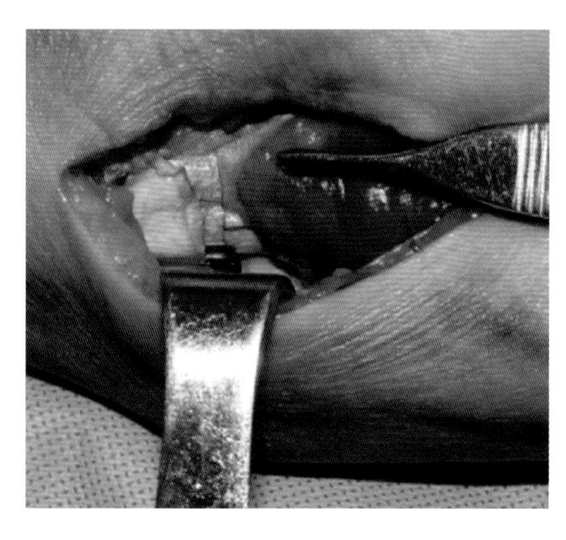

图 3-5 腓肠肌筋膜被松解和延长后，比目鱼肌的筋膜显露于手术野［图片引自：Hsu RY, VanValkenburg S, Tanriover A, et al. Surgical techniques of gastrocnemius lengthening. Foot Ankle Clin. 2014;19(4):745-765. Copyright © 2014 Elsevier. 已获授权］

- 一旦彻底松解完成，撤除扩阴器，在后方的软组织中即可见到腓肠神经。
- 彻底冲洗伤口，用可吸收线连续缝合浅筋膜，以防术后形成肌疝。
- 用 3-0 薇乔线间断缝合皮下组织，用 3-0 尼龙线关闭皮肤切口。

- 术后计划
  - 单纯的腓肠肌滑移，术后 6 周内如果患者耐受就可以穿着行走靴进行负重练习。一旦伤口愈合，一般是术后 2 周左右，即应该进行小腿三头肌的拉伸练习。

经皮跟腱延长术

- 器械与工具
  - 11 号手术刀片
- 体位
  - 患者仰卧位，因为这个术式经常要结合其他术式。
  - 助手帮助抬高患肢。
- 手术操作
  - 不必使用止血带。助手须抬高患肢并保持膝盖伸直，同时轻轻地背伸患足。
  - 经 Hoke 医生推广的跟腱延长术是笔者本人喜欢使用的技术（图 3-6）[2]。
  - 从跟腱止点近端 2cm 处开始每隔 2cm 做一经皮切口，共做 3 个。
  - 将 11 号刀片自跟腱中线垂直经皮与跟腱插入，用手指在跟腱处皮肤边缘施加一定压力，然后将刀片向内侧旋转切断跟腱的 1/2。
  - 在第一个切口近端 2cm 处向外重复上述步骤，然后再在近端 2cm 处向内完成第三次步骤。
  - 踝关节轻柔地背伸，确认跟腱获得足够的延长。
  - 用 3-0 尼龙线缝合切口。
  - 无菌包扎。
- 术后计划
  - 因为这个术式经常与其他术式联合应用，术后处理要与其他术式一并考虑。
  - 如果是单独应用，术后如果患者耐受可即刻使用行走靴负重。

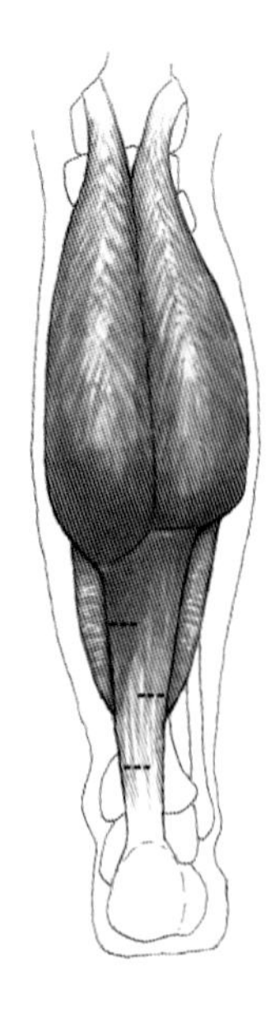

图 3-6 Hoke 医生推广的经皮跟腱 Z 字延长术式示意图。[图片引自：Anderson JG, Bohay DR, Eller EB, et al. Gastrocnemius recession. Foot Ankle Clin. 2014;19(4):767-786. Copyright © 2014 Elsevier. 已获授权]

跖骨干短缩截骨术

- 器械与设备
  - 微型矢状锯
  - 4 孔 2.4mm 系统加压锁定钢板（LCP）
- 体位
  - 患者仰卧位，患侧臀部下方垫高，使术侧足趾朝上。
- 手术操作
  - 术前测量所需截骨的跖骨与相邻跖骨的长度差异，以决定短缩程度。
  - 在跖骨干的背侧做纵行切口，如果需要短缩不止一根跖骨，切口可选择在相邻的跖骨间隙。
  - 显露伸肌腱并将其牵开以暴露跖骨干。
  - 在跖骨干表面锐性切开骨膜，将骨膜瓣向两侧分开，插入 Hohmann 拉钩显露骨干。
  - 将 4 孔的 2.4mm 锁定钢板放在跖骨干上，确定好钢板放置的位置。在透视下确认截骨线位于跖骨干部分，且钢板不会跨越关节。
  - 在远端 2 个孔打入 2 枚非锁定螺钉。
  - 用记号笔在预设截骨的部位画线标记，截骨线应位于中间 2 枚螺钉之间。
  - 去除略靠近端的那枚螺钉，将最远端的螺钉拧松，旋转钢板，露出计划截骨的部位。
  - 用微型矢状锯于计划的截骨端行横行截骨，并根据所需截除的跖骨长度截第二刀，通常为 2~4mm。
  - 重新放正钢板，拧入并拧紧远端的 2 枚螺钉。
  - 维持截骨端的复位与稳定，钢板近端的螺孔需偏心钻孔，拧入非锁定皮质骨螺钉，使截骨端获得加压（图 3-7）。
  - 用手触摸前足底跖骨头的位置，确保重建外侧跖列的抛物线结构。
  - 彻底冲洗后，用 3-0 薇乔线缝合皮下组织，用 4-0 尼龙线缝合皮肤。用短腿石膏托保护患足。

- 术后计划
  - 术后 6 周避免负重，术后 2 周可以更换长款骨折保护靴并开始踝关节活动。如果术后 6 周影像学检查显示截骨端愈合良好，患者可以穿戴行走靴负重行走。

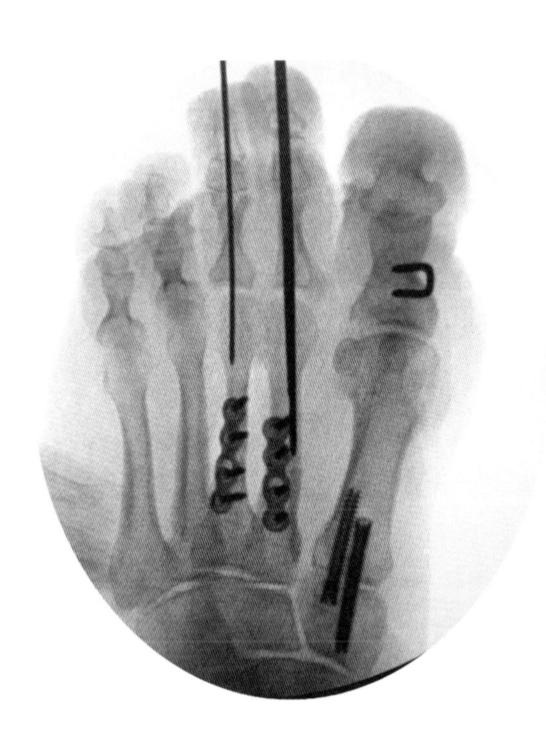

图 3-7 第二、三跖骨短缩截骨术后 X 线片。该患者同时进行了前足重建包括 Lapidus 融合、改良的 Mcbride 手术、Akin 截骨术以及第二、三趾的锤状趾矫正

参考文献

1. Strayer LM Jr. Recession of the gastrocnemius; an operation to relieve spastic contracture of the calf muscles. *J Bone Joint Surg Am*, 1950,32A(3):671-676.
2. Hoke M. An operation for stabilizing paralytic feet. *J Orthop Surg*, 1921,3(10):494-507.

第四章
第二至第五趾畸形的处理：PIP 关节成形术和伸肌腱延长

器械与设备

- 1.6mm 和 1.2mm 克氏针和电钻
- 微型矢状锯
- 迷你 C 臂机
- 跖骨剥离子
- 克氏针剪

体位

- 患者仰卧位，同侧髋关节下方垫高，使足部处于中立位，足趾朝上。

手术步骤

- 于跖趾关节上方正中做一背侧纵行切口，如果需要处理多趾锤状趾畸形，亦可做趾蹼间切口。
- 首先，辨认趾长伸肌腱，并尽可能靠远端将其切断。然后，确认趾短伸肌腱，并在切口内尽可能靠近端将其切断。
- 用刀片在跖趾关节囊处做一横切口，以松解背侧关节囊。沿跖骨头松解内、外侧关节囊，注意避开血管神经束。使用剥离子松解跖侧关节囊。
- 然后，于患趾近侧趾间关节上方正中做一背侧正中切口。沿切口切开伸肌腱，并在骨膜下向两侧剥离以显露关节，于近节趾骨松解侧副韧带。
- 使用微型矢状锯垂直于骨干切除近节趾骨的远端部分。再用微型矢状锯清除中节趾骨的关节软骨。
- 用小血管钳向跖侧分离，并辨认三条屈肌腱。逐条分离肌腱并钳夹，在钳夹的任意一侧切除数毫米肌腱。
- 使用逆行穿针技术原位固定患趾。
  - 将 1 枚 1.6mm 克氏针经中节趾骨穿出趾尖，并留小部分克氏针显露于关节内。确保远节趾间关节固定于伸直位，避免跖屈畸形。
  - 复位趾间关节，并将克氏针穿至近节趾骨基底部。透视检查克氏针位置。
  - 根据透视下克氏针位置的情况，在其内侧或外侧平行穿入 1 枚 1.2mm 克氏针，以维持旋转稳定性（图 4-1 和图 4-2）。

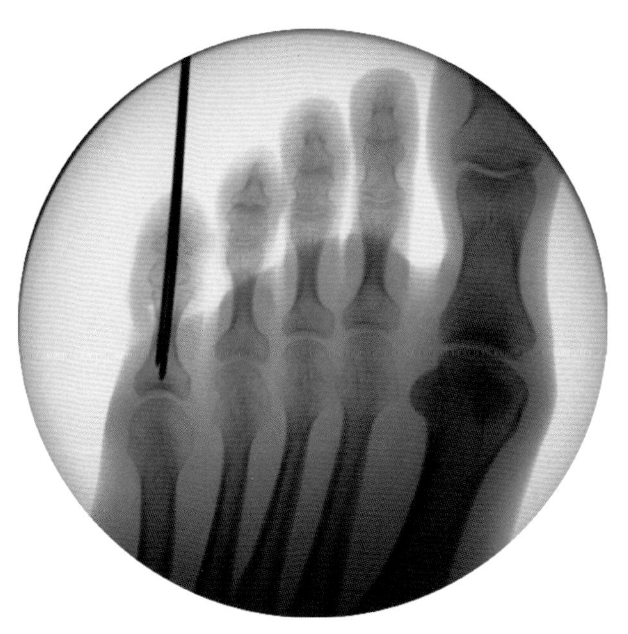

图 4-1 术中正位透视证实成功置入 1.6mm 克氏针和 1.2mm 克氏针，良好地维持了小趾近节趾间关节的复位

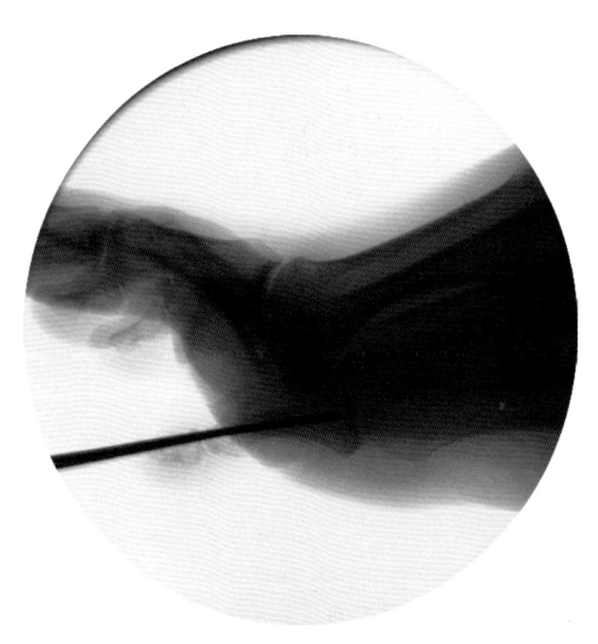

图 4-2 术中侧位透视显示 2 枚克氏针固定于小趾近节趾间关节内

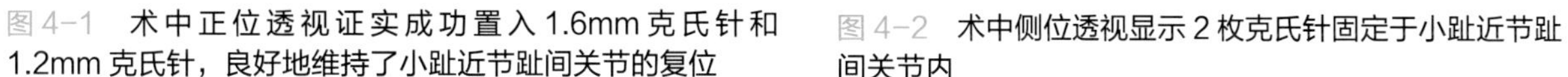

- 若跖趾关节仍向背侧半脱位，可将其维持于复位位置，用 1 枚 1.6mm 克氏针穿过跖趾关节（图 4-3）。若关节复位困难，或存在轻度以上的半脱位，则需考虑行跖骨短缩截骨。
- 直接用钻头或金属吸引器头将克氏针于趾尖处折弯，然后剪短。
- 彻底冲洗，用 3-0 薇乔线将趾长伸肌腱松弛地缝合于趾短伸肌腱断端。
- 采用 3-0 薇乔线和 3-0 尼龙线逐层缝合伤口，并用无菌敷料包扎。
- 手术室内取下止血带，确保足趾血运灌注充足。
- 若足趾未及时恢复灌注，逐步尝试以下方法：

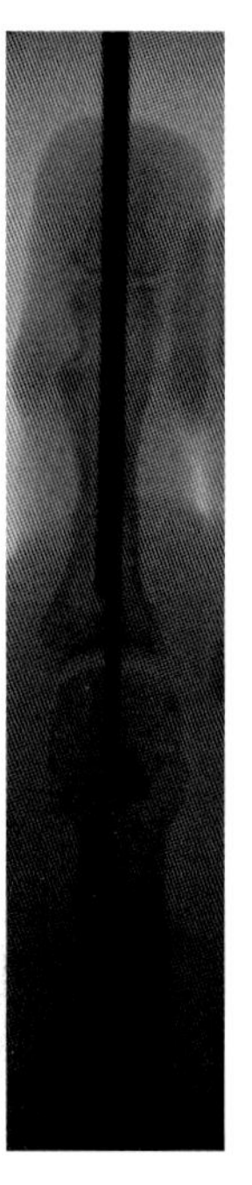

图 4-3 第二趾正位透视可见采用近节趾间关节切除成形术治疗锤状趾效果。该患者同时行 Weil 截骨及螺钉固定。1 枚 1.6mm 克氏针穿过跖趾关节维持关节复位。另穿入 1 枚 1.2mm 克氏针仅固定至近节趾骨水平，以维持旋转稳定

- 继续观察（至 20 分钟），等待血管痉挛恢复。
- 用温生理盐水温润足趾。
- 将患足下垂至身体水平以下。
- 若缝合过紧，则拆除缝线，然后松弛缝合。
- 松克氏针。若克氏针穿过跖趾关节，则将克氏针退至近节趾骨内，并用胶带固定维持患趾位置。
- 取出所有钢针。
- 手术探查。

术后处理

- 若克氏针穿过跖趾关节，患者必须避免负重以免钢针折弯。
- 若钢针尚未穿过跖趾关节，患者则可拄拐或在手杖保护下穿着硬底鞋，在耐受下负重。
- 鼓励术后 2 周严格抬高患肢。
- 除非患者存在引起深静脉血栓的其他危险因素，对于非负重患者均常规使用阿司匹林预防深静脉血栓。
- 术后 6 周门诊拔除克氏针。

第三部分

成人获得性平足畸形

第五章
柔性平足症的矫形

无菌器械与设备

- 止血带
- 4.5mm、5mm 空心钻
- 4.5mm 空心钉
- 3.5mm、4.5mm 皮质骨实心钉
- 克氏针撑开器
- 钝头椎板撑开器
- 一对小型 Bennett 拉钩
- 小型 Wheatlander 拉钩
- 带三面皮质的同种异体骨

体位

- 患者取仰卧位。
- 患侧髋关节下方垫高，使足趾朝上。

手术入路

内侧入路处理胫骨后肌腱和趾长屈肌腱

- 切口起自内踝尖后方，远端延伸至足舟骨下缘及第一跖楔关节（图 5-1）。

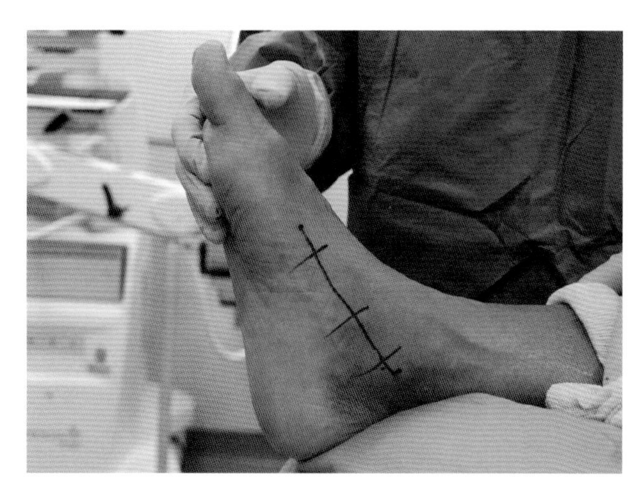

图 5-1　做切口以显露胫后肌腱及趾长屈肌腱，并可能行弹簧韧带修补

- 若趾长屈肌腱转位后使用 Bio-Tenodesis 螺钉固定，该切口可略短，因为这种螺钉允许取较短的趾长屈肌腱。
- 显露并检查胫后肌腱（图 5-2）。
  - 如果胫后肌腱的直径一半未发生严重退行性改变，则可切除退行性改变最严重的部分后保留剩余肌腱。
  - 如果胫后肌腱退变严重，则予以切除，但保留附着于足舟骨结节处的残端，以用于手术最后进行转位肌腱的缝合。

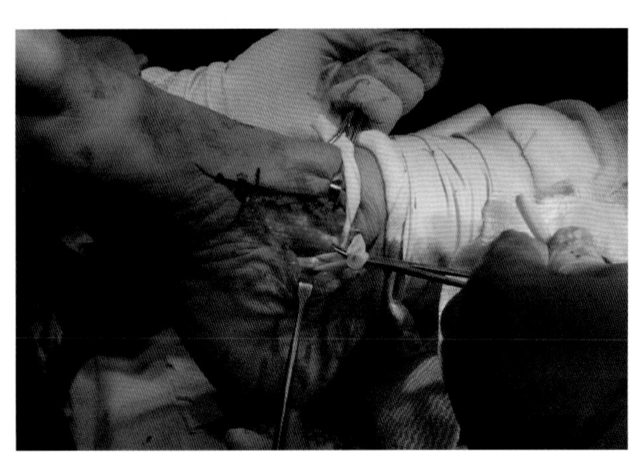

图 5-2 **显露可见背侧引流管包绕胫后肌腱，下方引流管包绕趾长屈肌腱**

- 于胫后肌腱下方，平行于胫后肌腱走行切开趾长屈肌腱鞘。
  - 活动第二至第五趾可经腱鞘触及趾长屈肌腱。
- 显露趾长屈肌腱直至舟状骨远端水平，应始终沿着舟状骨及内侧楔骨的下缘操作，以避免损伤大静脉。
- 在内侧楔骨下方切断趾长屈肌腱。
  - 笔者更倾向于在跖楔关节下方显露趾长屈肌，虽然要做更多的分离，但可在手术最后减少肌腱转位时的张力（若将肌腱固定于足舟骨背侧出口，而不使用 Bio-Tenodesis 螺钉的话）。
- 于跖楔关节下方显露踇短屈肌止点，纵行切开后，辨认踇长屈肌腱。
- 向外侧分离趾长屈肌腱。
- 在踇长屈肌与趾长屈肌相交处，切断趾长屈肌腱，但勿切断相交处，用缝线标记肌腱近侧残端。
  - 注意不要切断分往第二、三趾的踇长屈肌交叉处肌腱。
- 显露足舟骨背侧后，标记位于距舟关节和舟楔关节间的导针背侧进针点。
- 将钻头方向朝向舟状骨跖侧内下方，将导针经标记点由背侧向跖侧置入（图 5-3）。
- 根据肌腱的尺寸，用 4.5~5.5mm 空心钻经导针扩孔。

背侧切口

如果患者存在严重的第一跖列抬高，行第一跖楔关节融合较 Cotton 截骨可更有效地压低第一跖列及纠正第一跖骨内翻。

- 若已采用内侧长切口行趾长屈肌腱转位，则在第一及第二跖骨间做背侧切口，以保证足够的皮桥距离（图 5-4）。
- 显露第一跖楔关节，近端注意避免损伤腓浅神经，放置撑开器，于背侧打开关节。

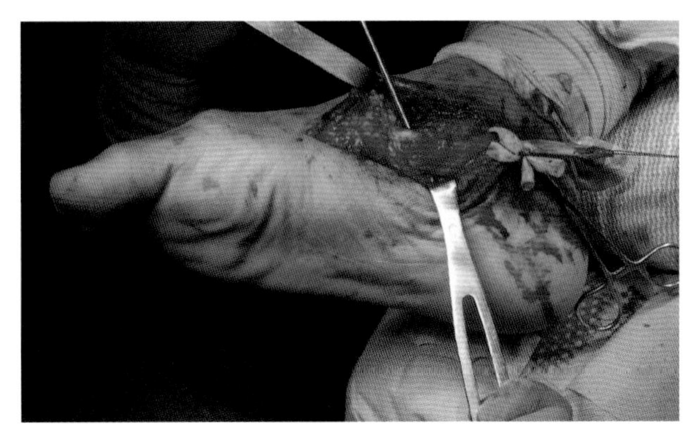
图 5-3 用于钻孔的导针固定于足舟骨内

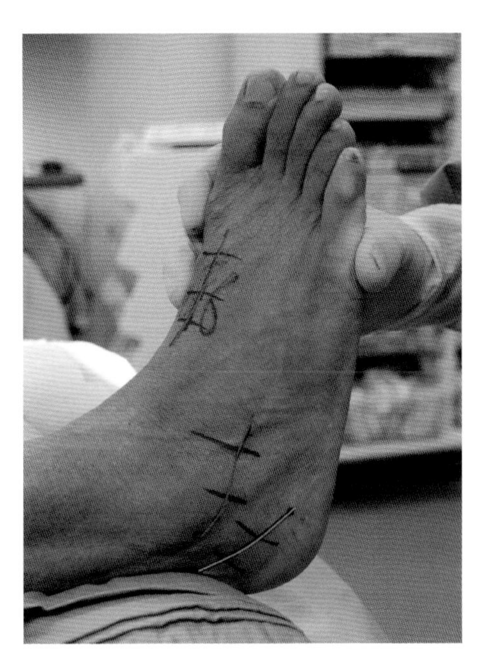
图 5-4 蓝色部分示第一跖楔关节融合切口，若行 Cotton 截骨，则使用此切口的近端 1/3，并向近端少许延伸。最后方的切口（绿色）用于跟骨截骨，并与外侧柱延长的切口间（红色）保持足够的皮桥距离

- 清理关节内软骨。
- 评估第一跖列需抬高的程度，并判断是否存在第一跖骨内翻，用摆锯去除极少量的骨质（数毫米范围内）以纠正第一跖骨的位置（图 5-5）。
- 确认关节复位良好后，融合面钻孔并对合关节面，仔细调整融合端使其对位良好，尤其是跖侧。
- 克氏针临时固定关节后，透视确认第一跖骨位置及融合端对位良好。
- 确认第一跖骨头轻度压低或与第二跖骨头平齐。

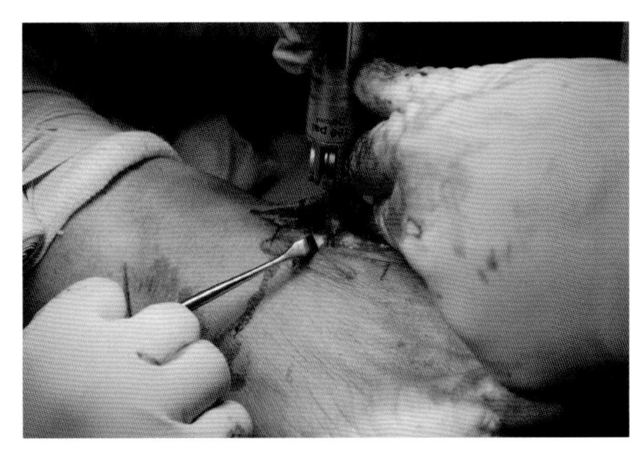
图 5-5 摆锯截骨行跖楔关节融合。注意尽可能减少截骨量

- 由于存在后足矫形后需要重新调整跖骨位置的可能，因此暂时先不置入螺钉，但就经验而言，这种情况很罕见。

Cotton 截骨

若第一跖列存在轻 – 中度抬高，且无明显不稳或第一跖骨内翻，可以采用更简单的 Cotton 截骨。

- 于内侧楔骨外侧缘做背侧切口（图 5-4）。
- 钝性分离，注意辨认并保护腓浅神经的足背支。
- 显露内侧楔骨背侧。
- 将 1 枚 1.2mm 克氏针置入内侧楔骨极远端，而将另 1 枚克氏针置入极近端。2 枚克氏针均以垂直于骨面的方向置入，并允许在 2 枚克氏针间进行截骨。
- 侧位透视检查内侧楔骨位置是否良好。
- 一旦位置确认后，用摆锯截至距离跖侧皮质 5mm 处作为合页，背侧用骨刀打开截骨端。
- 使用克氏针撑开器，调整楔形截骨开口大小以纠正第一跖列的抬高，从而使患足跖行时，第一跖骨头与第二、五跖骨头保持良好的位线。
- 根据楔形开口形状，植入带三面皮质的同种异体骨。
- 然后自内侧楔骨背侧近端向跖侧远端转角处置入 1 枚 2.4mm 螺钉（图 5-6）。

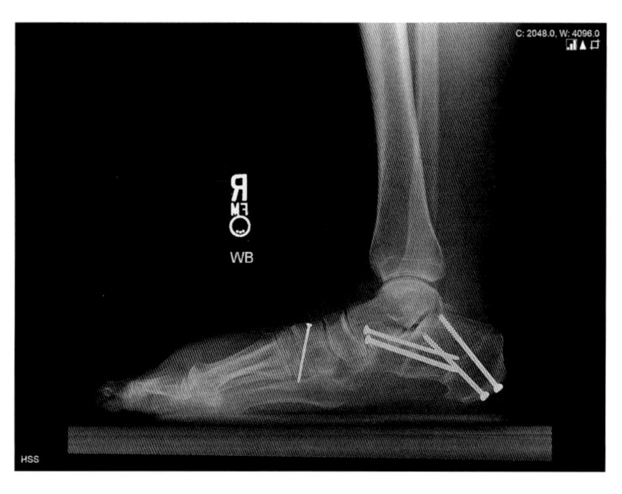

图 5–6 术后 X 线片示单枚螺钉固定 Cotton 截骨。若用钢板固定会突出过多

跟骨后侧截骨术

- 自跟骨背侧的跟腱前缘至跟骨结节跖侧前缘做一标准斜行切口（图 5-4）。
  - 保持切口与足底约呈 45°，以保证其与跗骨窦切口之间有足够的皮桥距离。
  - 确保跟骨切口较跗骨窦切口更为垂直，以保证一旦内移足跟，缝合时亦无过大张力。
- 钝性分离至骨面后，置入自动撑开器，并于牵开的后方皮瓣前方置入 2 枚克氏针。
  - 沿截骨方向，即平行于皮肤切口的方向置入克氏针。
- 透视检查克氏针位置，以明确截骨位置大致位于跟骨后缘与距下关节的中间。
- 用锯片切开外侧皮质，标记截骨方向。
- 用 12mm 骨刀在截骨线中部做一垂直于截骨线的标记。

- 该标记可判断后侧骨块近、远端的位置。
- 摆锯向内侧截骨时，锯片可轻微朝上完成截骨。双手控制摆锯切开内侧皮质。
  - 双手控制摆锯避免锯片突然切入内侧软组织。
- 内移足跟，并维持足跟位置，将足置于中立位后，通过后足轴位与小腿后方的力线来判断后足是否已达到临床意义的“笔直后跟”状态。
  - 相同的方法是拍摄后足力线片——Saltzman 位片（图 5-7），来预测后跟内移的程度[1]。即使不采用该方法，我们仍然推荐拍摄 Saltzman 位片，使术者可直观评估跟骨的内移程度。
- 将后跟维持于预期的内移程度，将后侧骨块置于跟骨主体标记线远端 2mm 处，然后用克氏针固定。
- 通过后足－小腿后方轴位及侧位透视明确对位是否良好。

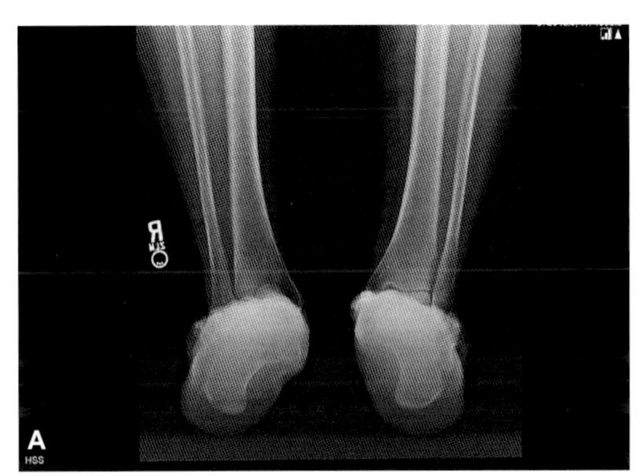

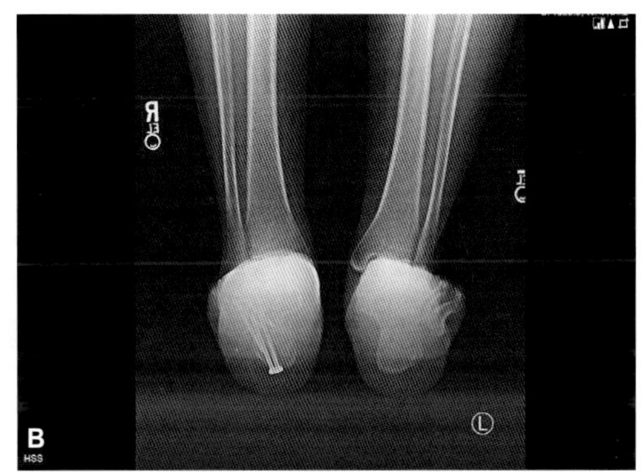

图 5-7 术前（A）及术后（B）后足力线 X 线片显示右足后跟位置得到矫正（图片左侧）

经跗骨窦切口的外侧柱延长术

- 于跗骨窦处自腓骨尖向跟骨前突做一纵行切口，该切口位于腓骨肌腱及腓肠神经上方（图 5-4）。
- 显露跗骨窦底部，然后沿着跟骨前部表面向外侧分离，向下显露整个跟骨前部的外侧壁。

技术 1：阶梯式截骨

阶梯式截骨在愈合效果方面优于 Evans 截骨，尽管目前尚无相关文献，但笔者已经发现对比 Evans 截骨，阶梯式截骨术后愈合速度更快，且不愈合的概率明显低于 Evans 截骨。阶梯式截骨的临床随访数据已经发表[2]。该术式对术者的要求更高，但如果术者经验丰富，截骨难度并不大。

- 如果采用阶梯式截骨而非传统的 Evans 截骨，必须要更充分地显露腓骨结节后方及下方的跟骨外侧壁。
- 同时，建议皮下分离至腓骨肌腱和腓肠神经周围软组织的下方，从而可环绕其放置引流管用于牵开（图 5-8）。用该方法可将肌腱及神经牵至背侧，以完成阶梯式截骨中的下方垂直截骨。
- 此时，尽可能向后下方牵开神经及肌腱，在其前方置入克氏针，维持其牵开状况

（图 5-9）。

- 进行阶梯式截骨时，于距离跟骰关节面约 11mm，跟骨前部背侧下方 1/3 处，置入 1 枚克氏针（图 5-10）。
  - Evans 截骨时克氏针的置入位置应更靠近端。
- 用另 1 枚克氏针标记水平截骨另一端终点，向后方并稍偏跖侧，距离 15~18mm，止于跟骨跖侧皮质上方 1/3 处。
- 采用该方法截骨时，垂直截骨的长度仅为水平截骨线至跟骨背侧 / 跖侧皮质距离的 1/3，以避免垂直截骨过度延伸的风险。
- 双手控制摆锯，并用 Bennett 拉钩保护腓骨肌腱，小心地进行水平截骨。双手控制摆锯，使锯片恰好截过内侧皮质，而非过猛穿透内侧皮质（图 5-11A）。
- 在进行跟骨前部垂直截骨时，保证水平截骨线与前部截骨线彻底相连，并注意切

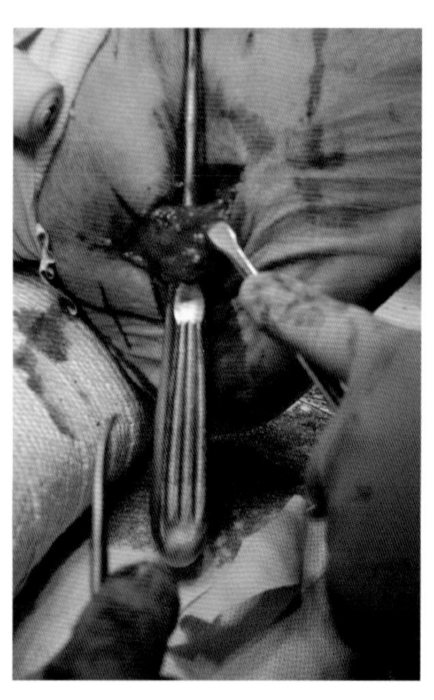

图 5-8 完成皮下分离，从而可以整体牵开腓骨肌腱及腓肠神经，以进行下方垂直截骨

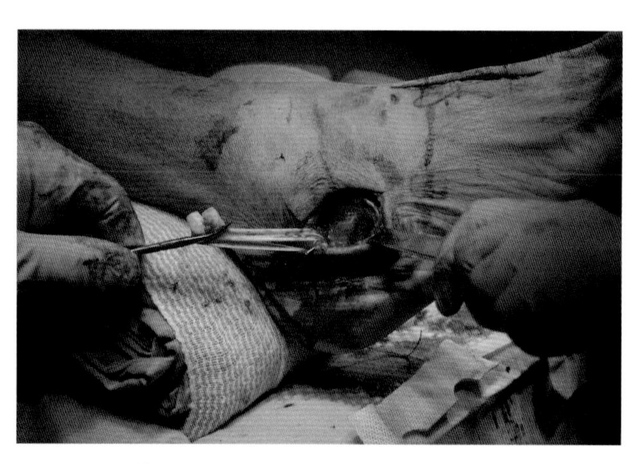

图 5-9 用克氏针、引流管及小型 Bennett 拉钩确保跟骨外侧壁的良好显露

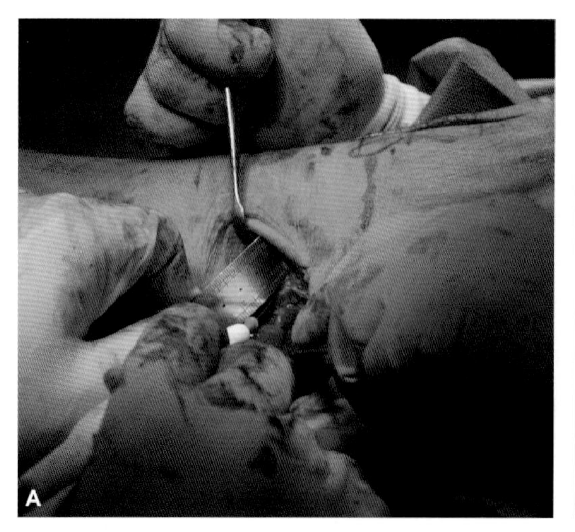

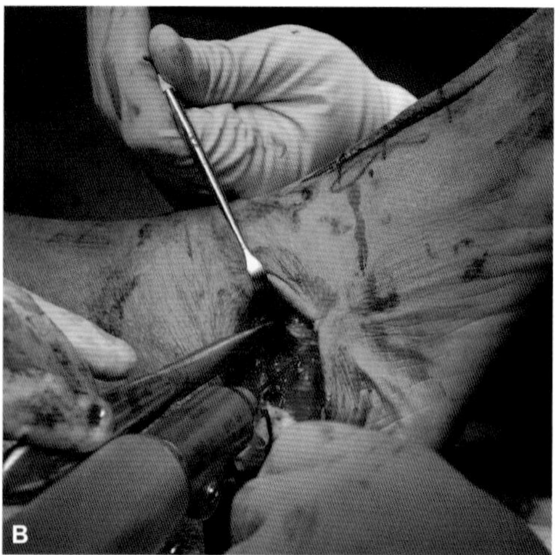

图 5-10 标记 11mm 的阶梯式截骨前部垂直截骨线（A），用克氏针标记截骨转角处（B）

忌猛然突破内侧或者下方的跟骨皮质。完全截断跟骨内侧皮质后，便可移动截骨块（图 5-11B）。

  - 注意切勿将摆锯自坚硬的跗骨窦区快速向下截入跟骨下方 2/3 处。
- 同样，进行后方垂直截骨时，也应避免摆锯快速截入朝向距下关节的跟骨背侧 2/3（图 5-12）。
  - 后方的截骨有时可经该主要手术野完成。
  - 通常，必须拔除用于牵开腓骨肌腱及腓肠神经的克氏针，改用甲状腺拉钩将肌腱及神经牵向背侧，并用另一个直角拉钩牵开下方，便可形成安全的后方垂直截骨操作窗。
  - 后方垂直截骨时，再次注意切勿猛然穿透内侧皮质及损伤足底软组织。

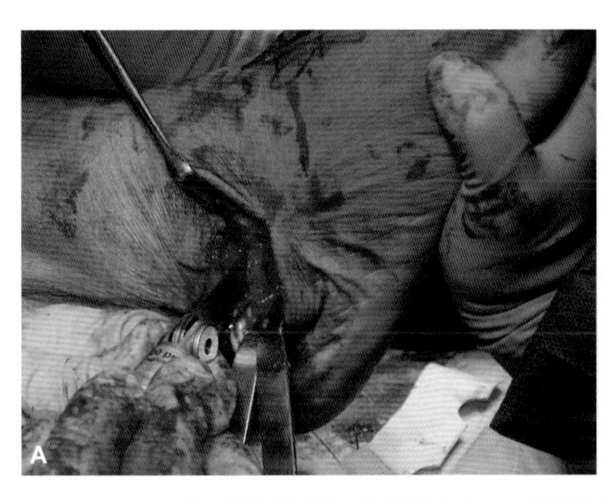
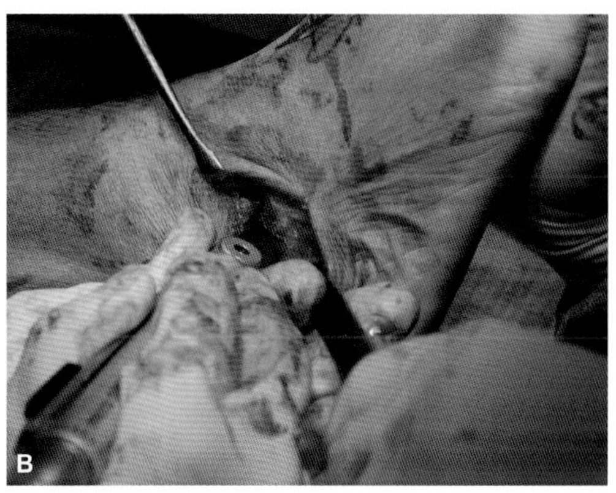

图 5-11 双手控制摆锯进行水平截骨（A）及垂直截骨（B）

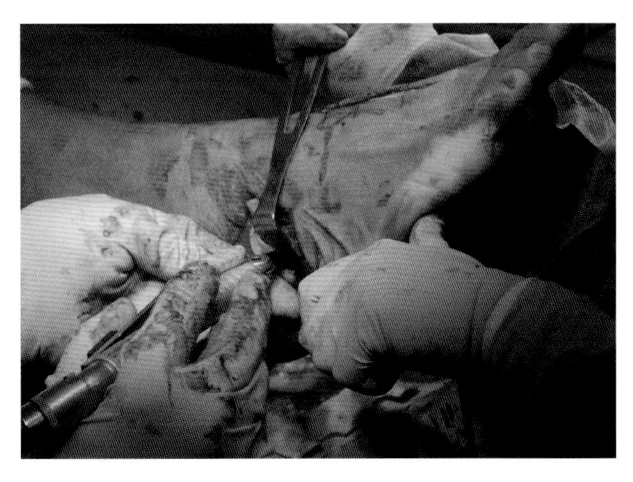

图 5-12 向背侧牵开腓骨肌腱，以进行下方垂直截骨

- 若截骨后无法移动截骨端，可用锯片感受内侧截骨转角处骨质是否完全截断，因为该处最容易出现截骨不全。
- 一旦可以顺畅活动截骨端，将 1 枚克氏针置于垂直截骨线下方、毗邻跟骰关节处，以安置克氏针撑开器用于复位截骨端（图 5-13）。若无法活动截骨端时就尝试使用克氏针撑开器，则可能导致骨折。
- 一旦克氏针就位，便可使用克氏针撑开器撑开截骨端（图 5-14）。
  - 此步骤应可以轻松完成。若不是，则应检查截骨是否完全。
- 打开撑开器，评估需矫正的程度。可以通过观察距舟关节位置是否良好来判断矫正效果。（后文详述）

- 由于 2mm 的判断误差便可导致过度矫正或者矫正不足，因此推荐使用楔形试模，以评估每增加 1mm 后的矫形程度。
  - 插入楔形试模后，评估距舟关节位置，后足仍应维持于接近正常的外翻位，以避免过度矫正及外侧过度负荷。同样，若术中外翻患足模拟负重正位透视发现存在足内收，则有极大的外侧过负荷风险[3]。

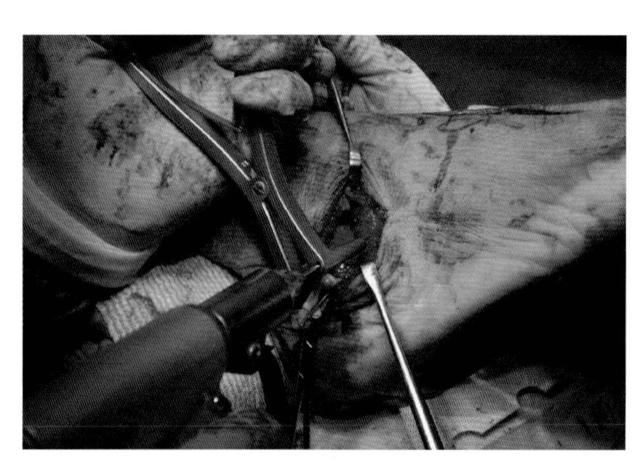

图 5-13 毗邻于跟骰关节处置入 1 枚克氏针，用于安置克氏针撑开器以牵开截骨块

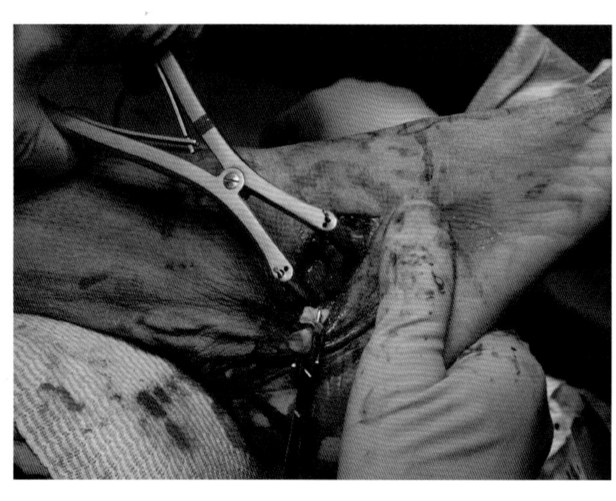

图 5-14 撑开器牵开阶梯式截骨，维持水平截骨的良好复位

- 若在完成外侧柱延长后，发现或高度怀疑存在距骨外侧突骨性撞击时，则可在后关节面前部切除约 4mm 的距骨前外侧突，以减少撞击风险（图 5-15）。

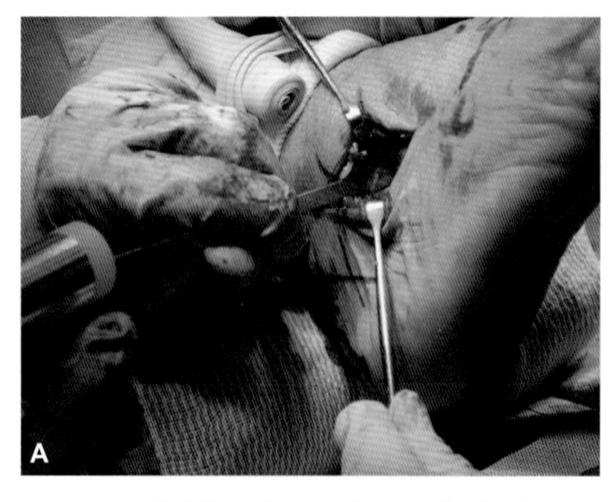

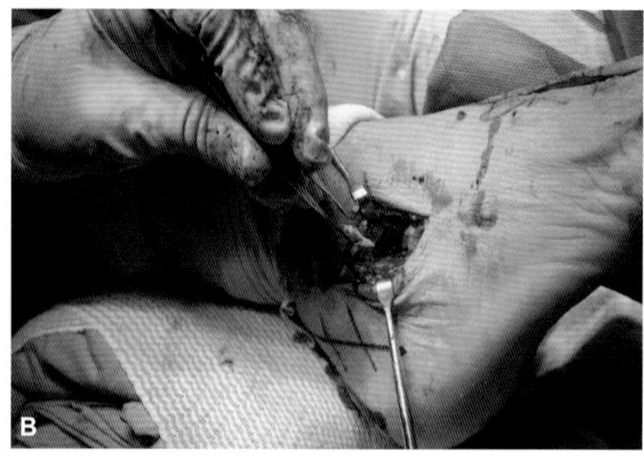

图 5-15 外侧柱延长后，若距骨外侧突接近跗骨窦底部，则可用骨刀行距骨前外侧突切除（A），以减少撞击的概率。注意截骨后的间隙（B）

替代技术：Evans 截骨

另一替代技术是 Evans 开放楔形截骨。这是一种更为简单方便的截骨方法。但若发生骨不连，会增加复位丢失的风险。阶梯式截骨的水平截骨可不依赖于植骨而使骨愈合，愈合速度更快，且避免了因植骨后骨不连所致的复位丢失。无论是使用浸泡于骨髓浓聚物中的同种异体骨或是自体髂骨块，都应修剪为适合截骨开放大小的长度。根据楔形开口大小对植骨块进行精确修剪，复位截骨块后尝试植入。此步骤在跟骨后侧截骨及第一跖楔关节融合固定后进行。

足部位置的最终评估及截骨或融合的固定

- 临时维持外侧柱延长于预期长度，跟骨后侧截骨临时固定于预期内移程度位置，第一跖楔关节融合或 Cotton 截骨临时固定第一跖列后，判断足部力线。
- 轴位观察小腿后方，后跟应为临床意义的“笔直后跟”，且无内外翻。
- 外翻应力正位片上距舟关节应不存在关节内收或距骨头足舟关节不匹配。评估足部力线时也应该评估第一跖骨头与第二、五跖骨头是否位于相同的足底位置。
- 再次检查后足是否保留接近正常的外翻活动度。
- 一旦临床及影像学明确患足位线良好，则对截骨及融合做最终固定。

截骨或融合的固定

- 首先，可用 2 枚 4.5mm 螺钉固定跟骨后侧截骨（图 5-16）。
- 侧位透视明确空心钉导针位置良好，足背伸位进行正位透视明确导针的内、外侧位置良好。

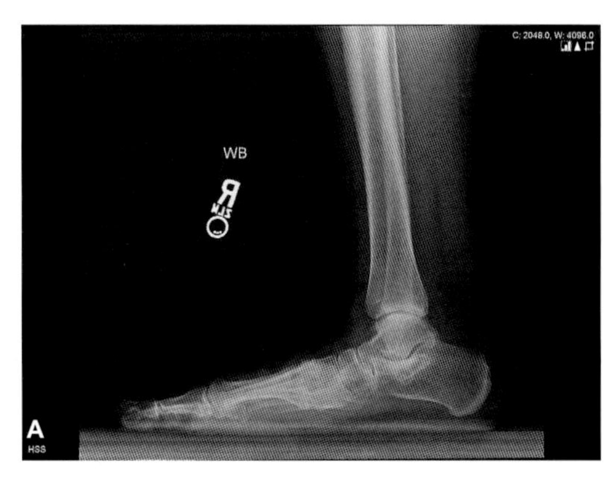

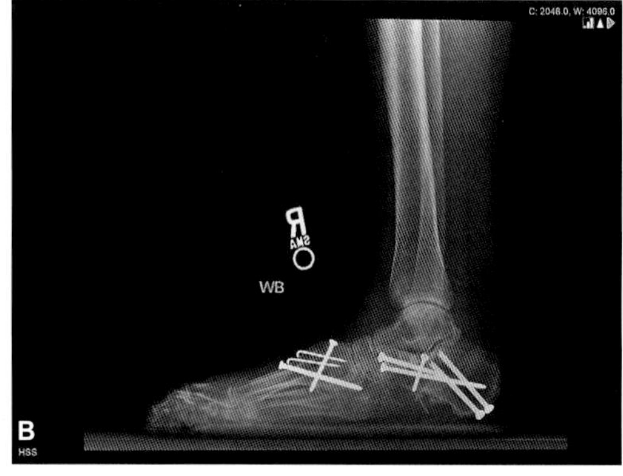

图 5-16 术前（A）和术后（B）侧位 X 线片显示后足截骨术后畸形的纠正及固定。注意有 1 枚背侧向跖侧穿过阶梯式截骨块的螺钉（箭头所指），现已不再使用

- 然后用空心钻经标记螺钉位置的导针钻孔，再拧入 2 枚拉力螺钉行第一跖楔关节融合。
  - 先自近端背侧向远端跖侧拧入第一枚螺钉，该螺钉的远端出口位于第一跖骨跖侧近第一跖楔关节处，通过拉力螺钉技术可发挥良好的跖侧加压作用。
  - 然后由远端向近端，向内侧楔骨近端的跖侧转角处拧入另一枚螺钉。
  - 钻孔前先透视明确导针位置是否良好。
- 外侧柱延长处植骨后进行加压及克氏针固定。

- 观察明确背侧及外侧均对位满意。
  - 无论前方还是外侧，植骨块与自体骨之间应很难插入刀片。
- 对于阶梯式截骨，应先植入前方植骨块，然后加压截骨端，明确沿水平截骨线亦对位良好。
- 将 2mm 克氏针自跟骨前方背侧置入至跟骨后侧，以临时固定截骨块。
  - 然后用 2 枚 3.5mm 螺钉取代克氏针，注意活动跟骰关节时，螺钉头部切勿撞击骰骨。若植入骨与自体骨间界面对位不佳，找出导致截骨端撑开的突起骨块并予以修剪。
- 正侧位透视检查。
- 截骨块良好复位及对位后，沿其中 1 枚克氏针方向，将 1 枚拉力螺钉穿过跟骨前方植骨块置入跟骨后侧。置入第一枚螺钉前，近端骨块需用较大直径的钻头扩孔以起到加压作用（图 5-17A）。
- 在第一枚螺钉下方拧入第二枚螺钉（图 5-17B）。

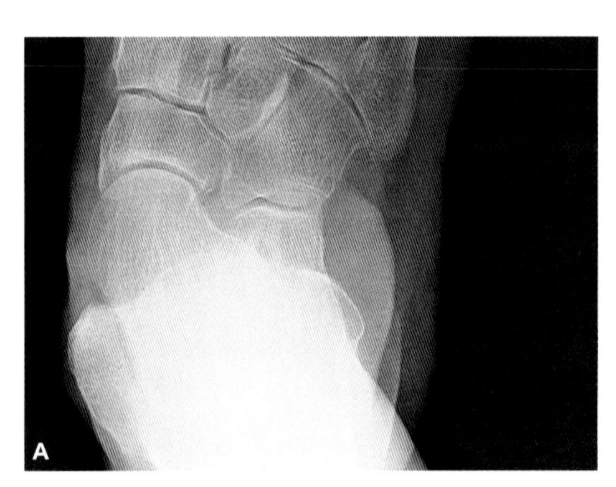

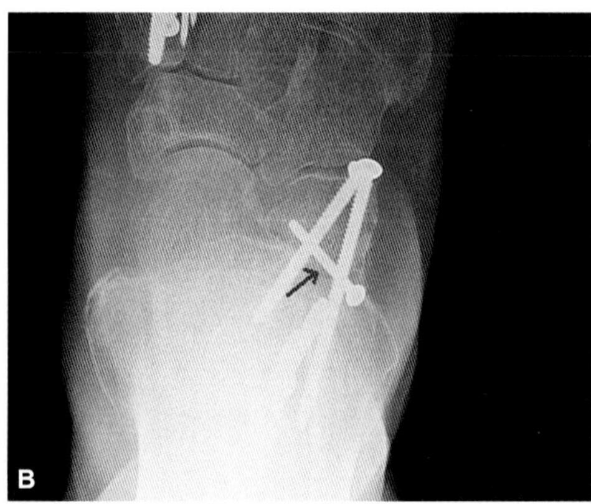

图 5-17 术前（A）和术后（B）正位 X 线片示阶梯式截骨矫形及固定。注意有 1 枚背侧向跖侧穿过阶梯式截骨块的螺钉（箭头所指），现已不再使用

- 最后于后方垂直截骨处植入带三面皮质的植骨块，植骨块应匹配良好。
  - 前方植骨块固定后，应修剪带三面皮质的植骨块，从而可精确判断植骨空间，使植骨块匹配良好。应注意植骨块匹配不宜过紧，否则植入骨块后若截骨处撑开会影响固定。

参考文献

1. Conti MS, Ellis SJ, Chan JY, et al. Optimal position of the heel following reconstruction of the stage Ⅱ adult-acquired flatfoot deformity. *Foot Ankle Int*, 2015,36(8):919-927.
2. Demetracopoulos CA, Nair P, Malzberg A, et al. Outcomes of a stepcut lengthening calcaneal osteotomy for adult-acquired flatfoot deformity. *Foot Ankle Int*, 2015,36:749-755.
3. Conti MS, Chan JY, Do HT, et al. Correlation of postoperative midfoot position with outcome following reconstruction of the stage Ⅱ adult acquired flatfoot deformity. *Foot Ankle Int*, 2015,36:239-247.

第六章
僵硬性平足症的矫形

无菌装置与设备

- 止血带
- 空心钻及导针
- 空心螺钉（6.5mm 或 4.5mm）
- 加压骑缝钉
- 直骨刀及弧形骨刀
- 克氏针撑开器
- 1.5mm 克氏针
- 植骨材料（自体或异体骨）

术前计划

- 拍摄足正位、侧位及斜位 X 线片（图 6-1）。
- 拍摄双侧后足 Saltzman 位片（图 6-2）。

体位

- 仰卧位，患侧臀部垫高使足趾朝上。

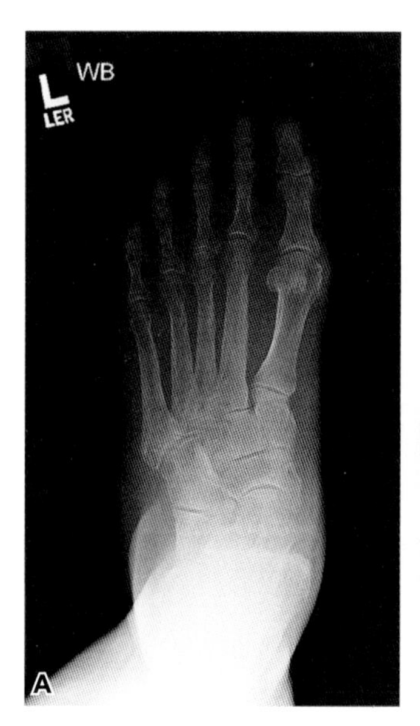

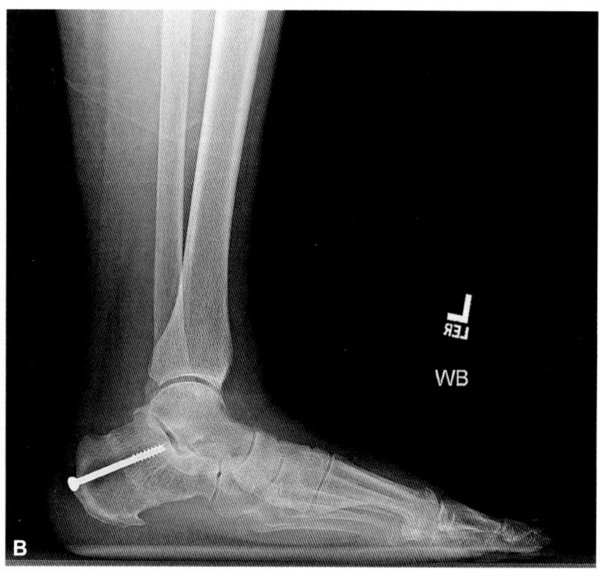

图 6-1　足站立正位片（A）和侧位片（B）

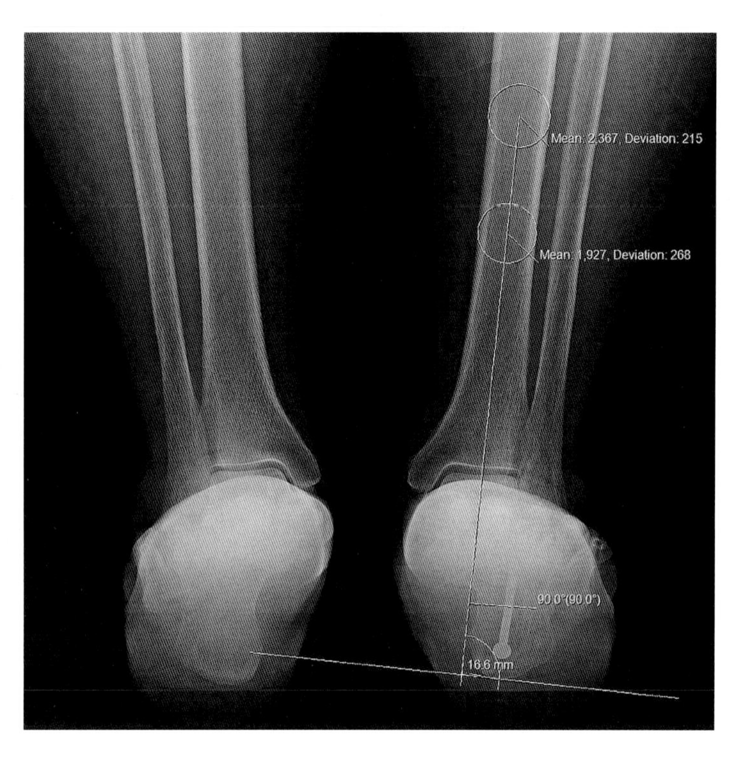

图 6-2 后足力线位片。患者有既往手术史。对测量进行标记

手术入路

内侧距舟关节

- 于胫后肌腱及胫骨前肌腱之间做切口，并行深部分离，将大隐静脉及神经牵向背侧。

  该患者有既往手术史，切口止于内踝后下方。此陈旧切口已被切除。否则，应按图 6-3 中黑线标记的切口切开。

背侧距舟关节

- 按图 6-4 中绿线标记的切口切开，然后于距舟关节正上方、踇长伸肌腱内侧缘处的血管神经束内侧行深部分离。
- 血管神经束恰好位于踇长伸肌腱的外侧，因而于踇长伸肌腱及血管神经束的深面向外侧行深层分离。

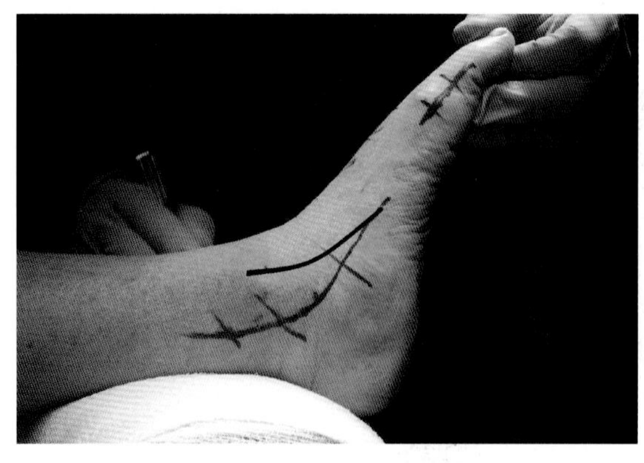

图 6-3 距舟关节内侧入路

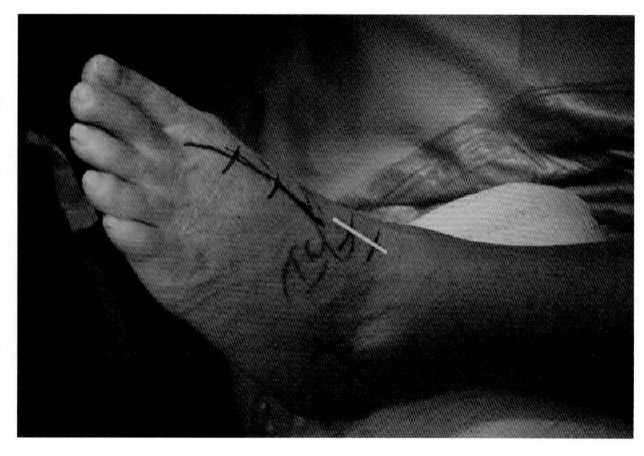

图 6-4 距舟关节背侧入路，经该切口可行第一跖楔关节融合

外侧距下关节

- 于腓骨肌腱及腓肠神经的背侧，自腓骨尖至跟骨前突做跗骨窦切口。切口以蓝线标记（图 6-5）。

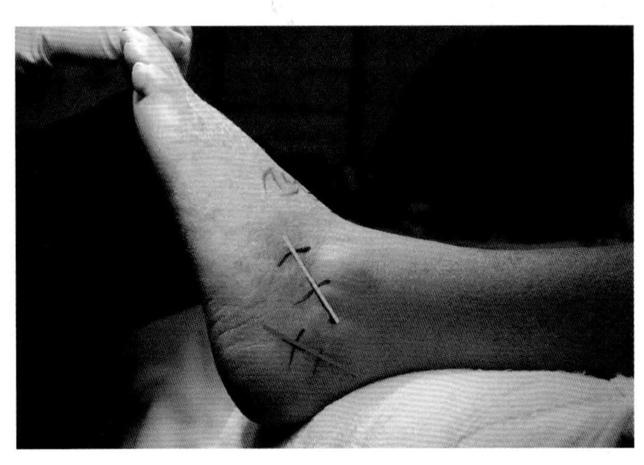

图 6-5 行距下关节融合的跗骨窦切口（蓝线）及跟骨截骨切口（红线）

内侧距舟及距下关节联合入路

- 对于严重的外翻畸形，畸形矫正可使外侧皮肤张力过大，此时，可采用内侧切口显露距舟及距下关节。
- 切口呈长斜行，起自足舟骨尖至内踝后侧[1]。
- 此外，还可以采用距舟关节背侧入路。最常用的入路是距下关节外侧入路；如果须行跟骨后侧截骨术，则做一斜行辅助切口。

跟骨后侧截骨入路

- 如果后足存在明显的外翻畸形，且医生认为须行跟骨后侧截骨，则采用后外侧入路截骨。
- 标准外侧斜行切口位于跟骨上方、距下关节切口后方至少两横指处，且较距下关节切口更垂直（图 6-5 中红线标记）。由于切口更垂直，故张力更小，皮桥距离更宽。

关节处理

距舟关节

- 将撑开器放置于关节上方，看清正确的针道位置，然后置入克氏针以便放置内侧克氏针撑开器。
- 将 1 枚克氏针于背内侧置入足舟骨及距骨。将撑开器中的克氏针折弯并牵开关节（图 6-6）。
- 关节面的清理标准是用刮匙去除关节内所有残留软骨。
- 用磨钻轻柔打磨，保持骨外形，去除极少量的骨组织（1mm）。然后用 1.5mm 克氏针于每处骨面钻多个孔（图 6-7）。
- 背侧放置克氏针撑开器，以相似方法清理外侧 1/3 关节。
- 于背侧将克氏针置入足舟骨及距骨，并牵开关节。

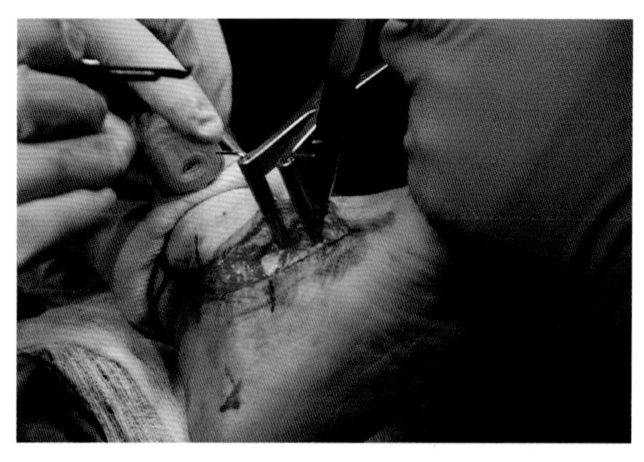

图 6-6 距舟关节处放置克氏针撑开器

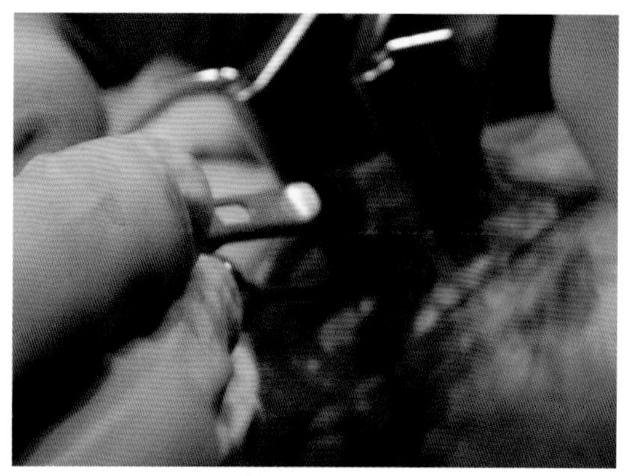

图 6-7 经内侧切口打磨关节面。经背侧切口进行相同处理

外侧及内侧距下关节

- 经倾斜的撑开器将克氏针通过跗骨窦入路置入跟骨及距骨体，这样可以以近乎垂直的角度撑开关节（图 6-8）。
- 另一种选择是使用带齿椎板撑开器，其对较松弛的关节牵开效果好。
- 对于内侧距下关节入路，克氏针同样有助于垂直牵开关节；由于有邻近的神经血管结构，切勿牵开过度（图 6-9）。
- 置入距骨克氏针时要注意避免损伤内侧肌腱，置入跟骨克氏针时应避免损伤踇长屈肌及周围的血管神经束。
- 如上文所述，以标准方式清理距下关节的后关节面及内侧关节面。

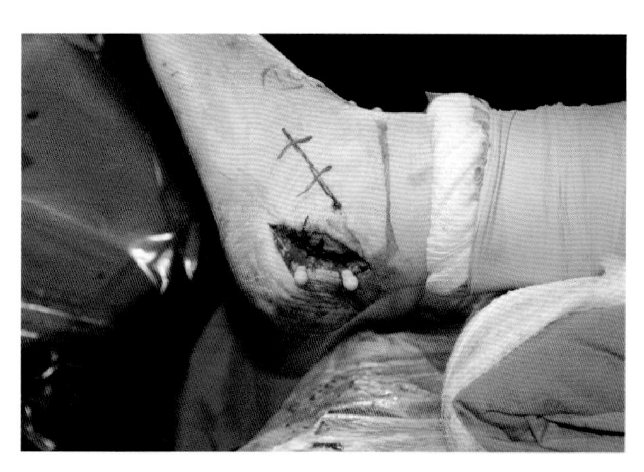

图 6-8 跟骨后侧截骨入路。截骨处前方用克氏针定位截骨平面

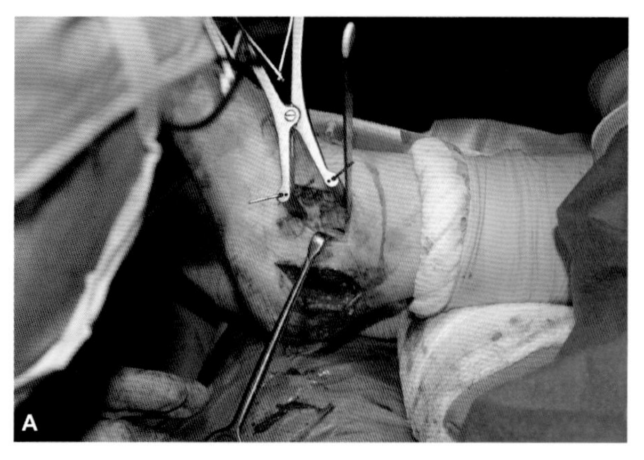

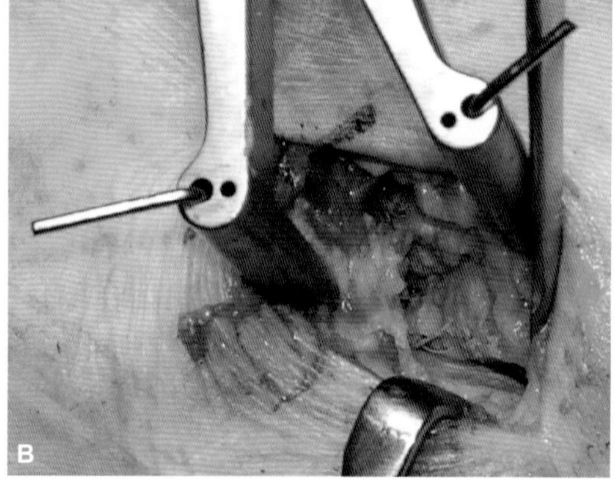

图 6-9 距下关节入路，放置克氏针撑开器（A），收紧后可见关节被牵开（B）

跟骨外侧入路行后外侧截骨

- 于牵开的切口后缘的前方，自外向内置入 2 枚克氏针。
- 截骨平面位于这 2 枚克氏针的前方。透视下检查克氏针位置，其位置应允许在距下关节与跟骨后缘的中部进行截骨。
- 用摆锯或骨刀，垂直于拟截骨处做一标记线。一旦完成截骨，便可通过标记线判断后侧骨块远端或近端的移位情况（图 6-10）。
- 截骨后在内移骨块且临时固定后，标记线和透视均应提示后侧骨块已向远端移位数毫米，以允许固定时骨块向近端任意移动（图 6-11）。
- 截骨前透视下确认克氏针位置。

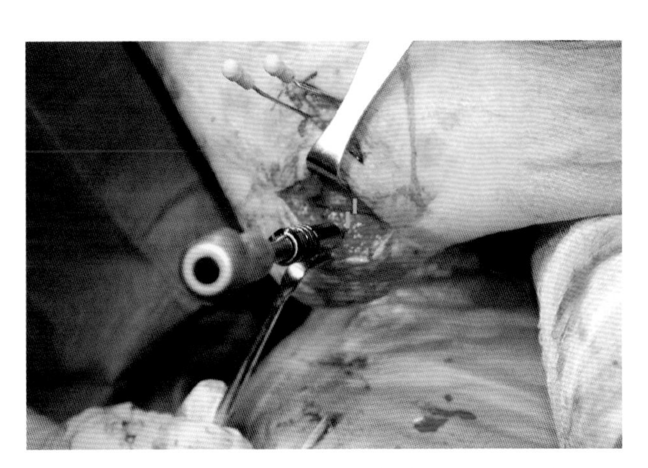

图 6-10 跟骨后侧截骨，标记线（绿线）判断跟骨后侧骨块近、远端的移位情况

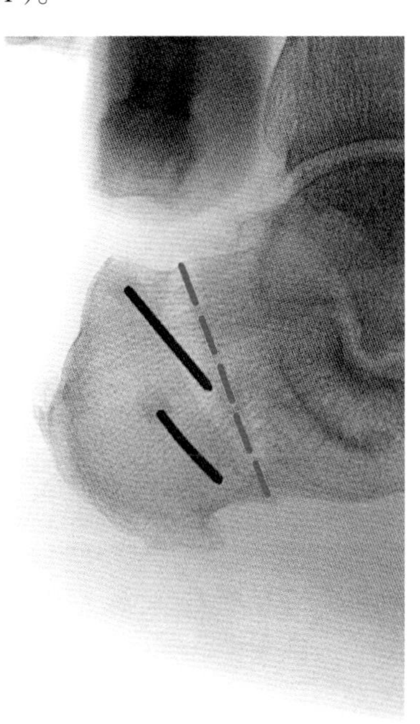

图 6-11 截骨前透视确认导针位置适当（黑线）。患者既往有跟骨后侧截骨术史（红虚线），但需要进一步内移后侧跟骨

跟骰关节

- 由于无矫形或缓解症状的必要，因此，正常情况下一般不融合跟骰关节。

跟骨截骨矫形

- 当需要大范围（11~15mm）内移跟骨时，可在跟骨后侧骨块中置入 1 枚螺钉。
- 这样可以让外科医生尽可能地内移跟骨（图 6-12）。

植骨

- 若行跟骨后侧截骨，跟骨内移并固定后，可取跟骨外上缘植骨（图 6-13）。
- 用摆锯从外上缘切取带皮质的松质骨块。
- 该步骤通常在跟骨内移且临时固定后进行。
- 取下骨块后，可用咬骨钳钳取更多的松质骨（图 6-14）。
- 最后，用磨钻将突起的残缘磨平。
- 植骨的另一替代方法是选用混有骨髓浓聚物的异体松质骨条。

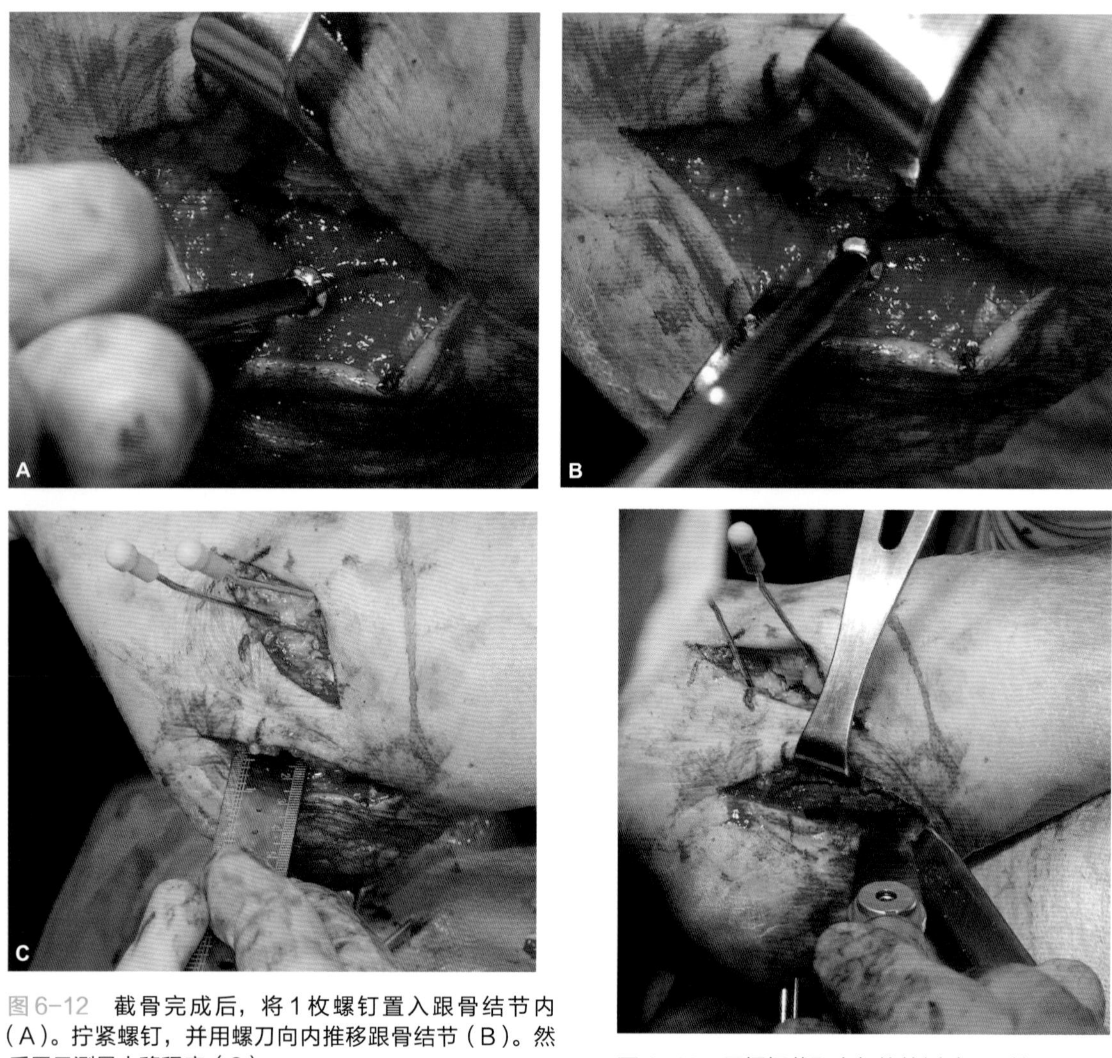

图 6-12 截骨完成后，将 1 枚螺钉置入跟骨结节内（A）。拧紧螺钉，并用螺刀向内推移跟骨结节（B）。然后用尺测量内移程度（C）

图 6-13 用摆据截取突起的外侧壁用于植骨

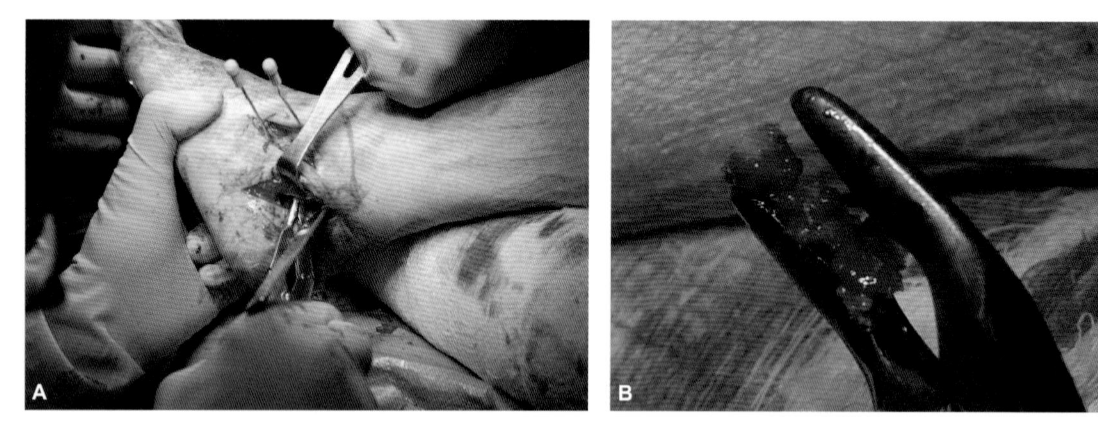

图 6-14 咬骨钳钳取松质骨（A）。注意获得的大量自体骨（B）

最终关节处理

- 融合骨面做鱼鳞状处理，这样可使鳞状骨片仍附着于骨面上，并可在骨片间隙植入小松质骨颗粒（图 6-15）。
- 应做鱼鳞状处理以便在融合端复位后，鱼鳞状骨面可基本闭合，且不会撑开关节。

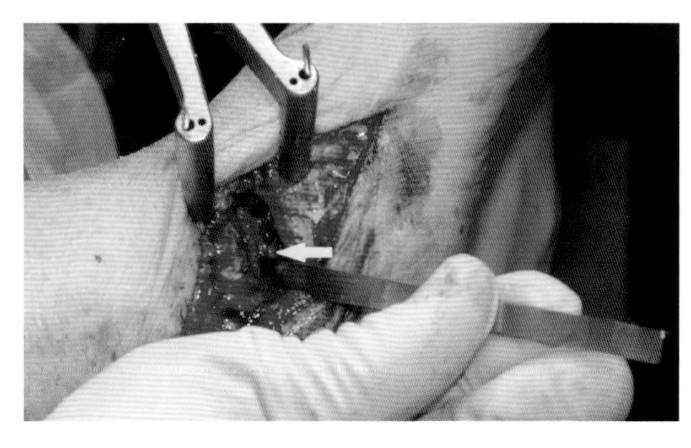

图 6-15 距骨头做鱼鳞状处理，注意骨刀切缘的松质骨植骨空间（箭头所指）

纠正畸形

- 首先将距舟关节复位至解剖位置。使用手法复位，并加压距舟及距下关节。
- 为了复位严重的旋前畸形，应内移和跖屈足舟骨，使足内侧缘和第一跖列处于良好的位置（足舟骨无外展且位于内侧抬高的位置）。
- 检查距下关节后关节面的对位是否良好。通常情况下，在置入克氏针前维持及加压距下及距舟关节是有帮助的。
- 加压关节，并维持于良好的位置，将克氏针分别穿过距舟关节内侧和背侧。
- 通过直视和透视检查，确认距舟及距下关节内、外侧的加压良好。
- 若位置不佳，检查关节是否存在突起且影响复位，之后再重复以上步骤（图 6-16）。
- 内移跟骨截骨，使从手术台末端观察时，足跟位于小腿及踝关节的正下方（即临床意义的“笔直后跟”，无正常外翻或临床内翻）。
- 在截骨术中，检查侧位透视及足跟的临床矫正效果。
- 即使距舟关节复位良好，且已将抬高的足舟骨下压，但若第一跖列（第一跖骨）依旧抬高，这种情况下可行 Cotton 截骨术（若不存在跗外翻或第一跖列不稳）或第一跖楔关节融合术（若存在第一跖趾关节不匹配、跗外翻或第一跖列明显不稳）。

固定

- 此时，距舟关节和跟骨后侧截骨，以及距下关节融合和跟骨后侧截骨，均应使用克氏针临时固定。
- 若行第一跖楔关节融合术，也必须先用克氏针临时固定关节。这样就可以正确地判断整个足部的力线情况。
- 确认第一跖列与已复位的足的其余部分的相对位置。
- 足底第一跖骨头的位置应齐平或略低于第二、五跖骨头。
- 如果选择行 Cotton 截骨术，截骨完成后先不植入楔形骨块。
- 用克氏针撑开器确定 Cotton 截骨的牵开程

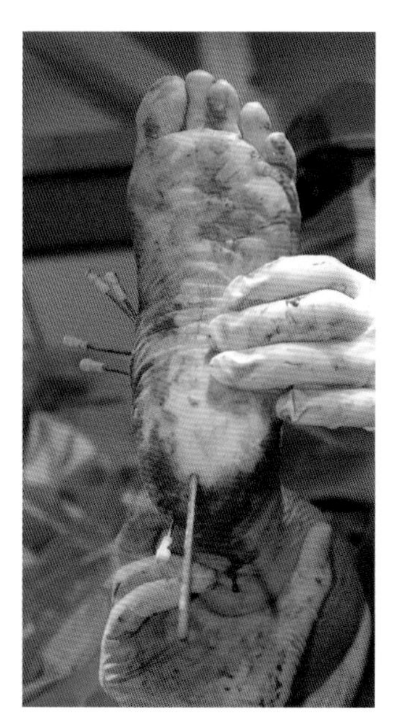

图 6-16 后跟处于正确、笔直的位置，导针固定跟骨截骨及距下关节

度，并检查第一跖骨头的足底位置。

- 截骨端植入合适大小的带三面皮质的同种异体楔形骨块，并用2.4mm螺钉固定截骨。

距下关节及跟骨后侧截骨的固定

- 如图6-17所示，将2枚6.5mm加压空心螺钉导针穿过跟骨截骨处及距下关节融合处。
- 在踝关节正位透视片中，一定要确保导针位于足够内侧的位置，止于距骨体的中心。这些导针很容易过于偏向距骨外侧或穿入远端距腓关节。
  - 跟骨足底进针点切勿过于偏内。
  - 如果导针过于偏内，就有损伤内侧肌腱和神经血管束的风险。
- 经跗骨窦置入1枚外侧加压骑缝钉，可对距下关节起到辅助加压作用（图6-18）。

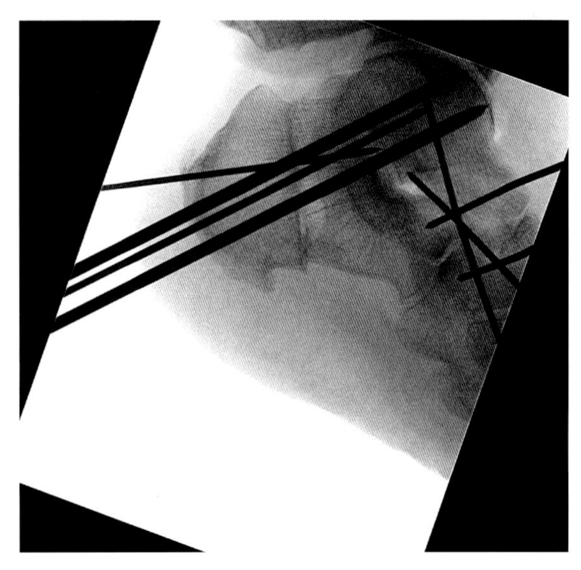

图6-17 透视检查示置入空心钉导针

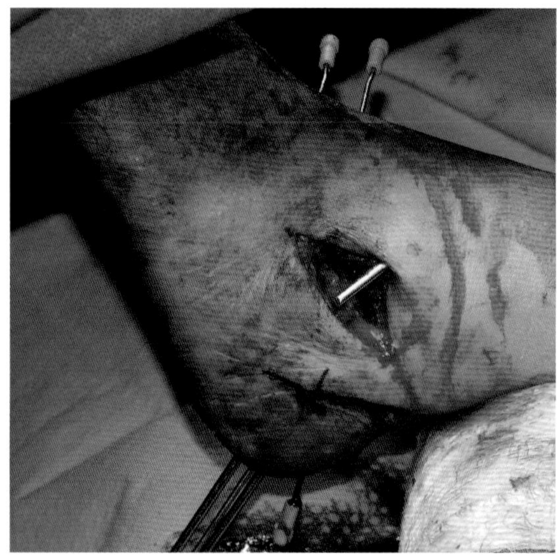

图6-18 在跨距下关节后关节面置入外侧加压骑缝钉的最初位置

- 骑缝钉必须于后关节面的极前方处置入距骨和跟骨。尽管骑缝钉有助于直接加压关节，但其可能过于突出或在踝关节背伸时撞击腓骨。因此，骑缝钉的位置应避免撞击腓骨或腓骨肌腱。
- 常规方式加压螺钉，然后置入加压骑缝钉，最后拧紧螺钉（图6-19）。

距舟关节的固定

- 确认足底、内侧和外侧加压。
- 直视下及正侧位透视检查。
- 先于内侧置入加压骑缝钉或4.5mm加压螺钉，但只对关节轻微加压。然后于背侧置入加压骑缝钉或螺钉对外侧进行加压。
- 一旦确认内、外侧关节均加压良好，固定完成内、外侧加压。
- 可增加第三固定点，即增加进钉点更偏背侧的1枚内侧螺钉。
- 先在拟固定的方向上置入1.5mm克氏针，然后透视下检查骑缝钉及螺钉的进钉方向。
- 确认融合端加压及固定良好后，在所有融合端的钻孔处植骨。

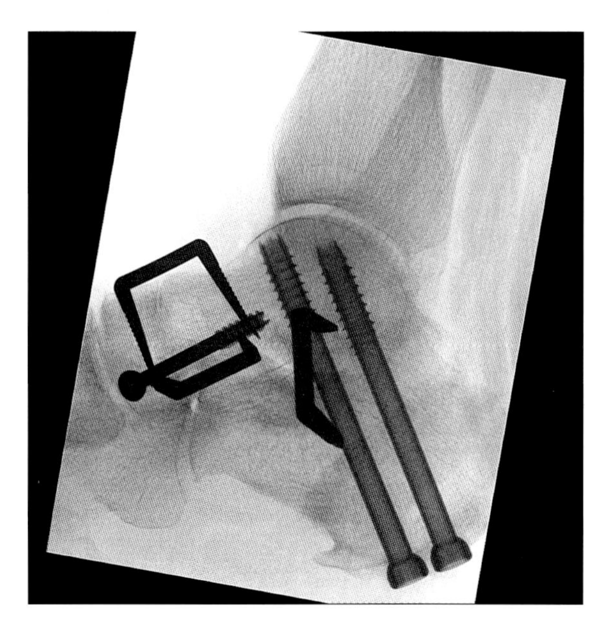

图 6-19 跟骨后侧截骨、距下关节及距舟关节的最终固定

参考文献

1. Jeng CL, Vora AM, Myerson MS. The medial approach to triple arthrodesis. Indications and technique for management of rigid valgus deformities in high-risk patients. *Foot Ankle Clin*, 2005,10:515-521.

第四部分

高弓内翻畸形

第七章
前足驱动的高弓内翻畸形

前足畸形

术前评估

- 神经评估。
- Coleman 木块试验区分前足或后足畸形。
  - 将足外侧或后足置于一 1cm 厚的木块上，若 X 线片上未见畸形被矫正，则提示为僵硬性畸形（图 7-1）。
- 评估肌力是否不平衡，因为不平衡可能会导致复发。

无菌器械与设备

- 大腿止血带
- 弯头血管钳
- Langenback 拉钩
- 小 Hohmann 拉钩
- 矢状锯
- 缝线（1-0 薇乔线、2-0 薇乔线、3-0 尼龙线、3-0 不可吸收聚酯缝线或 3-0 普理灵缝线）
- 血管钳
- 手术刀
- 内植物
  - 3.5mm 全螺纹螺钉
  - 4.0mm 半螺纹螺钉
- 小磨钻

体位

- 患者仰卧于手术台上，足跟靠近手术床末端。
- 同侧臀部下方垫高，使足垂直于地面。
- 使用衬垫保护的止血带，以防止皮肤破裂或损伤。
- 使用骨泡沫垫或无菌垫（可选，若使用可改善足内侧的显露效果）。

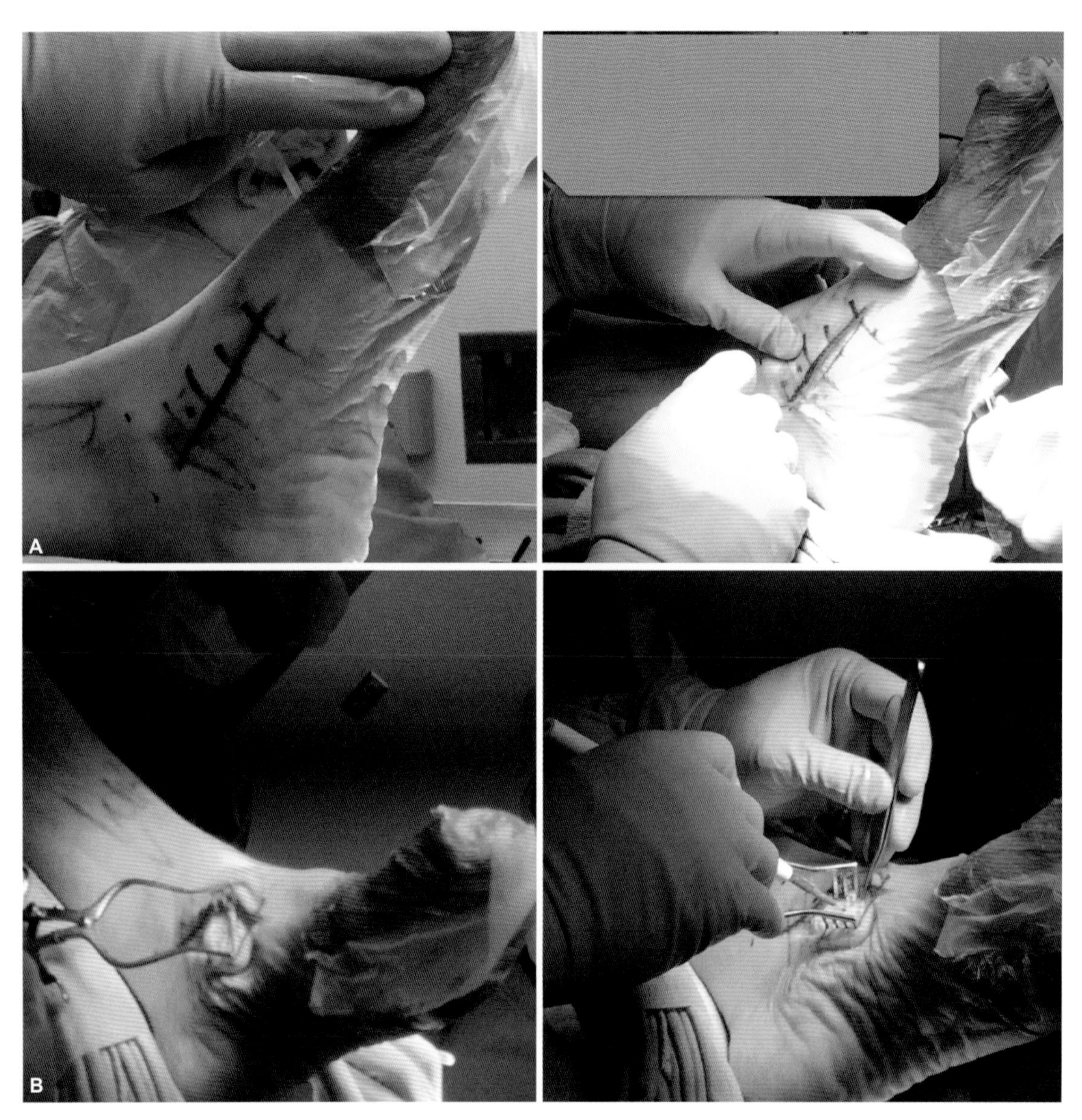

图 7–1 A. 于足舟骨的胫后肌腱止点上方做一长 3~4cm 切口。B. 分离皮下组织以显露屈肌支持带及胫骨前肌腱鞘

手术方法

- 技术 1——胫后肌腱转位。
  - 于足舟骨的胫后肌腱止点上方做一长 3~4cm 切口（第一切口）。
  - 分离皮下组织。
  - 切开屈肌支持带和胫后肌腱鞘。
  - 使用弯头血管钳维持肌腱张力，用手术刀从肌腱止点处尽可能地向远端游离肌腱。
  - 于小腿内侧远端，约踝上三横指处，另做一 3cm 切口（第二切口）。
  - 分离皮下组织。
  - 切开筋膜，并用 Langenback 拉钩牵开。
  - 辨认 长屈肌腱并将其牵开，显露位于其深面的胫后肌腱。
  - 将胫后肌腱拉入视野范围，并将其从中间分离为两部分。
  - 用 1-0 薇乔线标记两束肌腱。
  - 于小腿外侧、平第二切口高度的腓骨内侧缘做第三切口。

- 分离皮下组织并牵开筋膜。
- 将窄血管钳自内侧切口经骨间膜插向外侧切口。
- 用血管钳抓持一股线，并将其拉出内侧切口。
- 抓持每束胫后肌腱上的标记线。
- 通过牵拉缝线末端将分开的胫后肌腱转移至外侧切口。
- 做一 2~3cm 切口以显露胫骨前肌腱。
- 分离皮下组织。
- 切开胫骨前肌腱鞘，并将血管钳穿过腱鞘插至伸肌间室，以显露两束胫后肌腱。
- 抓持一股胫后肌腱的标记线，并转位至远端。
- 背侧切口显露趾长伸肌腱，并切开其腱鞘。
- 牵拉另一股胫后肌腱的标记线将其转位。
- 将转位的内侧束胫后肌腱缝至胫骨前肌腱上，而外侧束胫后肌腱缝至腓骨短肌腱。
- 将踝关节置于中立位，以维持转位肌腱的张力。
- 若存在后足马蹄畸形，则转位时需要予以纠正，这样，在转位肌腱缝合后，患足可处于矫正位。

- 技术 2——第一跖骨背伸截骨。
  - 于第一跖骨近端上方做一背侧切口。
  - 分离至伸肌腱，并将其牵向外侧。
  - 继续分离至骨面。
  - 剥离骨膜。
  - 在距离关节 1cm 处的骨面上标记一横线作为截骨线。
  - 周围插入小 Hohmann 拉钩以保护软组织。
  - 用微型矢状锯行背侧闭合楔形截骨。
  - 截骨的第一刀应垂直于骨干，并以 90° 截取跖骨。
  - 第二刀位于第一刀远端 2~3mm 处，并向后成角朝向第一刀的跖侧断端。
  - 完成第一刀截骨并取出楔形骨块。
  - 侧位透视确认恢复距骨和第一跖骨的解剖力线（~0°）。
  - 用小磨钻于跖骨背侧钻一小而浅的孔，以便于螺钉埋头。
  - 复位第一跖骨，并从磨孔处置入 1 枚 3.5mm 拉力螺钉穿过截骨端。
- 技术 3——Jones 手术。
  - 同时采用肌力平衡术（踇长伸肌腱转位）及第一跖骨骨性畸形矫形术[1]。
  - 在踇趾趾间关节处做一横切口，切断踇长伸肌腱。
  - 充分切开关节以显露侧副韧带和关节软骨，通过钝性和锐性分离松解关节。
  - 清除趾间关节近端和远端的软骨。
  - 以顺行或逆行的方式，将 1 枚克氏针穿过远端关节面，并从甲下穿出。然后将该克氏针从远端退出，并重新穿过关节。
  - 远端锐性分离至克氏针表面后，钻孔，以允许置入 4mm 半螺纹空心钉。
  - 定位踇长伸肌腱远端，将其牵入第一跖骨颈上方的背侧纵切口。使用 4mm 钻头在跖骨颈部内、外侧钻孔（全程采用钝性分离，以避免造成医源性骨折）。

- 将肌腱由外侧穿至内侧，然后用不可吸收聚酯缝线或普理灵缝线将远侧断端缝回至近端肌腱上。

存在的风险

- 穿过骨间膜时注意保护腓浅神经。
- 调整转位肌腱张力时，避免畸形矫正不足或过度。
- 避免背侧楔形骨块切除过少，这样会使第一跖骨仍处于跖屈位，并容易导致复发。
- 在拧入拉力螺钉时，避免穿过第一跖楔关节。
- 若第一跖骨截骨后中足依旧背伸不足，可以考虑行跖筋膜松解术。

并发症

- 感染。
- 复发（更常见于背侧楔形切除过少）。
- 第一跖骨未矫正（仅行 Jones 手术）时，残留背伸畸形[2]。
- 内固定激惹反应。
- 伤口裂开。
- 不愈合。
- 爪形趾。
  - 继发于足部固有肌挛缩。
  - 对于术前已存在爪形趾伴高弓内翻畸形，矫正跖骨畸形可同时解决爪形趾。

术后护理

- 术后即刻使用含侧方支撑的后托夹板将踝关节固定于中立背伸位。
- 术后 3~4 周拆除皮钉或拆线。
- 过渡至穿短款骨折保护靴固定共 6~8 周[3]。
- 非负重 8 周。
- 一旦骨愈合，可过渡至穿支撑型鞋具，并开始步态训练、力量训练及拉伸等康复物理治疗。

参考文献

1. Giannini S, Girolami M, Ceccarelli F, et al. Modified Jones operation in the treatment of pes cavovarus. *Ital J Orthop Traumatol*, 1985,11:165-170.
2. de Palma L, Colonna E, Travasi M. The modified Jones procedure for pes cavovarus with claw hallux. *J Foot Ankle Surg*, 1997,36:279-283.
3. Ortiz C, Wagner E. Tendon transfers in cavovarus foot. *Foot Ankle Clin*, 2014,19:49-58.

第八章
后足驱动的高弓内翻畸形

后足畸形

术前评估

- 患者病史和体格检查。
  - 对于跟腱紧张的患者，应在截骨手术前先行跟腱延长术或腓肠肌滑移术。
  - 这将减弱足跟处的形变力。
- 术前 X 线检查对分析手术指征和制订手术计划至关重要（图 8-1）。
- 视诊和步态分析。
- 运动和神经评估。
- 与对侧肢体比较。
- 进行 Coleman 木块试验：确定是否存在固定的后足畸形，从而需要其他辅助手术矫正[1]（图 8-2）。
  - 将患者的足跟及足外侧放置于一 2.5cm 厚的木块上，使第一至第四跖骨旋前。
  - 可增加木块尺寸，以减少第一跖骨负重的影响。
  - 拍摄正侧位 X 线片，记录放置木块后畸形的变化情况。
- 记录并优先处理导致畸形复发的肌肉失衡情况。

无菌器械与设备

- 可透视手术床
- C 臂机
- 大腿止血带
- 15 号刀片

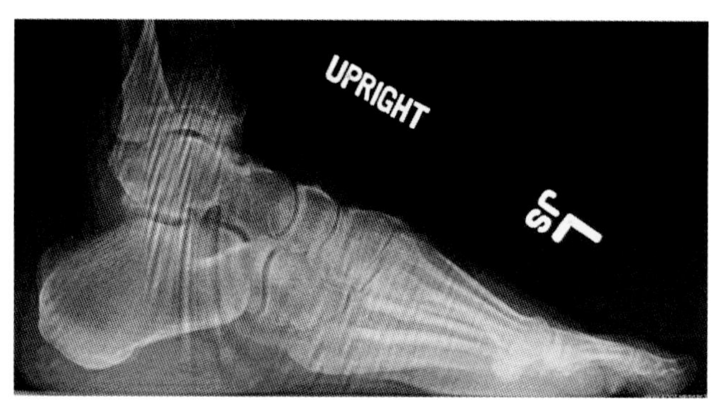

图 8-1　术前侧位 X 线片提示中度高弓内翻畸形伴早期退行性改变

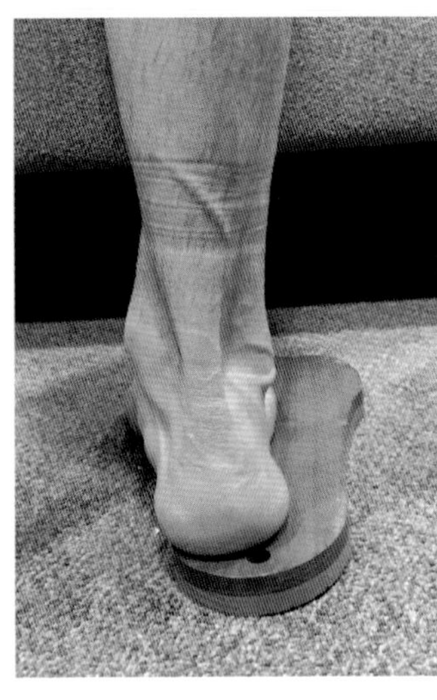 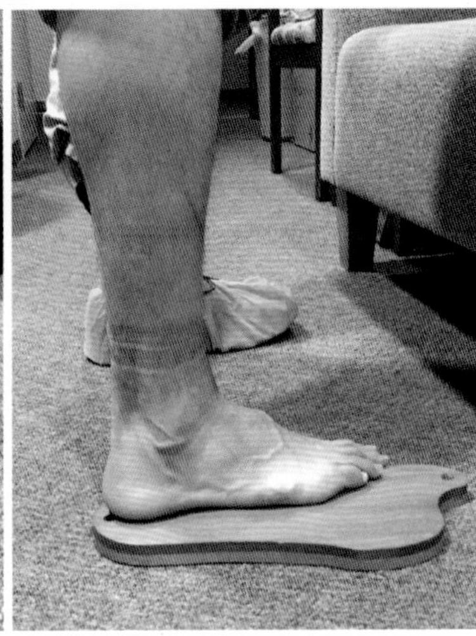 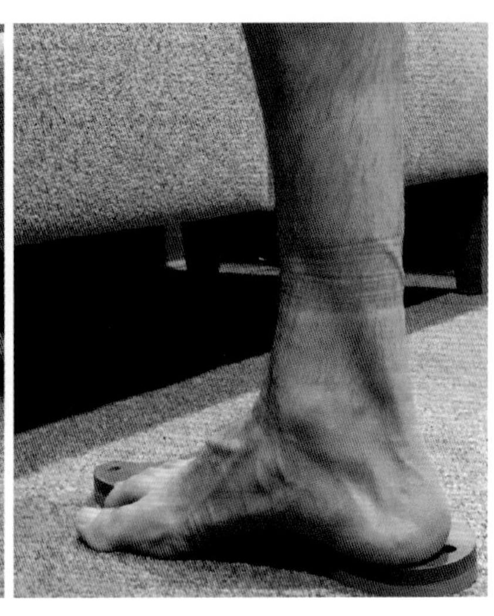

图 8-2 通过 Coleman 木块试验判断是柔性后足畸形还是僵硬性后足畸形

- 小 Hohmann 拉钩
- 窄矢状锯
- 1.6mm 或 2.0mm 克氏针
- 内植物
  - 6.5mm 或 6.7mm 半螺纹松质骨螺钉
- 骨锉
- 钝齿跟骨用椎板撑开器
- Joker 和（或）Freer 剥离子
- 薇乔线、可吸收线、不可吸收线

体位与术前准备

- 直视检查患肢手术区域。
  - 确认无活动性溃疡或感染。
  - 标记手术侧肢体。
  - 用 1% 利多卡因和 0.5% 布比卡因进行术前踝关节阻滞麻醉，其通常适用于后足手术。
- 患者仰卧于手术台上。
  - 足跟应靠近手术床末端。
  - 患侧髋关节下方垫高（位于髂前上棘中点水平），以增加足内旋。
  - 可以使用骨泡沫垫或无菌垫（手术推荐）改善足内、外侧的显露情况。
- 使用衬垫保护的小腿止血带。
- 使用塑料防护屏障或泡沫胶带，以防止因术前准备造成的皮肤损伤。

手术方法

- 腓肠肌滑移——若存在跟腱紧张时采用。
  - 在小腿内侧、腓肠肌肌肉肌腱交界处远端上方做一 3cm 纵行切口，以同样的方式将切口向深部推进，并切开筋膜。
  - 将腓肠肌与下方的比目鱼肌分离，用可弯腹腔扁平拉钩分离腓肠肌与下方组织。

- 横行切开腓肠肌筋膜。
- 用 2-0 或 3-0 薇乔线或编织可吸收缝线缝合伤口。
- 用 3-0 薇乔线缝合真皮层，再用 4-0 可吸收单丝线缝合皮肤。

- 跟骨外翻截骨联合腓骨长肌腱转位至腓骨短肌腱。
  - 触摸并标记腓骨远端和第五跖骨。
  - 标记 L 形外侧扩大切口，切口拐点位于外踝后方及下方各一横指（1cm）处（图 8-3A~D）。
    - 这样可显露跟腱前 1cm 区域。

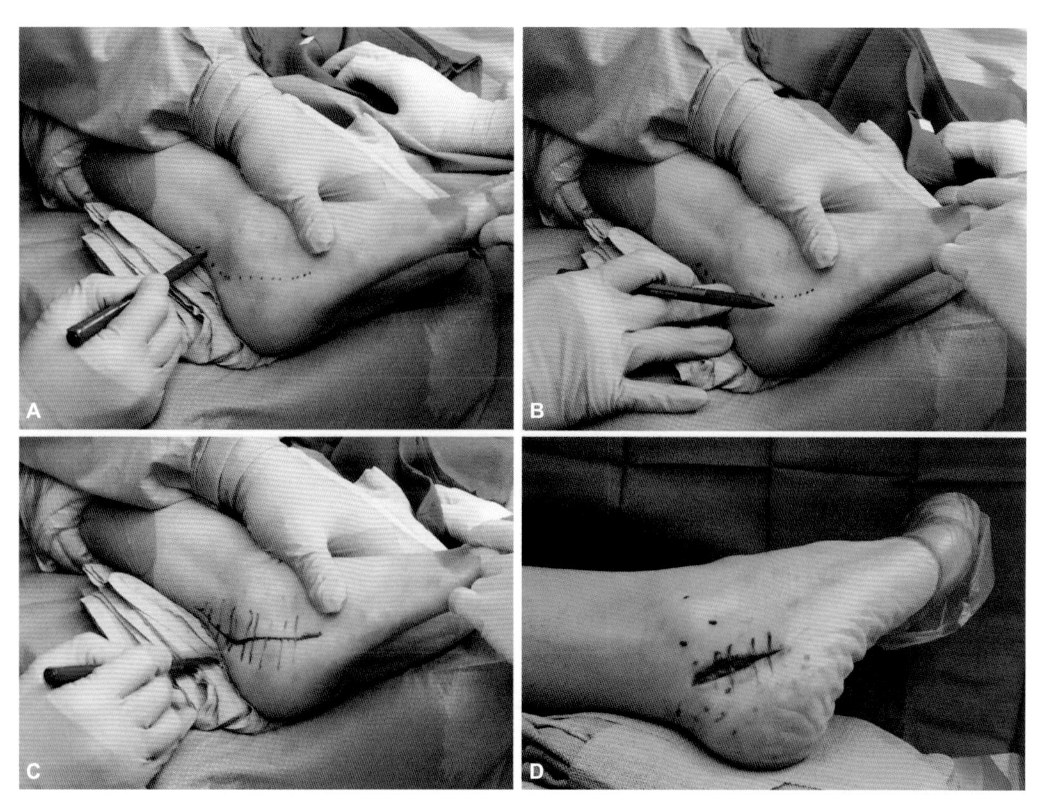

图 8-3 触摸并标记腓骨远端（A）和第五跖骨（B）。标记 L 形外侧扩大切口，L 形拐点处位于外踝后方及下方各一横指（1cm）处（C）。此切口（D）仅用于跟骨截骨

  - 切口平行于腓骨长肌并向下延伸，直至显露腓骨肌腱。
  - 腓骨肌腱鞘的切开范围应超过表面切口长度，同时保留腓骨肌上支持带的完整性。
  - 切断部分腓骨长肌腱，并用不可吸收缝线呈 Z 形延长腓骨短肌。
  - 继续向下分离，仔细辨认并牵开腓肠神经以避免损伤。
  - 分离至跟骨，继续在骨膜下分离并向下延伸。
  - 截骨及矫形。
    - 使用摆锯时，用小 Hohmann 拉钩保护手术野，将其置于上方以保护跟腱止点，并置于前方保护跖筋膜的起点。
    - 用矢状锯以垂直于跟骨倾斜轴的方向行跟骨截骨。
    - 降低跟骨倾斜度。
    - 将游离的截骨块向外侧平移 8~10mm，使后足外翻 5°。

- 邻近于足跟垫后方做一纵行正中切口，穿过皮下脂肪直至骨面。
- 用克氏针维持足跟矫正后的位置（图 8-4A）。
- 通过拉力螺钉技术置入 2 枚 6.5mm 半螺纹松质骨螺钉，并通过多角度透视确保螺钉未穿入距下关节（图 8-4B）。
  - 后跟骨块正确移位及固定后，用骨锉将突出的外侧骨面磨平。

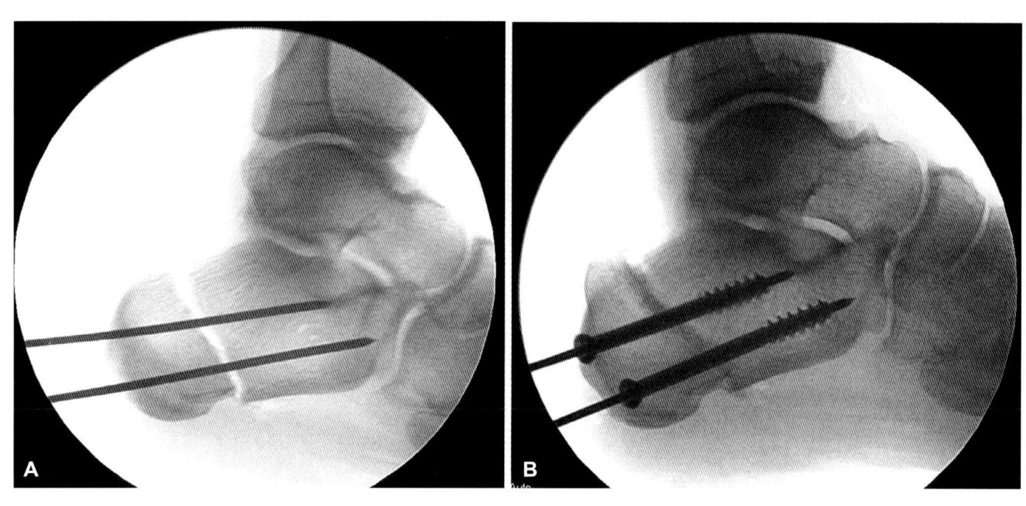

图 8-4 A. 垂直跟骨倾斜轴行跟骨截骨后，置入克氏针维持矫正后位置。B. 通过拉力螺钉技术置入 2 枚 6.5mm 半螺纹松质骨螺钉，并确保螺钉未穿入距下关节

- 另一种截骨技术——Dwyer 闭合楔形截骨。
  - 作为垂直方向跟骨外移截骨的替代方法，Dwyer 截骨需要切除一楔形骨块。
  - 克氏针临时固定前，足部背伸完成楔形闭合。
  - 仍可使用 6.5mm 半螺纹松质骨螺钉固定（图 8-5）。
- 第一跖骨背伸截骨。
  - 虽然早期文献建议应推迟前足矫形，直至可以评估后足手术的全部效果[2]，然而，有报道称同时进行前足截骨术能改善患者的治疗结果及功能评分[3]。
  - 与第七章介绍的方式相似。

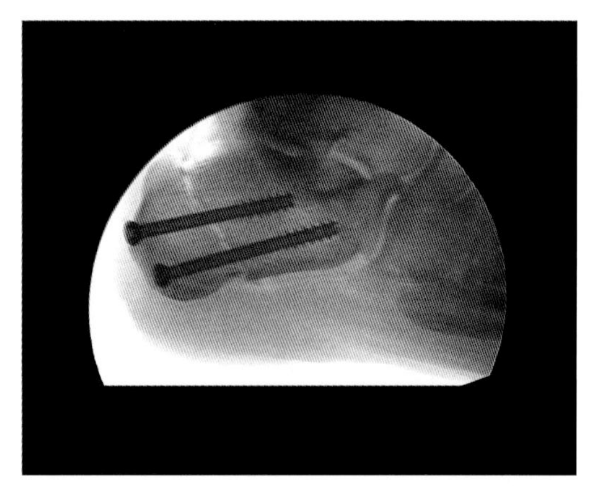

图 8-5 术中透视示采用 6.5mm 半螺纹松质骨螺钉进行固定

关闭伤口

- 生理盐水冲洗伤口。
- 2-0 薇乔线缝合深层及筋膜层。

- 用 3-0 聚甘醇碳酸可吸收缝线或等效的可吸收线缝合真皮层，然后用 3-0 尼龙线缝合伤口。
- 将免缝胶带松散地贴于切口表面。
- 用必妥碘浸润的敷料及 4×4 无菌纱布垫覆盖伤口。
- 无菌绷带包扎。
- 将患肢置于带侧边支撑的后托夹板中，以确保踝关节处于中立 / 轻微背伸位，且无内、外翻。

存在的危险

- 确保螺钉不要太偏向外侧。
- 分离组织至跟骨及腓肠肌滑移时注意保护腓肠神经。
- 第一跖骨截骨相关风险详见第七章。

并发症

- 感染。
- 腓肠神经卡压。
- 弥漫性后跟痛。
- 畸形复发。
- 内固定激惹。
- 伤口开裂。
- 延迟愈合或不愈合。

术后护理

- 术后即刻（2 周）将踝关节置于带侧边支撑的后托夹板中，使踝关节处于中立背伸位。
- 术后 3~4 周拆除皮钉或拆线。
- 过渡至穿短款骨折保护靴固定共 6~8 周。
- 非负重 8 周。
- 一旦骨愈合，可过渡至使用支撑型鞋具，并开始步态训练、力量训练、拉伸等康复物理治疗。

参考文献

1. Coleman SS, Chesnut WJ. A simple test for hindfoot flexibility in the cavovarus foot. *Clin Orthop Relat Res*, 1977,(123):60-62.
2. Dwyer FC. The present status of the problem of pes cavus. *Clin Orthop Relat Res*, 1975,(106):254-275.
3. Sammarco GJ, Taylor R. Cavovarus foot treated with combined calcaneus and metatarsal osteotomies. *Foot Ankle Int*, 2001,22:19-30.

第五部分
踝关节炎

第九章
胫距关节融合：前路

引言

踝关节融合是终末期踝关节炎的治疗选择。虽然全踝关节置换术也可用于踝关节炎的治疗，但融合仍有诸多优势，如翻修率低[1]、患者疼痛缓解效果满意[2]、费用低[3]，而且对于并不适合行踝关节置换的年轻、活动量大的患者，关节融合术成功率高[4]。

踝关节融合入路选择众多，包括关节镜下、外侧、后侧和前侧入路。前侧入路可提供良好的显露，术者更易在冠状位获得足跟的正确位置[5]。此外，由于前侧入路可避开既往手术的外侧切口，因此，通常更适用于创伤后关节炎患者。前侧入路融合的另一优势是可以保留腓骨，未来仍可能经同一切口行关节置换术[6]。

无菌器械与设备

- 止血带
- 头灯
- 驱血带
- 髂嵴骨髓穿刺套管针
- 15 号刀片
- 解剖剪
- Langenbeck 拉钩
- 甲状腺拉钩
- 深部单钩撑开器（Gelpi）
- 摆锯
- Lambotte 弧形骨刀
- 直刮匙
- 弯刮匙
- 微型矢状锯
- 磨钻
- 2.5mm 钻头
- 克氏针电钻
- 1.5mm 克氏针
- 内植物
  - 前外侧板

  - 如采用双钢板技术，还需准备前内侧板
  - 3.5mm 锁定钉
  - 4.0mm 皮质钉
  - 7.5mm 可变螺距半螺纹无头加压钉
- 0 号薇乔线、2-0 薇乔线、3-0 薇乔线和 3-0 尼龙线

体位

- 患者取仰卧位。
  - 同侧骨盆下方支撑以控制腿部外旋。髌骨应向上，便于术中手术入路和操作。
  - 所有骨性突起予以衬垫，以保护神经。
- 术侧大腿上非无菌止血带。下肢常规消毒铺巾。
- 驱血带驱血后，止血带充气至 250~300mmHg。

髂嵴骨髓穿刺

尽管没有数据支持髂嵴骨髓穿刺物可促进骨融合，但该技术并发症少，并有机会降低不愈合风险[7]。

- 将套管针插入髂前上棘近端的髂嵴。
- 将套管针推入髂骨内，注意避免侵入髂嵴皮质。
- 抽取 60ml 骨髓。
- 拔除套管针，在针孔处覆以免缝胶带，并用干净的无菌敷料覆盖。
- 用专用设备浓缩骨髓穿刺物。

手术入路

- 踝关节前路位于内、外踝之间（图 9-1）。用 15 号刀片做一足以插入钢板的切口，但只延伸至距舟关节远端，以便在切口内完全显露距骨颈。
- 用组织剪仔细分离皮下组织。
- 辨认腓浅神经，并将其牵向外侧（图 9-2 和图 9-3）。
- 纵行切开伸肌支持带。
- 用 Langenbeck 拉钩将胫骨前肌腱牵向内侧，蹈长伸肌腱牵向外侧（图 9-4）。

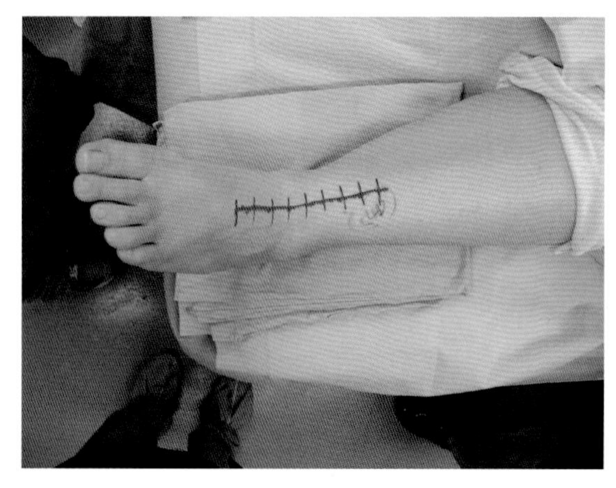

图 9-1 踝前标记皮肤切口

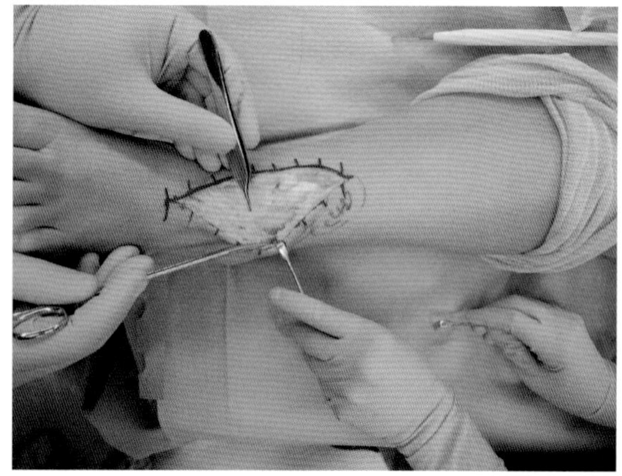

图 9-2 辨认腓浅神经

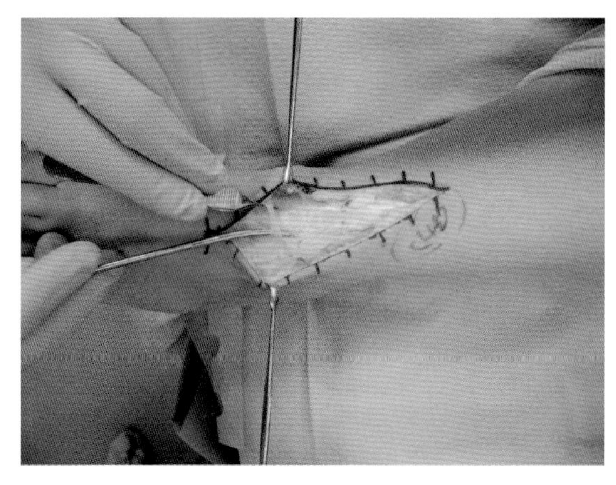

图 9-3 辨认并切断腓浅神经内侧支

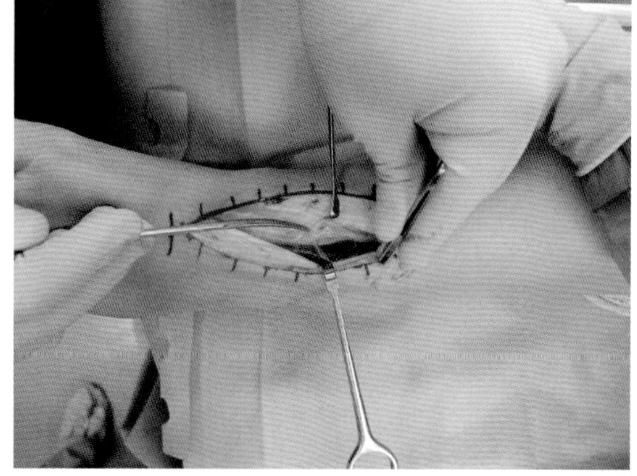

图 9-4 在牵开肌腱的下方可见胫前动脉深支和腓深神经

- 纵向切开关节囊。
- 同时向内、外侧剥离关节囊以显露关节。
- 将深部单钩撑开器置于关节囊下方（图 9-5）。
- 用摆锯切除踝关节前方所有骨赘，先处理胫骨侧，再处理距骨侧（图 9-6 和图 9-7）。
- 从前向后清理关节。使用钝头椎板撑开器帮助显露关节（图 9-8），联合使用骨刀、微型矢状锯、直刮匙和弯刮匙刮除胫骨和距骨上的残留软骨，在内、外侧交

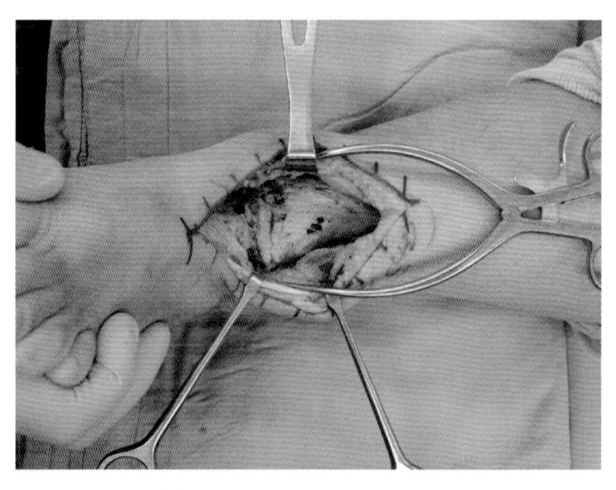

图 9-5 用甲状腺拉钩、Langenbeck 拉钩及深部单钩撑开器显露关节囊下方的关节

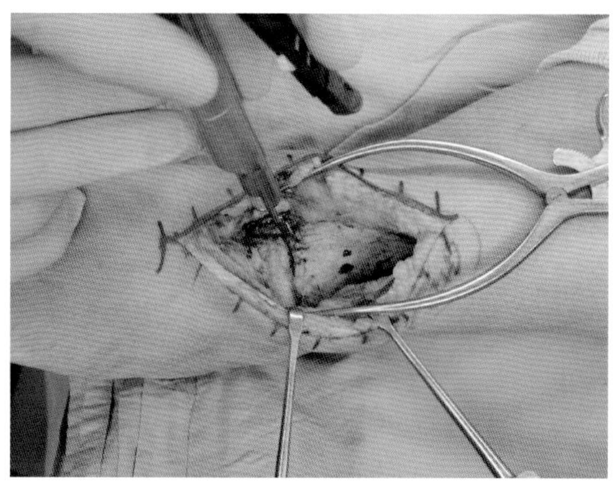

图 9-6 用摆锯平行于关节面行胫骨远端截骨，同时测量需切除的骨赘量

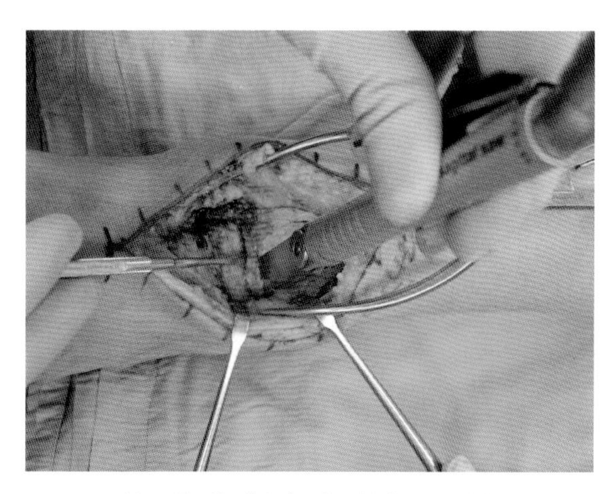

图 9-7 使用微型矢状锯切除踝关节胫骨侧的骨赘

替进行（图 9-9）。
- 注意保留骨性解剖结构。
- 一旦清除所有软骨，用 2.5mm 钻头在软骨下骨上钻多个孔，然后用弧形骨刀对钻孔处进行加深处理（图 9-10）。
  - 注意充分清理后方关节面。
- 术者根据患者情况选用自体骨、异体骨或生物辅助材料进行混合植骨。该步骤亦可使用骨髓穿刺物。

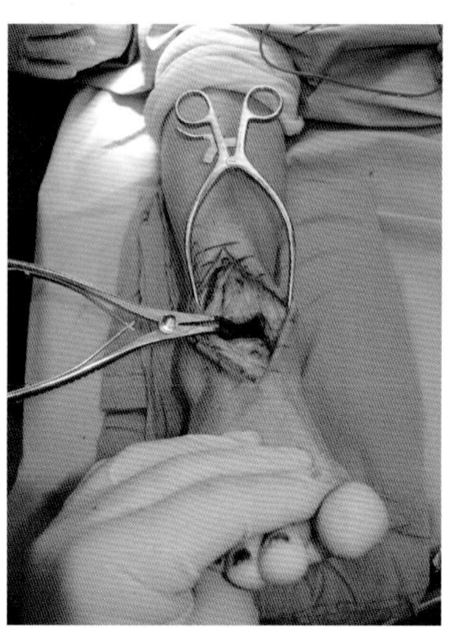

图 9-8 将钝头椎板撑开器插入胫骨与距骨之间以显露关节

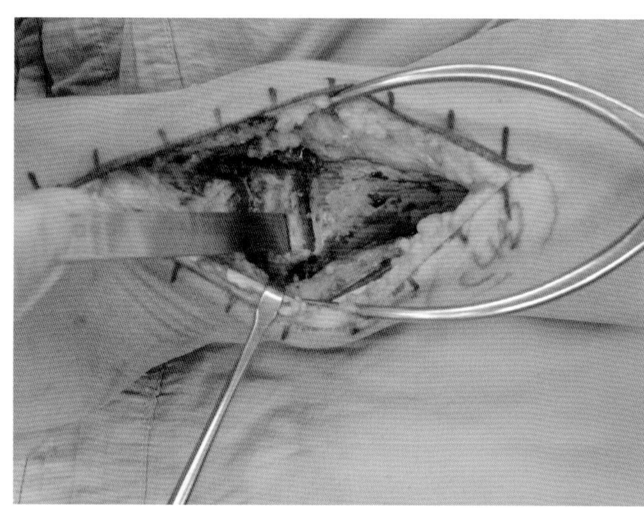

图 9-9 用骨刀刮除距骨上的软骨

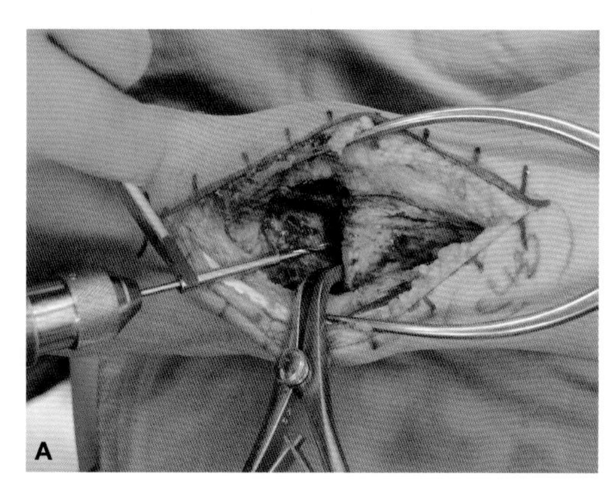

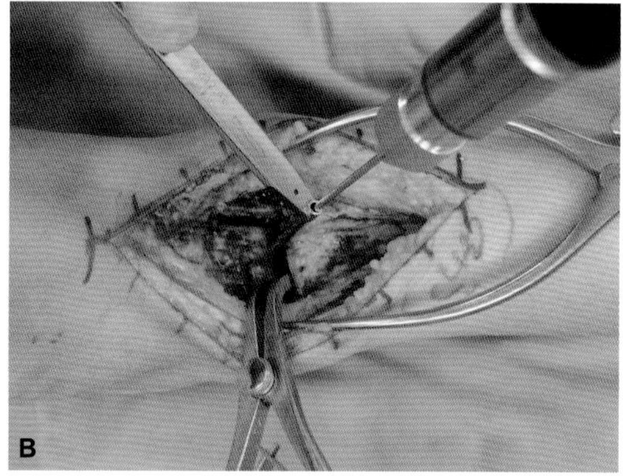

图 9-10 用 2.5mm 钻头于胫骨（A）和距骨（B）的软骨下骨上钻孔

复位和固定技术

固定可使用无头加压螺钉以防止内植物引起的相关症状 [8]。
- 复位后，用 1.5mm 克氏针固定关节。
  - 注意后足力线，以确保踝关节处于最佳位置 [9]。
    - 应将踝关节置于跖屈 / 背伸中立位。
    - 关节应有 0°~5° 的轻度外翻。
    - 有 5°~10° 外旋。
- 术中透视踝关节正侧位，以确认临时固定效果及关节力线是否良好（图 9-11）。

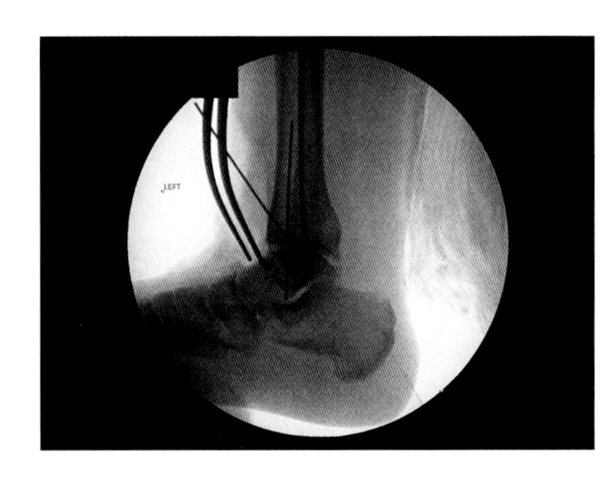

图 9-11 术中透视示踝关节复位和固定情况。未提供正位片，但后续图片显示了内固定置入后的相对位置

- 从胫骨内侧向距骨中心置入 1 枚 7.5mm 可变螺距半螺纹无头加压螺钉导针。注意勿侵入距下关节面。一般而言，导针方向应朝向后方，从而为前路钢板及螺钉留出足够的空间。
- 拧入螺钉对关节加压。
- 术中正侧位透视明确螺钉位置（图 9-12）。

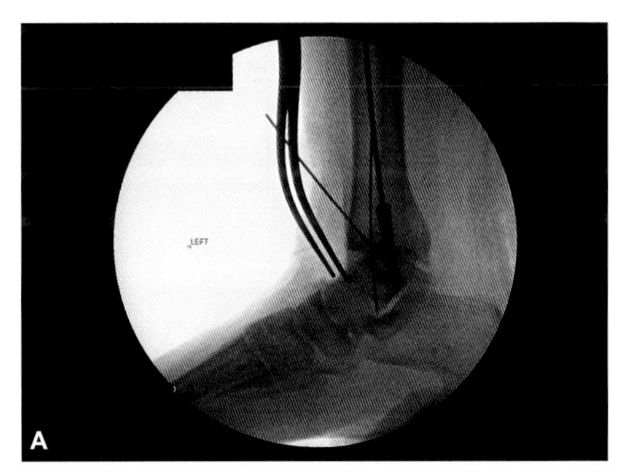

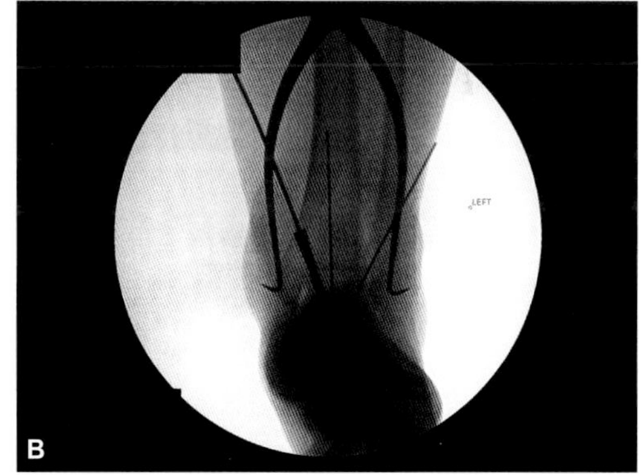

图 9-12 术中侧位（A）和正位（B）透视确认可变螺距加压螺钉的位置

前路钢板

前路融合可采用前路单板或双板技术固定。创伤后骨缺损或由于长时间制动后骨质量差的患者，因其需要更坚强的固定，是前路钢板辅助固定的理想适应证。对于融合后的踝关节，由于其主要应力源来自于步态中的背伸动作，因此，前路钢板可以提供更坚强的固定 [10]。已证实，较之单纯螺钉固定，前路钢板可提升固定的强度，并减少踝关节融合端的微动。对于骨切除量极少的患者，跟腱潜在的形变力可起到有效的后方张力钢板作用，而前路钢板的另一优势在于可以对踝关节加压，并防止过度矫正和背伸 [11]。

技术 1：前路单板

- 于踝关节上放置前外侧钢板。
    - 注意确保钢板未撞击距舟关节。
- 用长度合适的螺钉将钢板固定在距骨及胫骨上。
    - 侧位透视评估螺钉的长度时需非常仔细，以免螺钉侵入距下关节。

- 第一枚 3.5mm 锁定钉应置于前外侧板的底部，并固定在距骨上（图 9-13）。
  - 置入下一枚螺钉前先放置锁定套筒，以固定钢板和防止力线对位不良。
- 下一枚 3.5mm 锁定钉将前外侧板固定至胫骨，从而对关节加压。
- 最后一枚螺钉为 4.0mm 皮质骨螺钉，该螺钉贯穿胫骨固定在距骨上（图 9-14）。
- 术中正侧位透视明确钢板和螺钉的位置（图 9-15 和图 9-16）。
  - 注意侧位难以正确评估螺钉长度，尤其是距骨颈内朝向距下关节方向的螺钉。

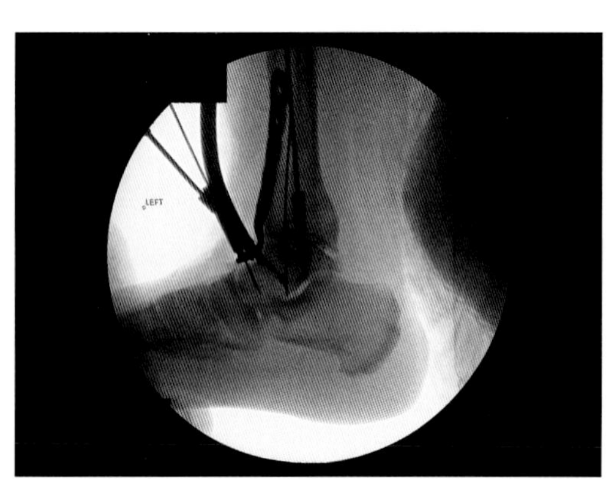

图 9-13　术中透视显示第一枚螺钉置入前外侧板，固定在距骨上

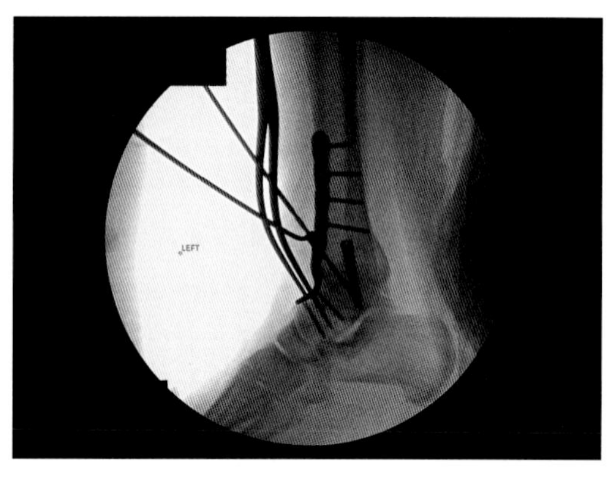

图 9-14　术中透视示拧入"本垒打"螺钉，以提供胫距关节的稳定性

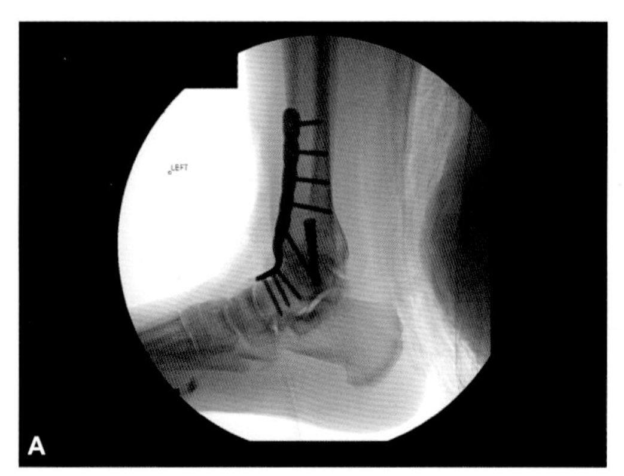

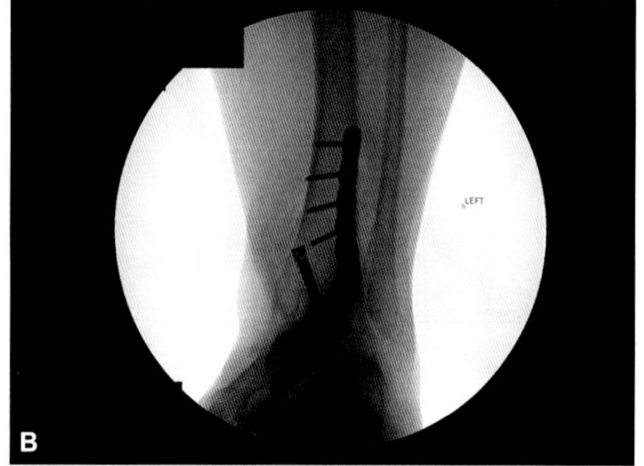

图 9-15　术中侧位（A）和正位（B）透视显示前外侧钢板和螺钉的最终位置

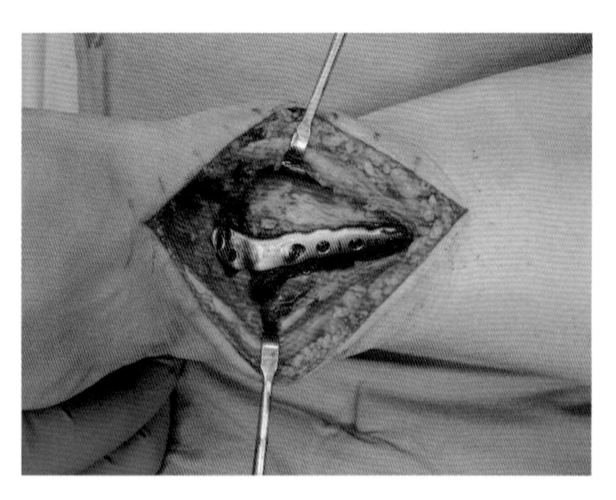

图 9-16　照片显示关闭切口前前路钢板固定的最终情况

技术 2：前路双钢板

已证实即使患者骨质差和（或）存在影响骨性愈合的其他因素，前路双钢板作为

替代技术，亦可通过改善距骨侧的固定及增加胫骨及距骨的加压力，而获得坚强的融合效果[12]。

- 将前外侧板置于骨上（图 9-17）。
  - 参照技术 1，但需确保为拟置入的第二块钢板预留足够空间。
- 将前内侧钢板置于距骨上。
- 用 3.5mm 螺钉将钢板远端固定在距骨上，然后将近端固定在胫骨上。
- 将 1 枚 4.0mm 皮质骨螺钉经钢板及胫骨置入距骨穹隆后部。
  - 注意所有螺钉切勿侵入距下关节。
- 术中正侧位透视明确钢板及螺钉的置入位置（图 9-18 和图 9-19）。

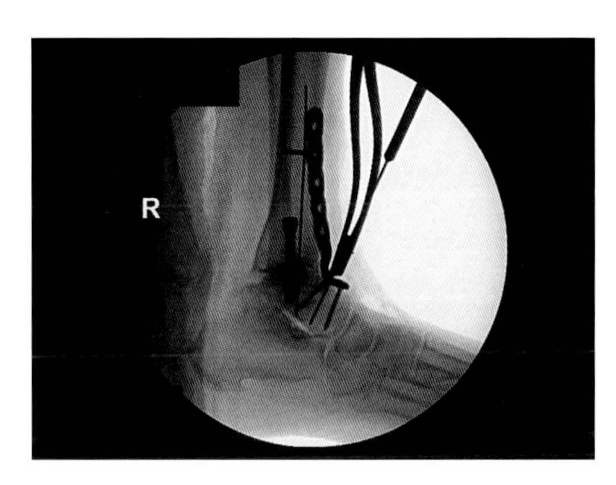

图 9-17　术中侧位透视确认螺钉经前外侧板置入距骨

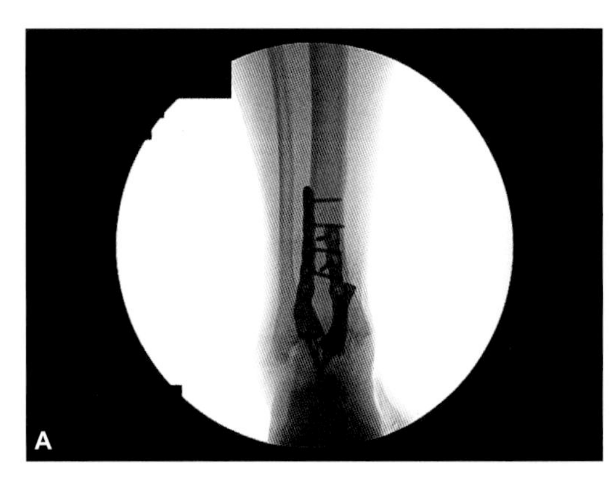

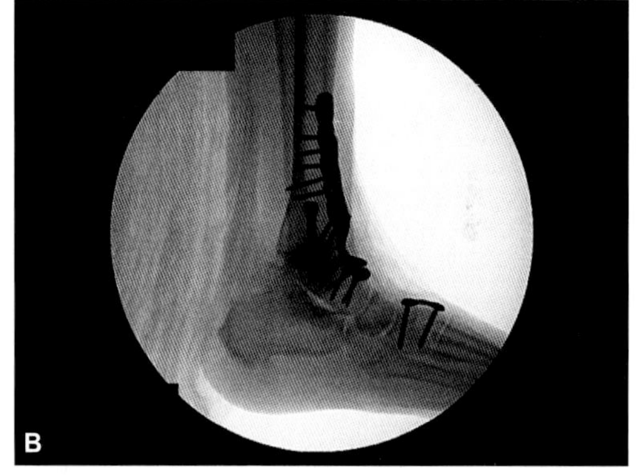

图 9-18　术中正（A）、侧（B）位透视显示前路双钢板的最终置入情况。注意有一块钢板置于内侧楔骨上方用于固定 Cotton 截骨，以求在关节融合的同时抬高足弓

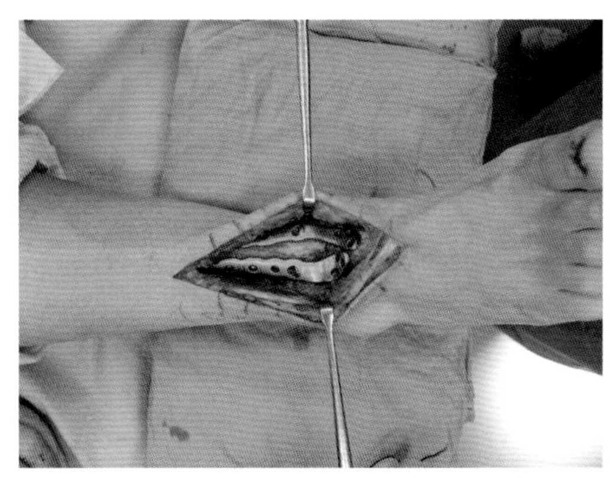

图 9-19　照片显示关闭切口前前路钢板固定的最终情况

关闭伤口

- 冲洗、清洁，并干燥伤口。
- 松止血带并明确有无出血情况。
- 用 0 号薇乔线缝合关节囊（图 9-20），有时前路钢板上方的关节囊难以缝合，可不予缝合。
- 用 2-0 薇乔线缝合伸肌支持带（图 9-21）。

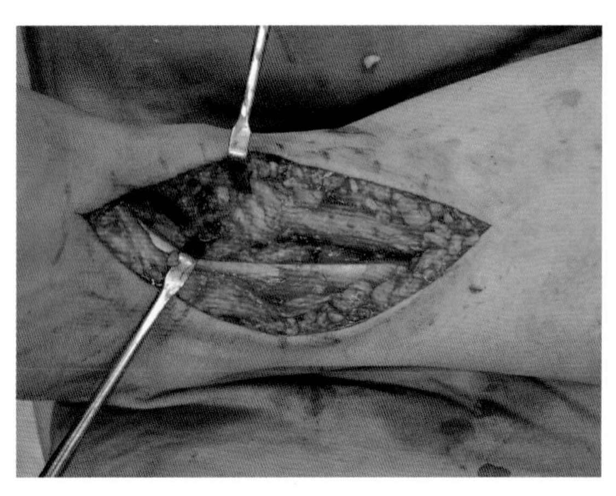

图 9-20 照片显示于踇长伸肌腱及胫骨前肌腱之间缝合的关节囊

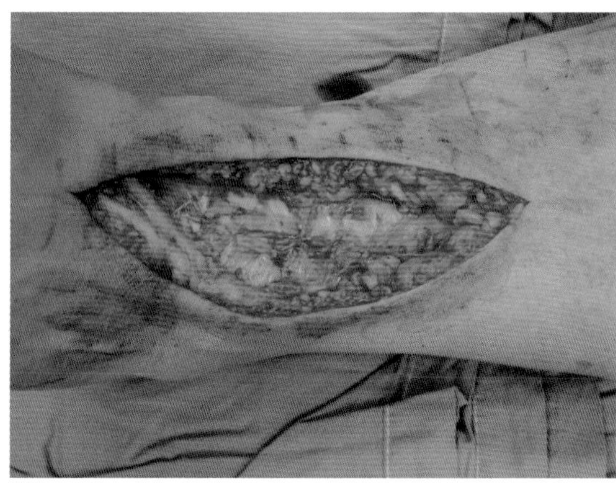

图 9-21 照片显示缝合后的伸肌支持带

- 用 3-0 薇乔线缝合皮下组织。
- 用 3-0 尼龙线水平褥式间断缝合皮肤（图 9-22）。
- 将抗菌凡士林纱布覆于伤口表面，然后以清洁无菌敷料包扎，再用衬垫保护的 U 形夹板固定。

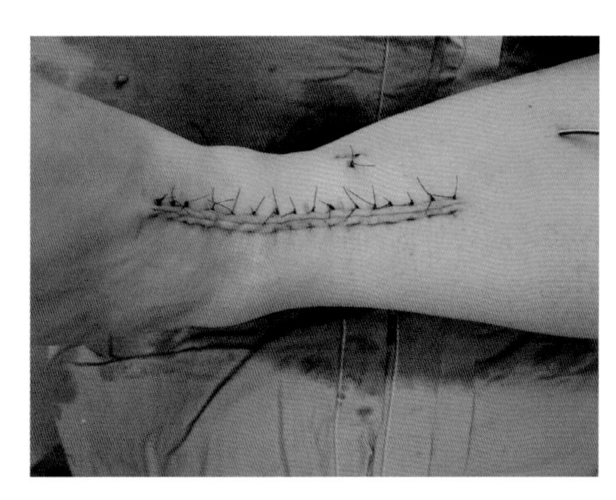

图 9-22 照片显示采用水平褥式缝合的切口

参考文献

1. Daniels TR, Younger ASE, Penner M, et al. Intermediate-term results of total ankle replacement and ankle arthrodesis. *J Bone Joint Surg Am*, 2014,96(2):135-142.
2. Lynch AF, Bourne RB, Rorabeck CH. The long-term results of ankle arthrodesis. *J Bone Joint Surg Br*, 1988,70(1):113-116.
3. Nwachukwu BU, McLawhorn AS, Simon MS, et al. Management of end-stage ankle arthritis: cost-utility analysis using direct and indirect costs. *J Bone Joint Surg Am*, 2015,97(14):1159-1172.
4. McGuire MR, Kyle RF, Gustilo RB, et al. Comparative analysis of ankle arthroplasty versus ankle arthrodesis. *Clin Orthop Relat Res*, 1988,(226):174-181.
5. Helm R. The results of ankle arthrodesis. *J Bone Joint Surg Br*, 1990,72(1):141-143.
6. Ahmad J, Raikin SM. Ankle arthrodesis: the simple and the complex. *Foot Ankle Clin*, 2008,13(3):381-400.
7. Sen MK, Mclau T. Autologous iliac crest bone graft: should it still be the gold standard for treating nonunions? *Injury*, 2007,38(1):75-80.
8. Odutola AA, Sheridan BD, Kelly AJ. Headless compression screw fixation prevents symptomatic metalwork in arthroscopic ankle arthrodesis. *Foot Ankle Surg*, 2012,18(2):111-113.
9. Buck P, Morrey BF, Chao EY. The optimum position of arthrodesis of the ankle. A gait study of the knee and ankle. *J Bone Joint Surg Am*, 1987,69(7):1052-1062.
10. Guo C, Yan Z, Barfield WR, Hartsock LA. Ankle arthrodesis using anatomically contoured anterior plate. *Foot Ankle Int*, 1991,268:70-77.
11. Mears DC, Gordon RG, Kann SE, Kann JN. Ankle arthrodesis with an anterior tension plate. *Clin Orthop Relat Res*, 1991,268:70-77.
12. Plaass C, Knupp M, Barg A, et al. Anterior double plating for rigid fixation of isolated tibiotalar arthrodesis. *Foot Ankle Int*, 2009,30(7):631-639.

推荐阅读

1. Brodsky JW, Kane JM, Coleman S, et al. Abnormalities of gait caused by ankle arthritis are improved by ankle arthrodesis. *Bone Joint J*, 2016,98(10):1369-1375.
2. Chalayon O, Wang B, Blankenhorn B, et al. Factors affecting the outcomes of uncomplicated primary open ankle arthrodesis. *Foot Ankle Int*, 2015,36(10):1170-1179.
3. Coester LM, Saltzman CL, Leupold J, et al. Long-term results following ankle arthrodesis for post-traumatic arthritis. *J Bone Joint Surg Am*, 2001,83(2):219-228.
4. DiGiovanni CW, Lin SS, Daniels TR, et al. The importance of sufficient graft material in achieving foot or ankle fusion. *J Bone Joint Surg Am*, 2016,98(15):1260-1267.
5. Haddad SL, Coetzee JC, Estok R, et al. Intermediate and long-term outcomes of total ankle arthroplasty and ankle arthrodesis. *J Bone Joint Surg Am*, 2007,89(9):1899-1905.
6. Haskell A, Dedini R, Dini M. Safe zone for placement of talar screws when fusing the ankle with an anterior plating system. *Foot Ankle Int*, 2015,36(6):730-735.
7. Jones CP, Cohen B, Lewis J, et al. CT scan outcomes of ankle arthrodesis with anterior plating. *Foot Ankle Orthop*, 2016,1(1). doi:10.1177/2473011416S00045.
8. Muir DC, Amendola A, Saltzman CL. Long-term outcome of ankle arthrodesis. *Foot Ankle Clin*, 2002,4:703-708.
9. Pedowitz DI, Kane JM, Smith GM, et al. Total ankle arthroplasty versus ankle arthrodesis: a comparative analysis of arc of movement and functional outcomes. *Bone Joint J*, 2016,98(5):634-640.
10. Sinclair V, O'Leary E, Pentlow A, et al. The long-term outcomes of arthroscopic ankle arthrodesis and the prevalence of adjacent degenerative joint disease. *J Bone Joint Surg Br*, 2017,98:S19.

第十章
Prophecy® Infinity® 全踝关节置换手术技术

无菌器械与设备

- 止血带
- 头灯
- 拉钩及牵开器
  - 皮肤拉钩
  - 双头扁叶片拉钩
  - Langenbeck 拉钩
  - 单钩牵开器
- 精细组织剪
- 摆锯
- 矢状锯及大号摆锯
- 垂体咬骨钳
- 长号直刮匙及弯刮匙
- 2.4mm 斯氏针
- 内植物
  - 距骨假体
  - 胫骨托
  - 聚乙烯垫片
- 骨水泥

术前计划

- 适应证：终末期踝关节炎。
- 禁忌证：活动期感染或有感染史、周围血管病变、慢性骨髓炎、神经肌肉功能下降、败血症、骨骼发育不良、神经系统疾病、严重的踝关节不稳或力线不良无法纠正、骨量不足、由于患者体重或活动所致的超负载、妊娠、心理因素或神经源性疾病引起的依从性差及距骨坏死。
- 体格检查：
  - 评估踝关节和后足的活动度。

  - 评估踝关节稳定性。
  - 自近端至后足评估力线问题，包括任何相关的足部畸形，如平足和高弓畸形。
  - 确定血管神经状态，包括使用 5.07 Semmes-Weinstein 单丝检测评估轻微的神经病变。
- 影像学：
  - 拍摄足踝部标准负重位片，包括后足力线片。
  - 若体格检查发现畸形更靠近近端时，则应拍摄髋 – 踝全长力线片。
  - 通过测量胫骨远端前倾角可以确定是否存在胫骨反屈畸形（大于 83° 提示存在畸形）。
  - 通过测量胫骨远端外侧角（LDTA，正常为 89° ± 3°）可以确定是否存在冠状面畸形。LDTA<86° 提示外翻畸形。
  - 距骨倾斜角 >10° 代表存在关节不稳定的畸形。
  - 如果存在明显的近端畸形，应根据患者临床表现考虑是否通过截骨或关节置换重塑力线。
  - 后足力线 X 线片不仅可显示后足力线，还可显示可能存在的距下关节代偿畸形，若存在距下关节代偿畸形，胫距关节畸形矫正后便可明确。

体位

- 仰卧位，四肢铺垫良好。
- 患侧髋部垫高使足置于中立位或者轻度内旋。
- 患肢大腿束非无菌止血带。
- 下肢常规消毒铺巾。
- 驱血带驱血，止血带充气。

手术方法

- 胫骨嵴外侧一指处做纵行切口，并向远端延伸至距舟关节水平（图 10-1）。
- 分离皮下组织，并辨认腓浅神经，术中常需要切断位于胫距关节水平的腓浅神经内侧分支，以充分牵开神经，从而保护该神经的其他分支。
- 于跗长伸肌腱上方切开伸肌支持带（图 10-2）。
- 将深部血管神经束牵向外侧，胫骨前肌腱牵向内侧。尽可能维持胫骨前肌腱于腱鞘内，以防止术后粘连（图 10-3）。
- 沿中线切开关节囊以避免损伤血管神经束。一旦切至胫距关节远端，可略偏向内侧，以避开深部血管神经束（图 10-4）。

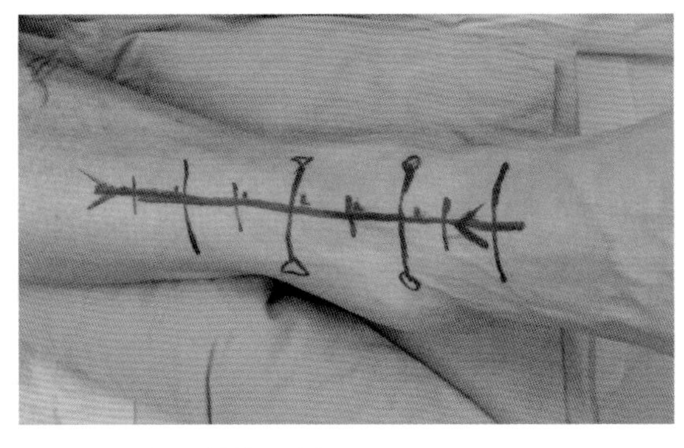

图 10-1 标记关节正中切口

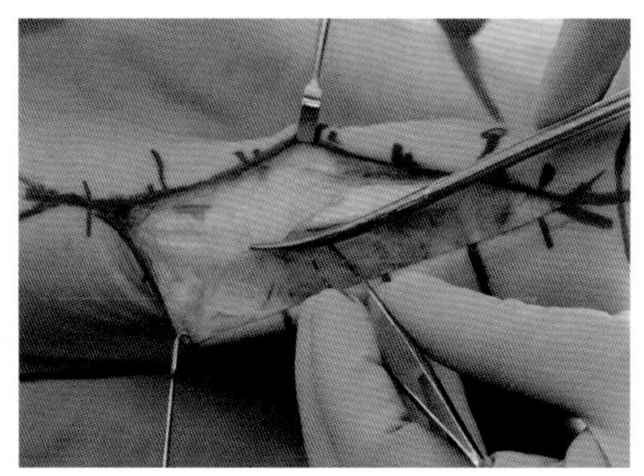

图 10-2 于跗长伸肌腱上方切开伸肌支持带

- 清除胫骨远端前方增生的软组织，按术前计划清除所有游离骨赘，保留稳定的骨赘以确保胫骨截骨导向器匹配良好。
- 胫骨远端前方安装力线导向器，导向器与患者胫骨的匹配度可与预打印的胫骨远端模型的匹配度相比较，以确保导向器安装正确。将导向器固定于胫骨上（图10-5 和图 10-6）。
- 正位透视确定力线导向器位置正确（图 10-7）。

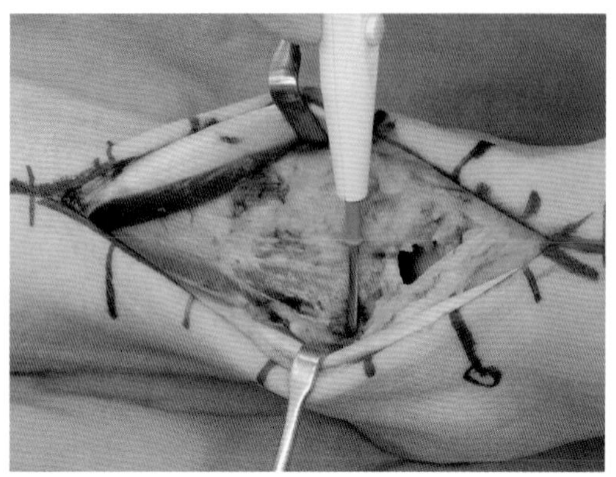

图 10-3 锐性分离或用电刀向内、外侧剥离关节囊

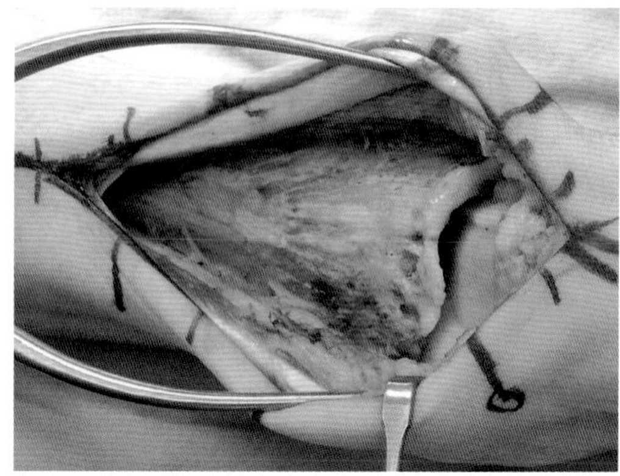

图 10-4 显露胫距关节

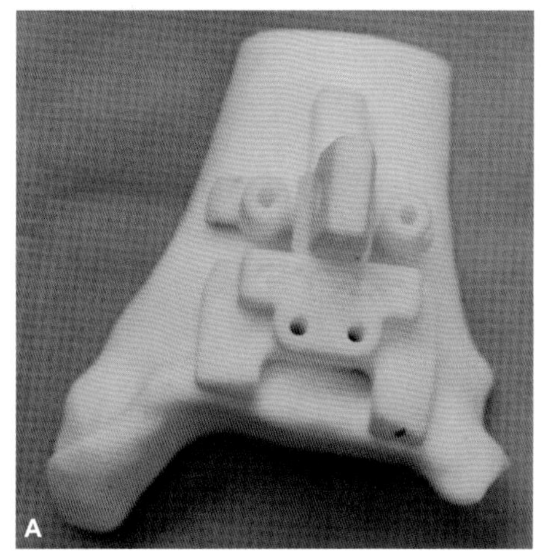

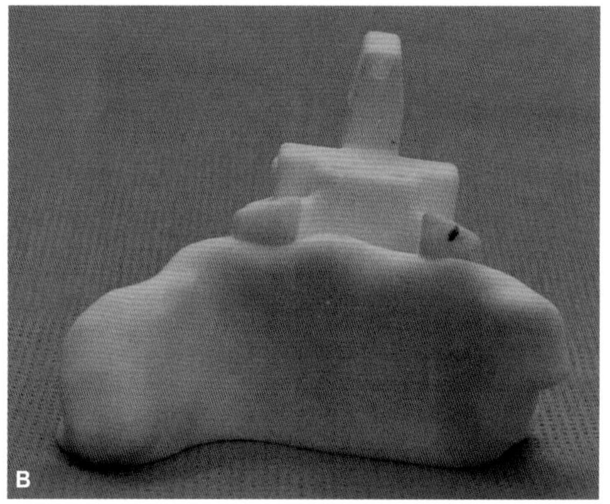

图 10-5 胫骨力线导向器。注意其在冠状位（A）及矢状位（B）的匹配度

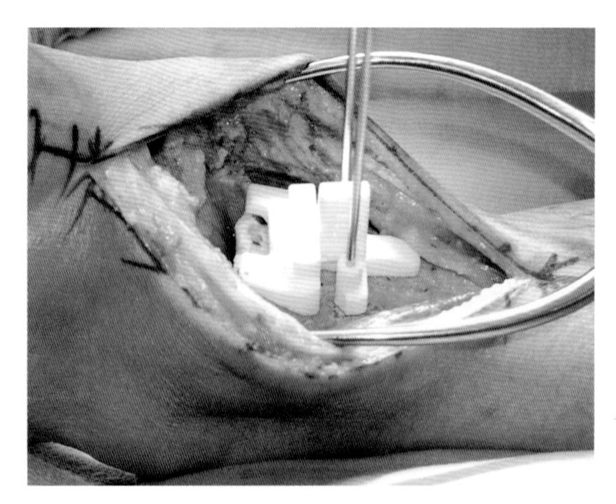

图 10-6 用 2 枚斯氏针固定导向器

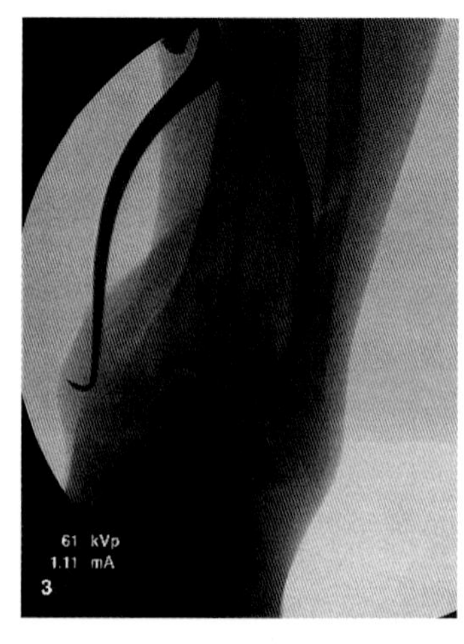

图 10-7 术中透视图显示冠状面上胫骨力线导向器位置正确

- 确定力线后，用另外 2 枚斯氏针固定力线导向器。所有钢针均须穿过对侧皮质，以确保固定牢靠。
- 将冠状面测量导向器经钢针固定于胫骨远端（图 10-8）。
- 将测量导向器经钢针固定至胫骨（图 10-9）。
- 术中透视确定胫骨截骨的大小合适，及截骨导向器于内、外侧定位正确。必须注意切勿放置尺寸过大的导向器，以免损伤内、外踝。截骨导向器的转角必须匹配内、外侧沟。此外，内植物应位于胫骨远端中心。
- 一旦确定位置，于胫骨截骨导向器转角处钻孔（图 10-10）。
- 拆除冠状面测量导向器，换装胫骨截骨导向器，经原有的 2 枚远端钢针固定。可经导向器于更偏中心的位置再置入 1 枚钢针加强固定，钢针须由内向外置入以免损伤内踝后方的血管神经束。

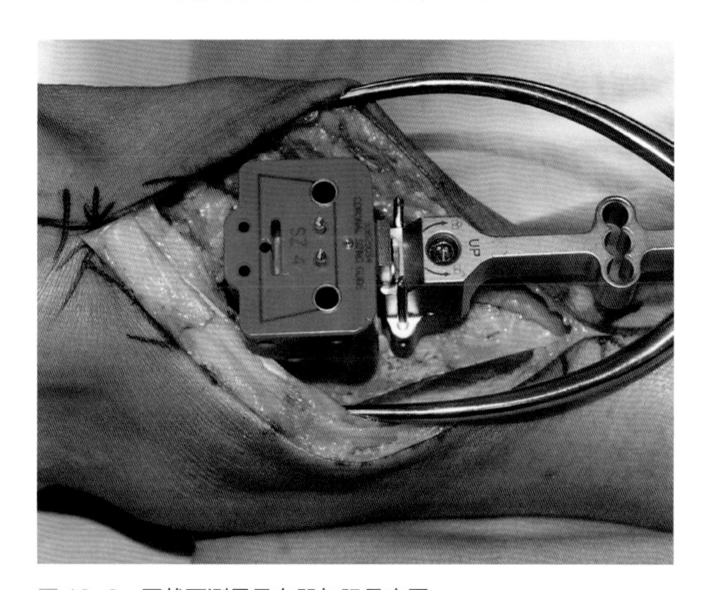

图 10-8 冠状面测量导向器与胫骨齐平

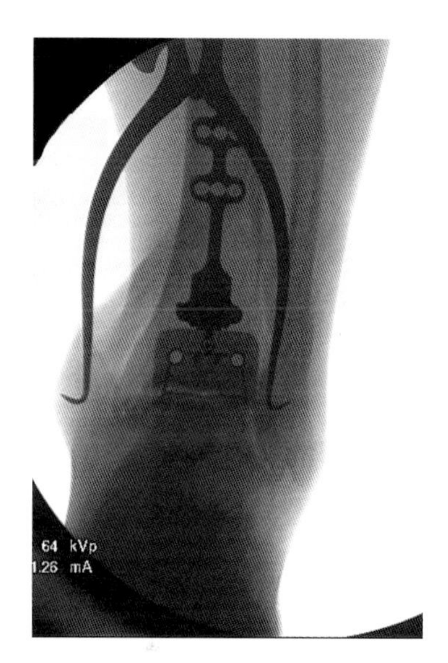

图 10-9 术中透视明确用于胫骨截骨的冠状面测量导向器尺寸是否合适

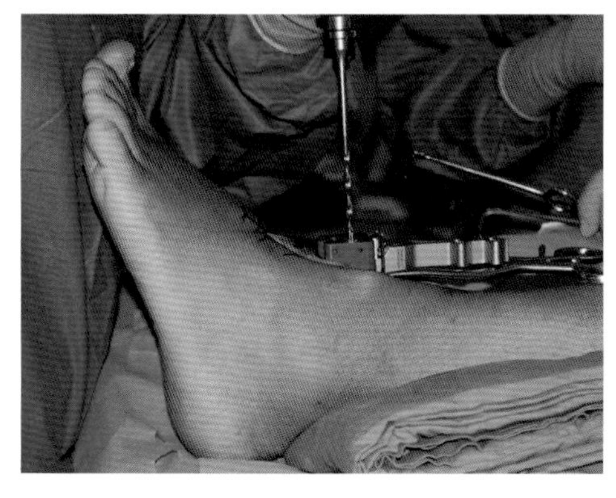
图 10-10 导向器转角处钻孔，准备行胫骨截骨

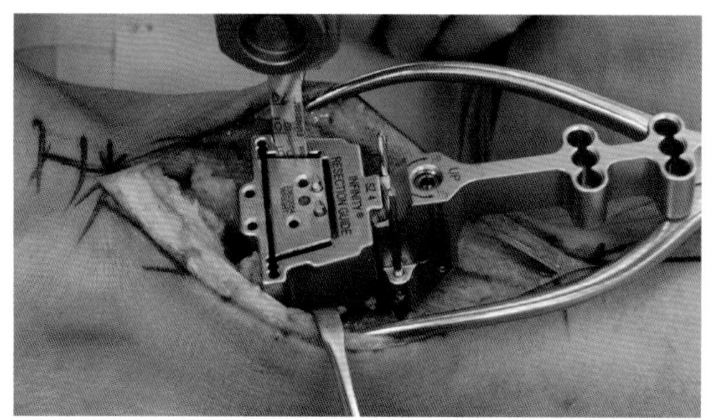
图 10-11 行胫骨截骨

- 用大摆锯经截骨槽行胫骨截骨（图 10-11）。
- 可使用角刀以确保后方截骨彻底，骨刀上有标志线，根据胫骨内植物的预期尺寸提示截骨器械须推进的合适深度（图 10-12）。
- 取出胫骨截骨块。可能需要使用垂体咬骨钳和长号直刮匙清理关节后方（图 10-13 和图 10-14）。

- 跖屈患足，将距骨力线导向器置于最佳匹配位置。使用距骨模型以确保其合适匹配。通常情况下，导向器位于距骨颈及距骨头远端、距舟关节的稍近端（图 10-15）。
- 用 1 枚斯氏针固定导向器顶部，将另 1 枚钢针置入前方的克氏针固定孔内，小心牵开深部血管神经束（图 10-16）。
- 一旦确定力线，拆除力线导向器，并换装上大小合适的截骨导向器。必须检查距骨导向器的尺寸是否与术前计划一致。距骨截骨导向器可能比胫骨截骨导向器小一号。
- 用 2 枚钢针将胫骨截骨导向器固定至距骨，内、外侧沟也须放置钢针（图 10-17）。
- 用合适的摆锯经截骨导向器远端截骨槽行距骨截骨（图 10-18）。

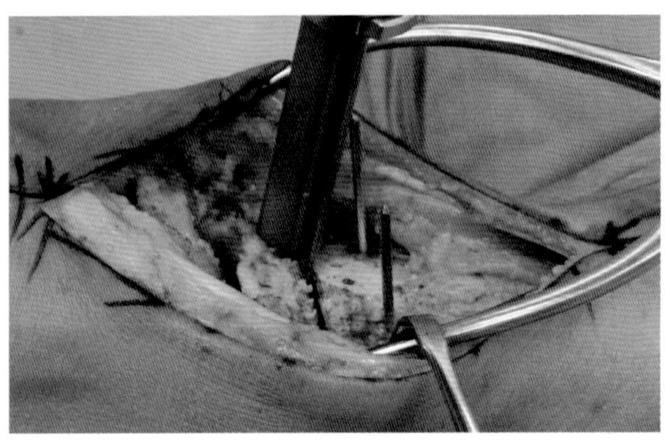

图 10-12 用角刀游离完成胫骨截骨

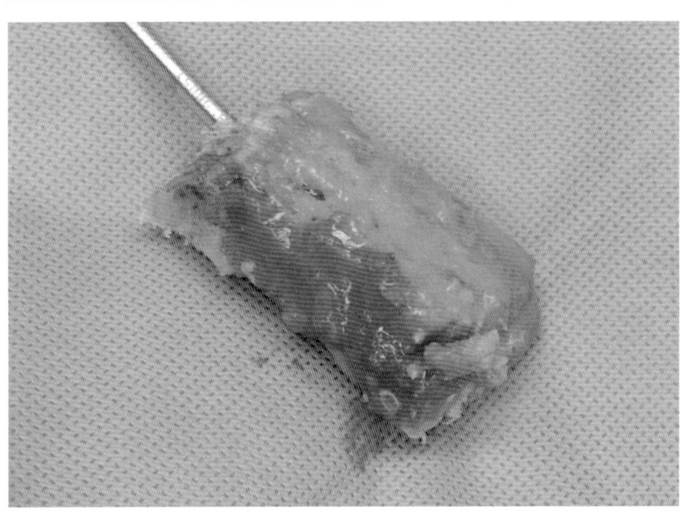

图 10-13 取出胫骨远端截骨块

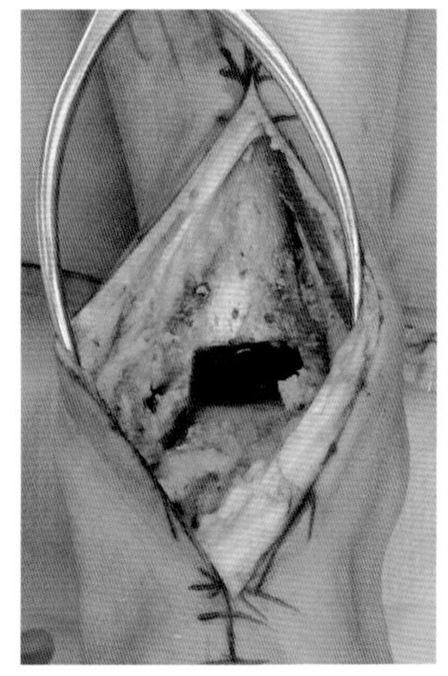

图 10-14 胫骨截骨块已取出

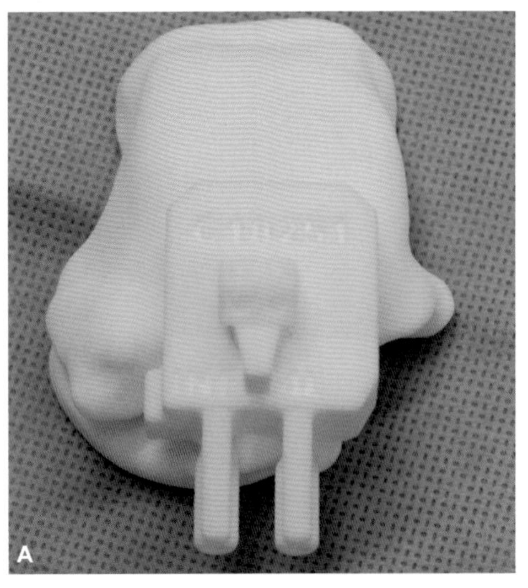

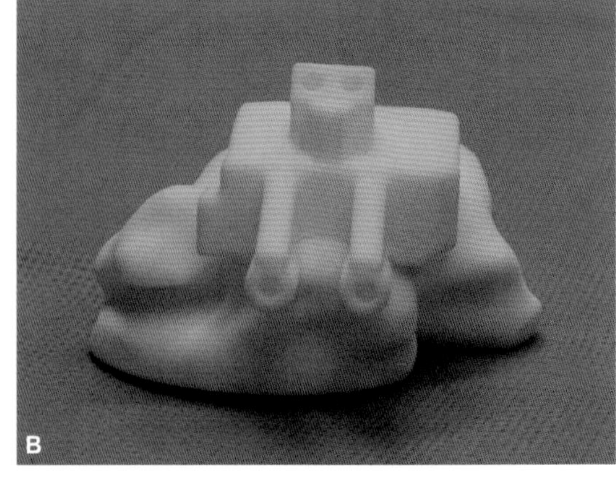

图 10-15 距骨力线导向器。注意矢状面（A）及冠状面（B）的匹配

- 取出距骨截骨块，检查以确保截骨面平整，将踝关节及后足固定于复位的位置时，距骨截骨面应与胫骨截骨面平行。这时候恰可从踝关节后方取出所有的残留骨。
- 用 2 枚胫骨钢针将胫骨试模固定于切除的关节间隙处，并与胫骨截骨面保持齐平。用椎板撑开器确定试模与胫骨齐平（图 10-19）。
- 用黑色手柄的螺刀将胫骨试模前移不超过 3mm 以调整后方悬挂。
- 术中透视测量胫骨试模大小，可见后方切迹说明为标准的胫骨假体尺寸，可见试模末端说明需大一号的胫骨假体（图 10-20）。

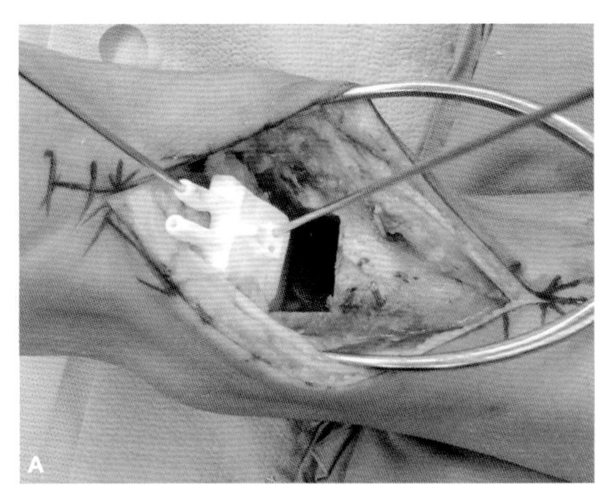

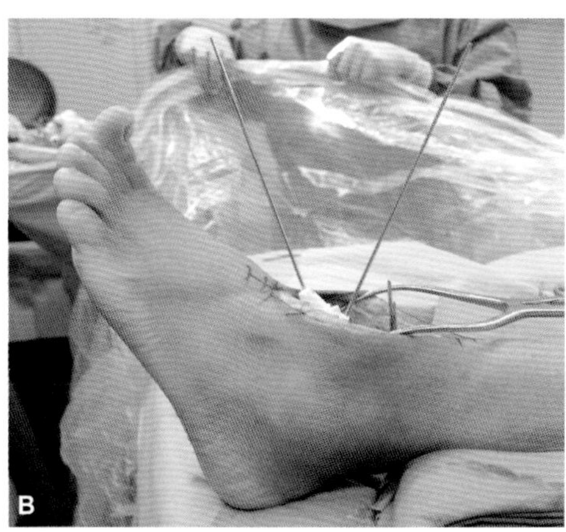

图 10-16 将距骨导向器固定至距骨。上面观（A）及侧面观（B）

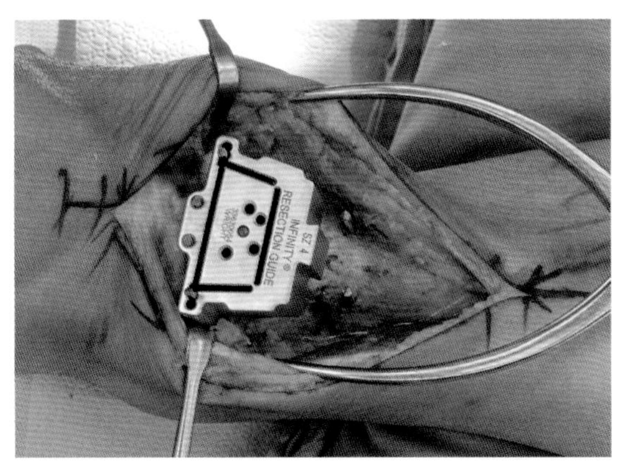

图 10-17 用钢针固定距骨截骨导向器，以准备行距骨截骨

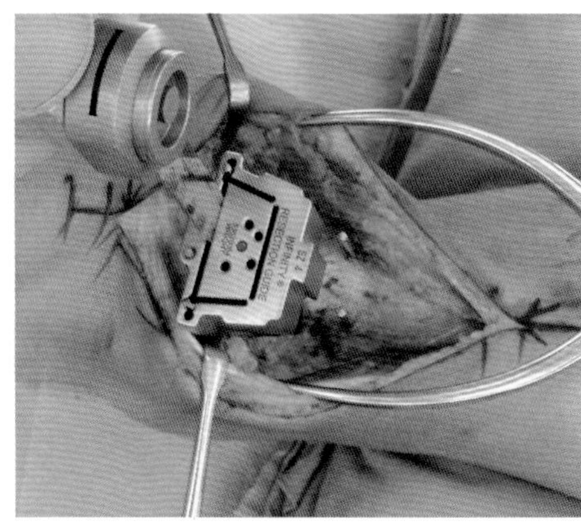

图 10-18 行距骨截骨

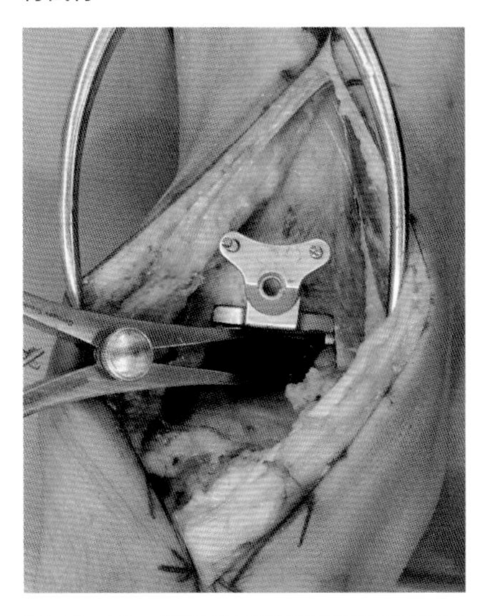

图 10-19 将胫骨试模固定于胫骨截骨处，用椎板撑开器明确试模无翘起

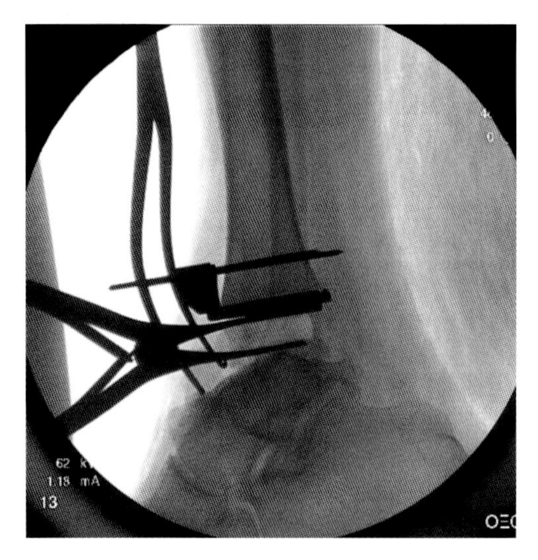

图 10-20 术中透视明确试模与胫骨截骨面齐平

- 使用开口器开口准备胫骨前、后方固定钉钉孔。先开口后方固定钉钉孔，并将钻头留置原位以固定胫骨试模（图 10-21）。
- 将插入聚乙烯垫片试模和距骨切槽导向器插入踝关节，在进行前、后切角前，必须确定距骨假体尺寸（图 10-22）。
- 活动踝关节使距骨试模正确旋转。距骨旋转参考胫骨假体的旋转。术中透视确定假体尺寸及导向器与距骨截骨面后缘齐平（图 10-23）。
- 固定距骨切槽导向器，并经钢针安装距骨切槽导向器。
- 经距骨切槽导向器将 2 枚临时固定螺钉置入距骨（图 10-24）。
- 经距骨切槽导向器基底部的开口处行距骨后方切槽（图 10-25）。
- 将距骨前方导向器安装至距骨截骨导向器前侧，然后用距骨扩髓器对前方导向器上的全部 4 个孔进行扩孔。

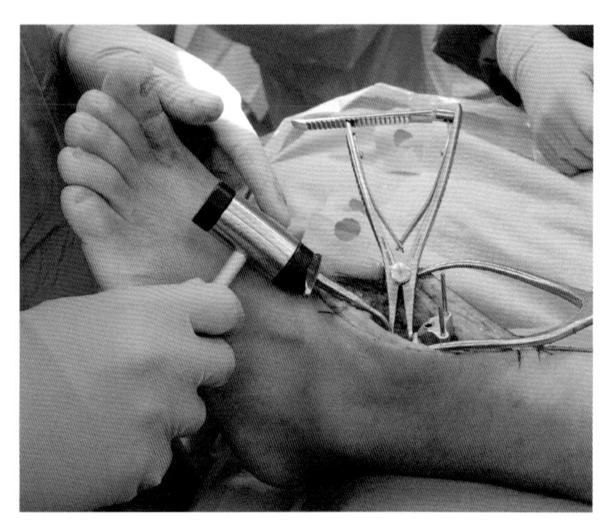

图 10-21 胫骨后方固定钉开口

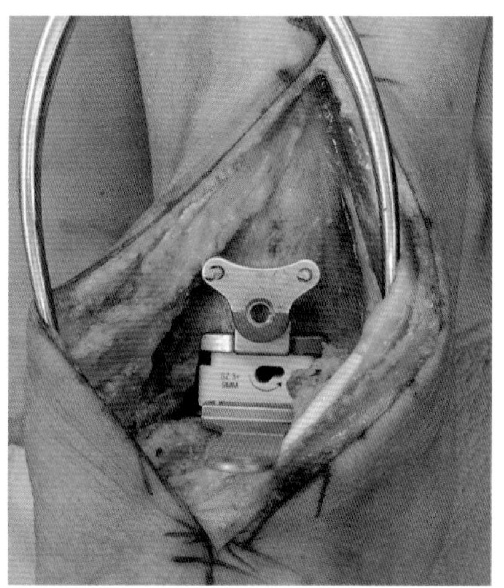

图 10-22 将胫骨试模、聚乙烯垫片试模及距骨切槽导向器插入踝关节内

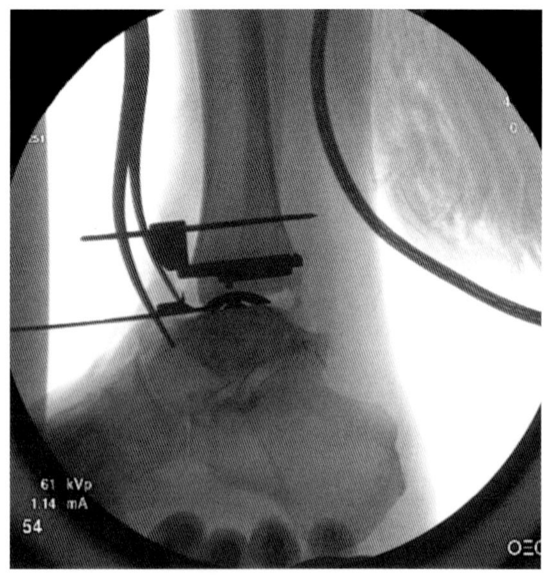

图 10-23 侧位透视确认距骨切槽导向器与距骨截骨面后缘齐平

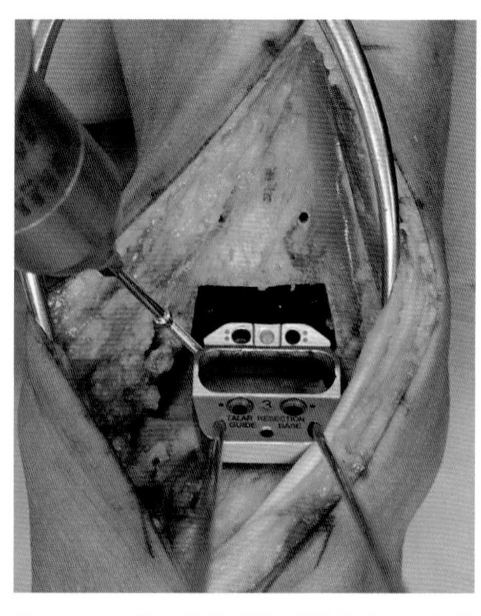

图 10-24 将 2 枚临时固定螺钉置入距骨切槽导向器

- 用距骨前方截骨完成导向器替换前方导向器，并由内向外滑动距骨扩髓器完成截骨。
- 将距骨截骨导向器在之前的位置旋转 180°，并重新安装，经完成导向器滑移距骨扩髓器，对上述 4 孔处重复截骨，并完成截骨（图 10-26）。
- 将距骨切槽导向器从距骨上拆除，并替换为距骨钉钻孔导向器。将胫骨试模和聚乙烯试模插入踝关节。直视和透视检查距骨钉钻孔导向器内、外侧位置。同时，侧位透视检查钻孔导向器是否与骨面齐平。
- 用 4mm 前钉钻头，准备置入距骨内、侧钉（图 10-27）。
- 卸除所有试模。彻底冲洗、清理及擦干踝关节内部。确认所有关节后方骨碎片已清除，同时确认内、外侧沟清理干净。
- 先插入胫骨假体。将胫骨假体的固定钉对准已做准备的胫骨孔。使用间接打压

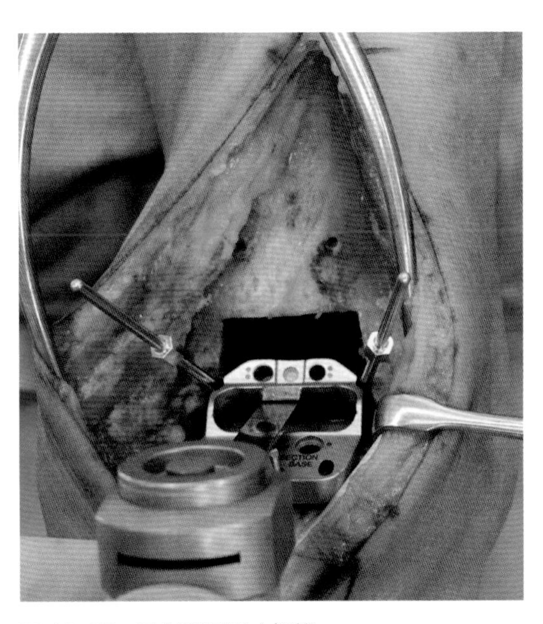

图 10-25 进行距骨后方切槽

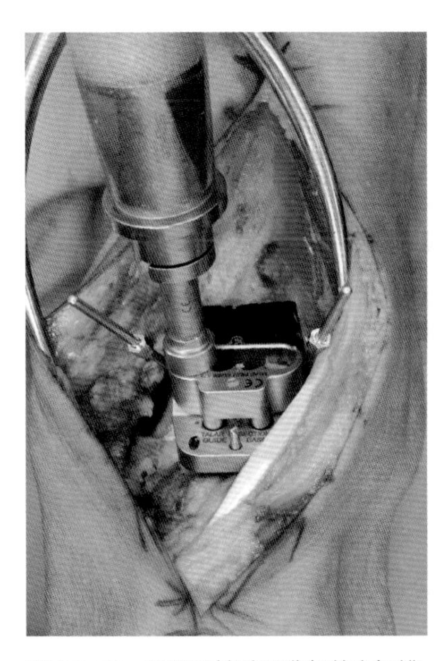

图 10-26 用距骨扩髓器准备前方切槽

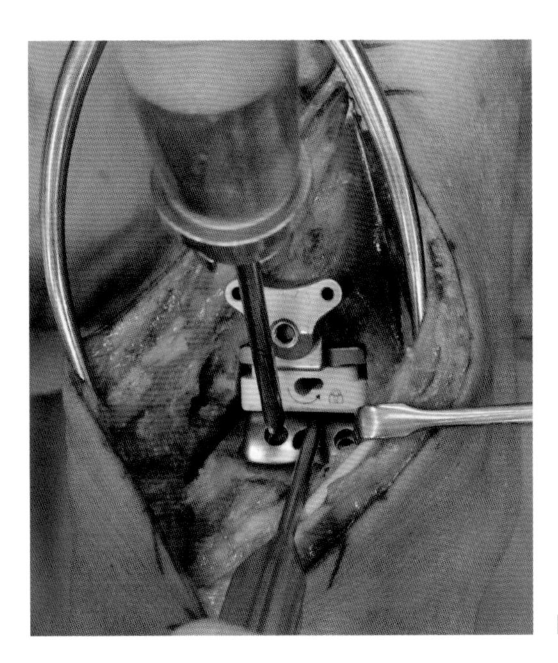

图 10-27 准备距骨假体的前钉

器，从后侧开始对胫骨假体加压。对把手轻柔施加向前的压力。用间接打压器交替打击内、外侧槽。用胫骨直接打压器进行最终打压，但必须小心避免胫骨假体后移（图 10-28）。

- 当准备将假体插入距骨时，可先插入胫骨试模保护器以避免插入距骨假体时划伤胫骨假体。打压距骨假体前必须移除保护器。
- 然后打压距骨假体。将距骨假体固定钉对准已准备好的距骨孔。从后侧开始打压，然后完成前方打压（图 10-29 和图 10-30）。
- 评估踝关节活动度和稳定性。根据需要辅加其他手术平衡韧带，以重建力线良好的跖行足。同时，如果背伸受限，评估是否需要行腓肠肌滑移或者跟腱延长术。
- 评估聚乙烯试模决定其最佳尺寸，在提供关节稳定的同时，亦不牺牲关节活动度。
- 于胫骨假体上安装 2 个固定柱，然后将聚乙烯垫片置入固定柱上方。用插入器将聚乙烯垫片置入胫骨假体内，并用打压器完成最终打压。使用固定柱可提供反压力，以确保放置聚乙烯垫片时不会造成胫骨假体后移（图 10-31）。
- 用固定柱维持反压力的同时，用直接打压器最后打压聚乙烯垫片（图 10-32 和图 10-33）。
- 使用 0 号薇乔线缝合关节囊（图 10-34）。

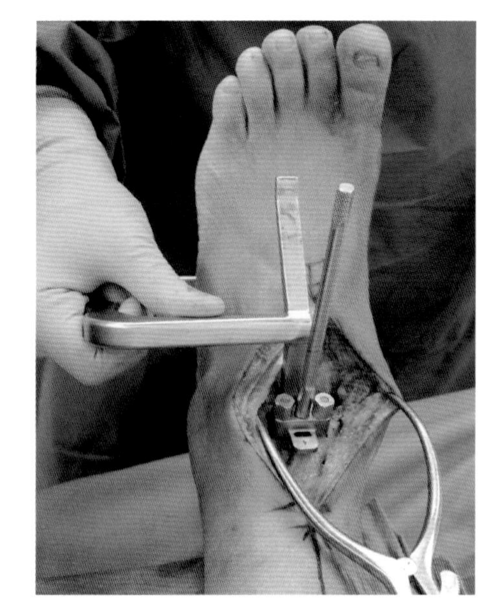
图 10-28 用间接打压器打压胫骨假体

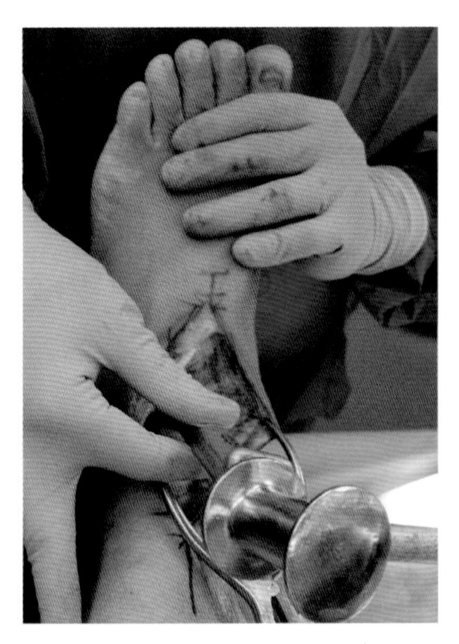
图 10-29 将距骨打压至正确位置

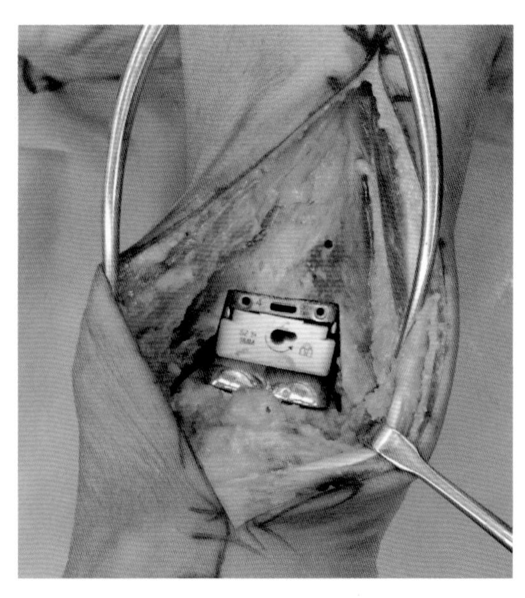
图 10-30 图示踝关节内假体最终位置，假体间插入聚乙烯垫片试模

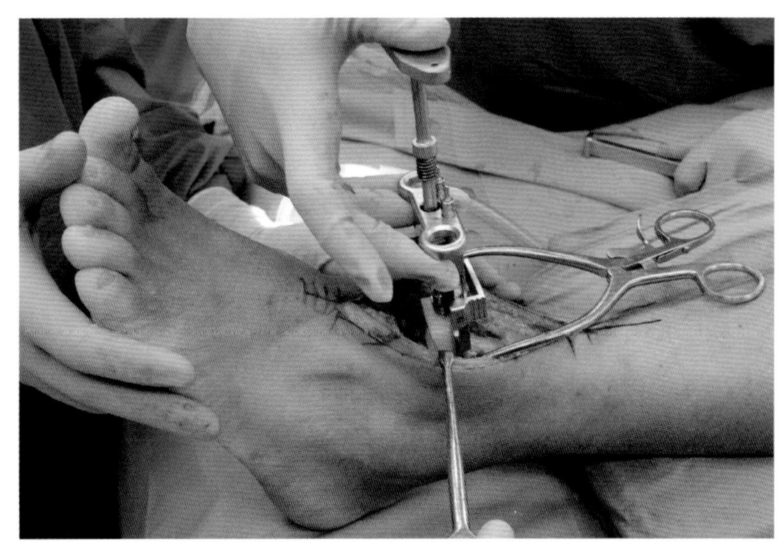

图 10-31 将聚乙烯垫片插入胫骨假体

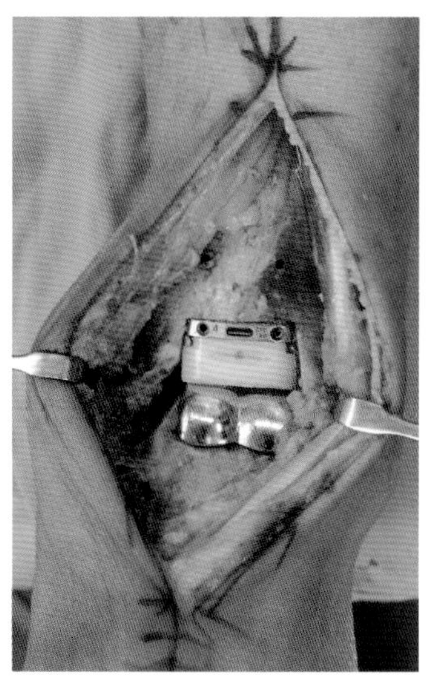

图 10-32 图示踝关节内最终假体情况

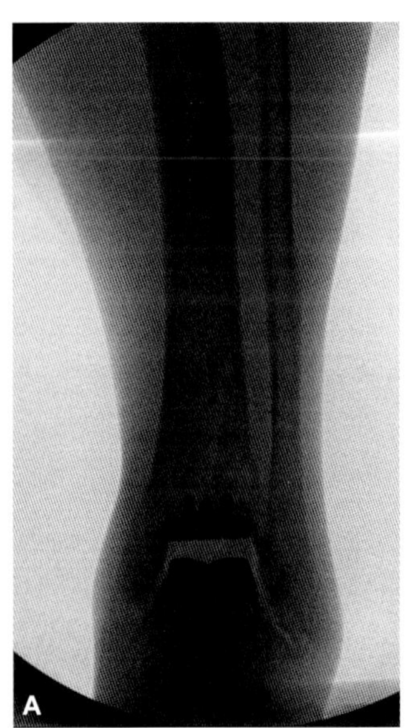

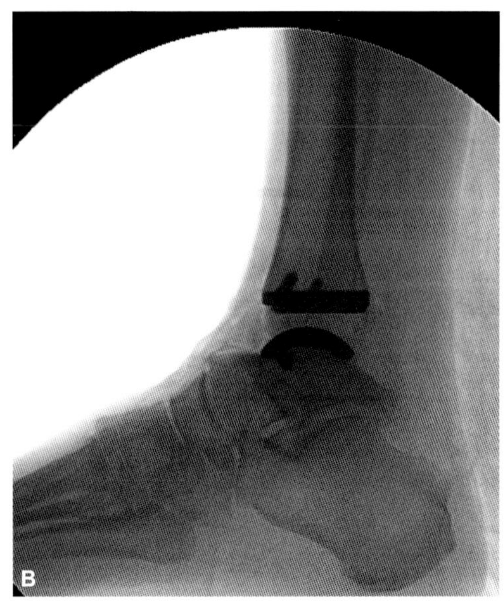

图 10-33 术中最终正位（A）及侧位（B）透视所示假体位置

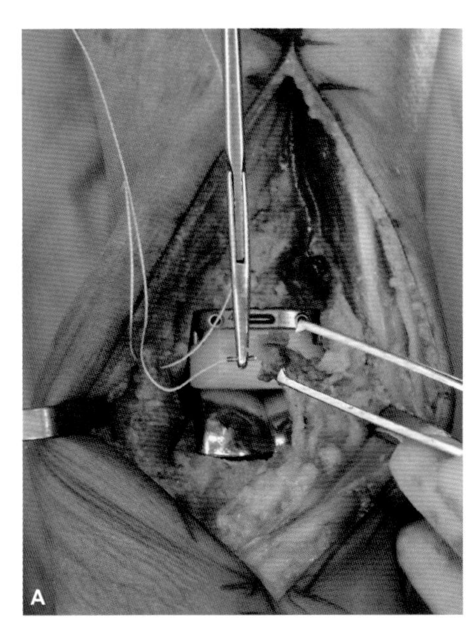

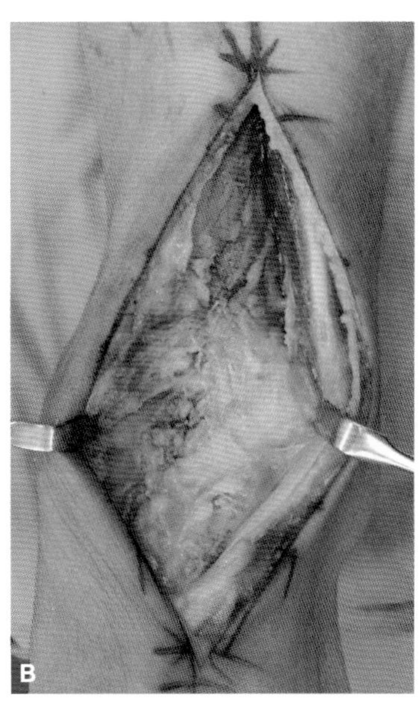

图 10-34 A. 于假体上方缝合关节囊。B. 仔细且完全缝合关节囊，这对于减少通往关节的伤口并发症及提供假体周围软组织额外的稳定性至关重要

- 伸肌支持带深层放置引流管。
- 2-0 薇乔线缝合伸肌支持带（图 10-35 和图 10-36）。
- 3-0 薇乔线缝合皮下组织，3-0 尼龙线缝合皮肤。
- 三溴苯酚铋敷料覆盖切口，并用无菌敷料包扎，然后患肢使用有良好衬垫的 U 形后托制动（图 10-37）。

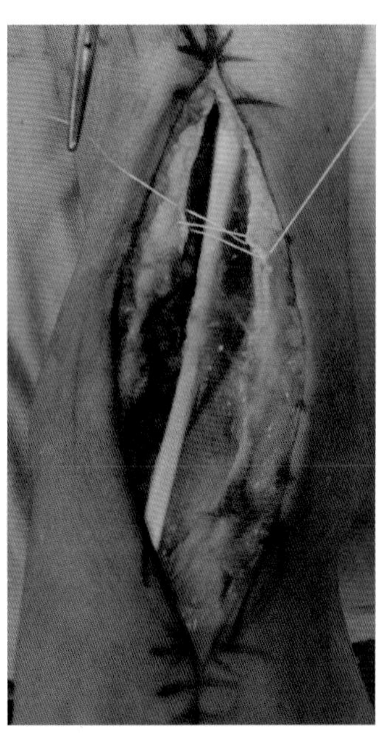

图 10-35 2-0 薇乔线缝合支持带

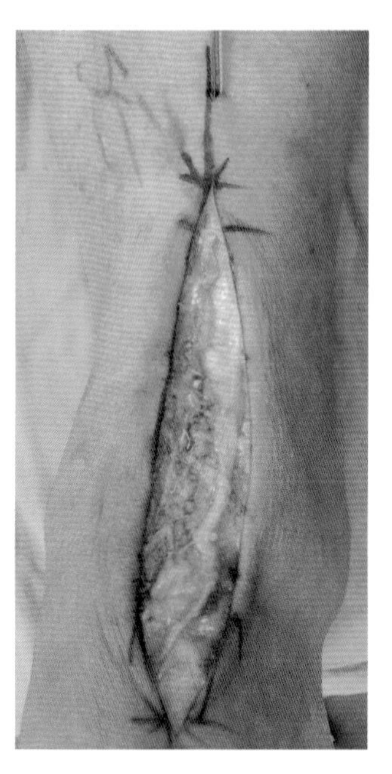

图 10-36 已缝合的伸肌支持带

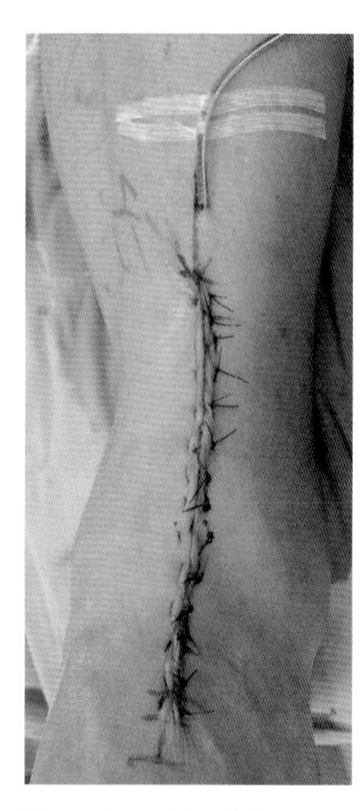

图 10-37 缝合皮肤

第六部分
肌腱病

第十一章
腘绳肌取腱和自体肌腱移植重建的原则

无菌器械与设备

- 止血带
- 取腱器
- 肌腱准备台
- 0 号薇乔线、3-0 薇乔线、3-0 尼龙线
- 15 号刀片
- 精细组织剪
- 橡胶引流管
- 直角钳

体位（仰卧或俯卧）

- 根据手术方式决定患者取仰卧位或俯卧位。
- 患侧大腿处使用非消毒止血带。患肢常规消毒铺巾。
- 下肢驱血，止血带充气至 250mmHg。

手术方法

- 取胫骨内侧入路。于胫骨结节顶点和胫骨后内侧缘中点用 15 号刀片做一 3cm 切口（图 11-1 和图 11-2）。
- 用刀片和 90° 直角钳显露术区，并沿缝匠肌纤维方向分离缝匠肌筋膜，显露斜向走行于切口内的股薄肌和半腱肌（图 11-3）。
- 于缝匠肌筋膜和内侧副韧带浅层间辨认股薄肌腱和半腱肌腱，其位于第一层和第二层间（图 11-4）。
- 确认股薄肌和（或）半腱肌，用橡胶引流管分别绕过各肌腱（图 11-5~ 图 11-7）。
- 肌腱和腓肠肌内侧头之间因存在多个附着点而相对固定。
  - 用精细组织剪剪除附着部分。
- 用取腱器切取半腱肌及股薄肌的肌腱。将膝关节置于如图 11-4 所示位置，利于显露，便于取腱器通过。膝关节亦须置于屈曲位（图 11-8~ 图 11-12）。
- 将切取的肌腱置于另一操作台进行准备（图 11-13）。
  - 首先用尺清除肌腱表面残留肌肉（图 11-14）。

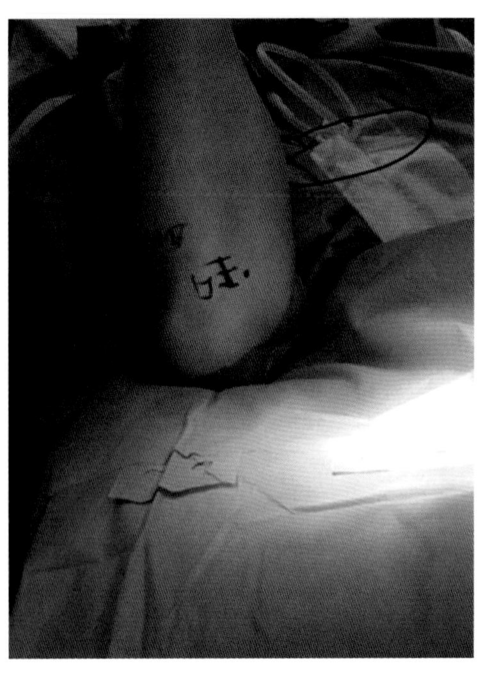

图 11-1　切口位于虚线标记处，即胫骨结节（方框）和胫骨后内侧缘（圆点）之间（患者为俯卧位）

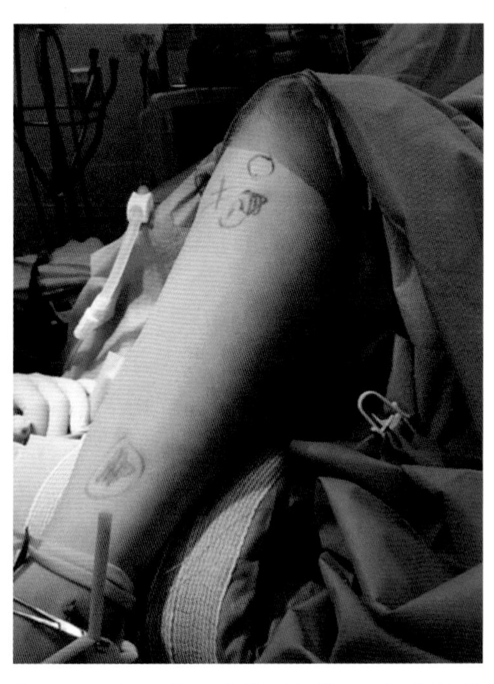

图 11-2　切口位于虚线标记处，即胫骨结节（圆圈）和胫骨后内侧缘之间（患者为仰卧位）

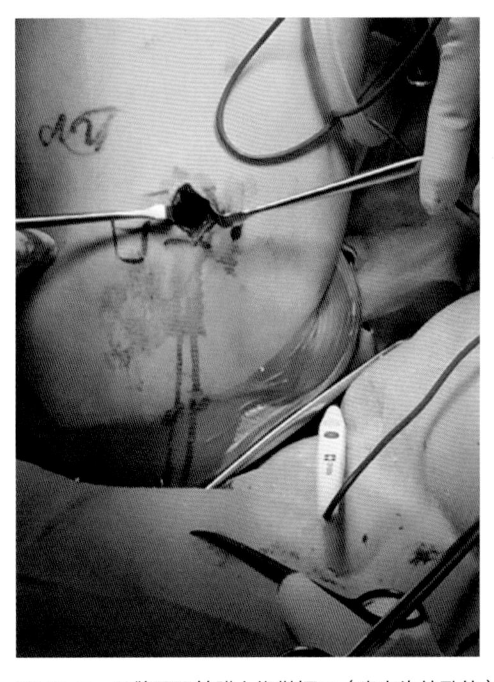

图 11-3　于缝匠肌筋膜上缘做切口（患者为俯卧位）

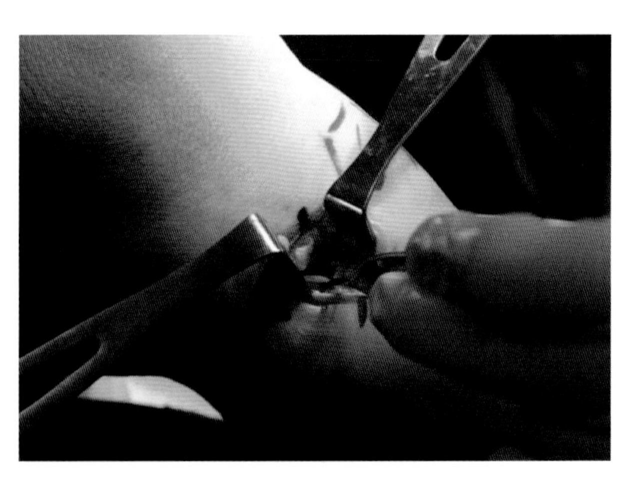

图 11-4　于缝匠肌筋膜和内侧副韧带间确认腘绳肌腱

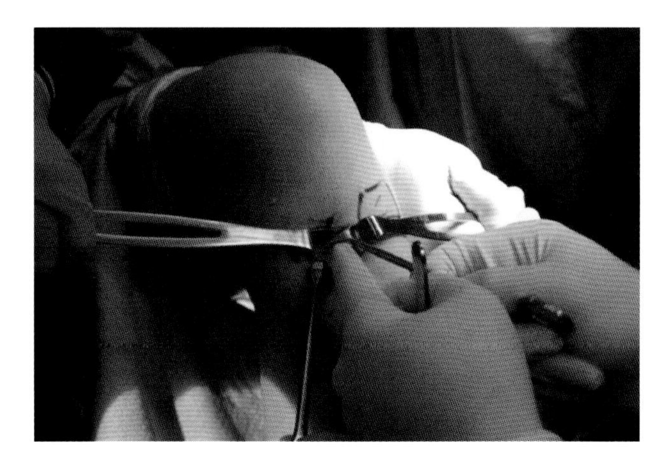

图 11-5 确认股薄肌和（或）半腱肌（患者为仰卧位）

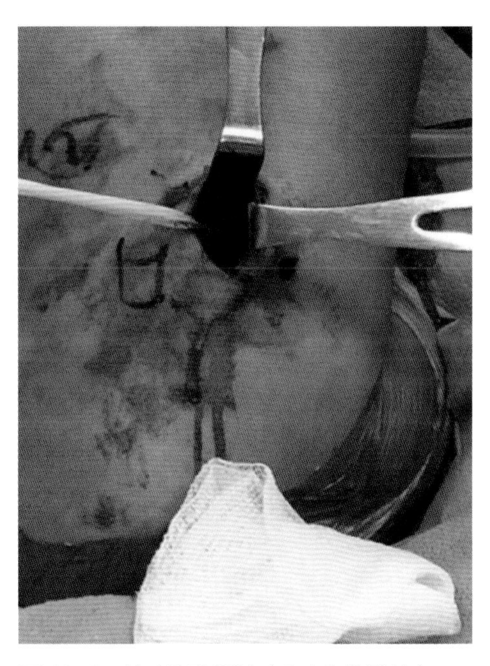

图 11-6 拉出股薄肌腱（患者为俯卧位）

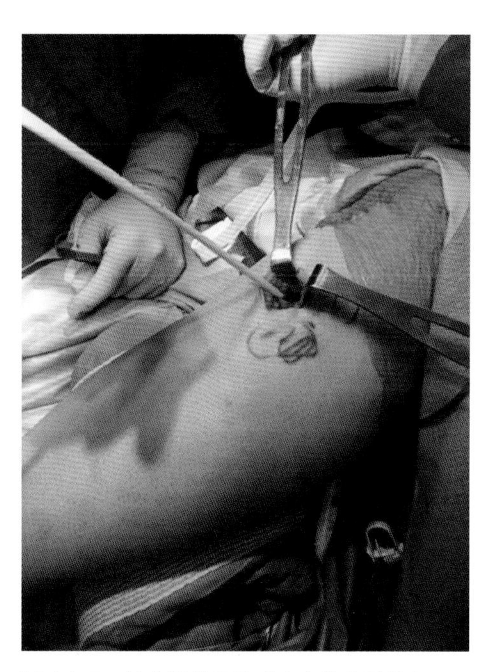

图 11-7 拉出股薄肌腱（患者为仰卧位）

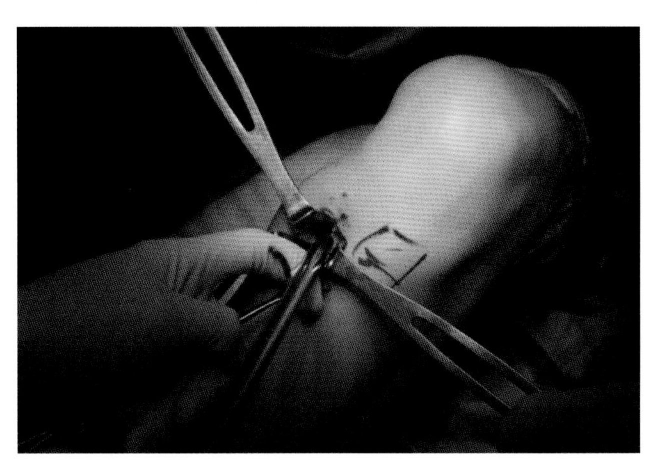

图 11-8 将膝关节置于如图 11-4 所示位置。经切口插入取腱器

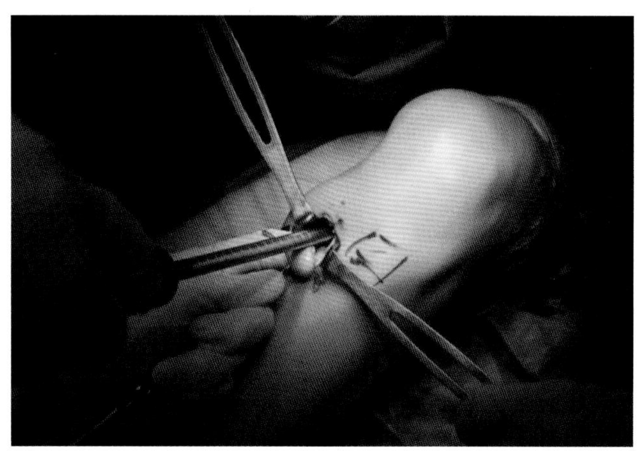

图 11-9 用取腱器取腱

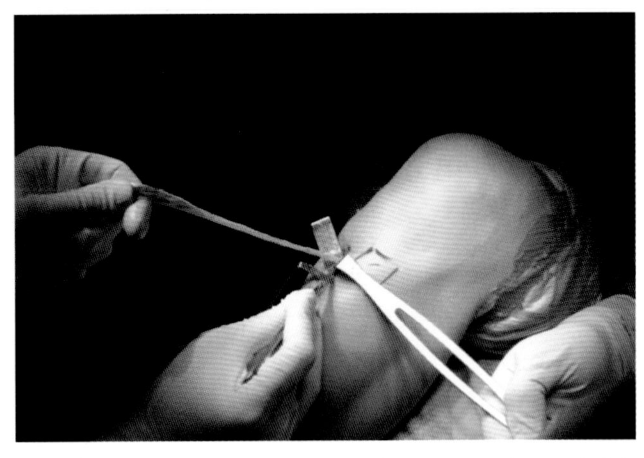

图 11-10 取股薄肌腱（患者仰卧位）。维持术区牵开以确认半腱肌腱

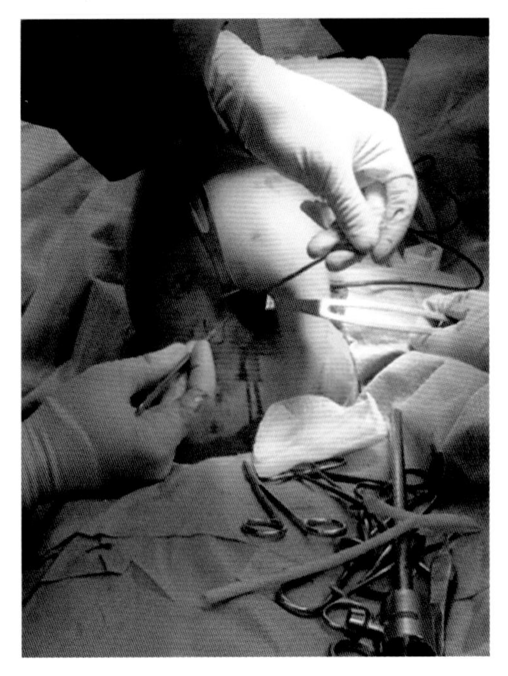

图 11-11 取股薄肌腱（患者俯卧位）

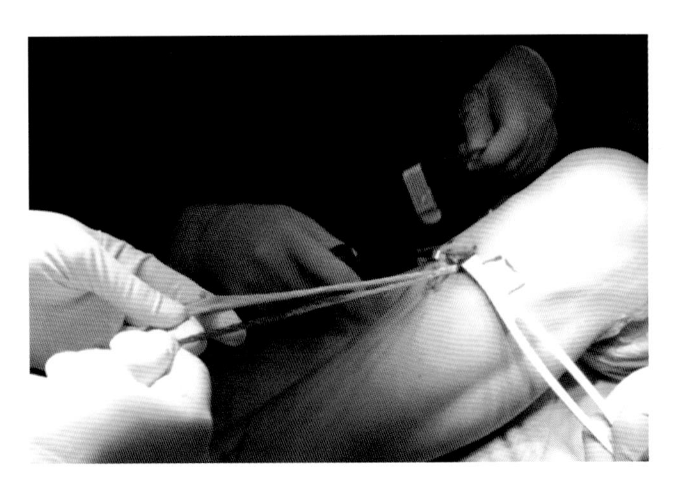

图 11-12 同时取股薄肌腱和半腱肌腱

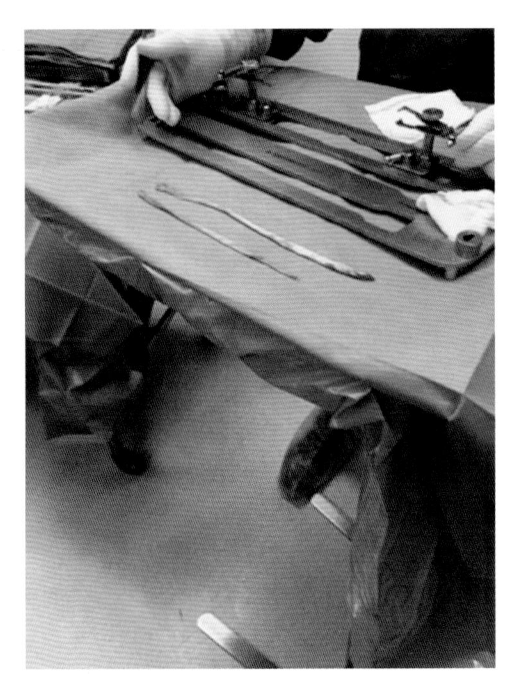

图 11-13 将肌腱置于侧台，准备肌腱以用于自体移植

- 将肌腱固定于肌腱操作台。股薄肌腱平均直径为 3.5~4.3mm，长度为 22~28cm（图 11-15）。
- 半腱肌腱平均直径为 4~5mm，长度为 23~30cm。
- 若只用股薄肌腱，且直径小于 5mm，可以折叠肌腱以增加直径。根据肌腱需填充的缺损处情况，术者可将肌腱折叠成双股或四股。
  - 注意双股可增加直径 1~1.5mm。
- 采用改良 Krackow 法用 0 号薇乔线管束缝合肌腱（图 11-16 和图 11-17）。

- 测量新肌腱的长度和直径。

注意：俯卧位时，由于膝关节屈曲使张力松弛，因此触及肌腱难度加大。伸直膝关节有助于触及肌腱上缘和缝匠肌筋膜。但取腱时应保持膝关节屈曲。

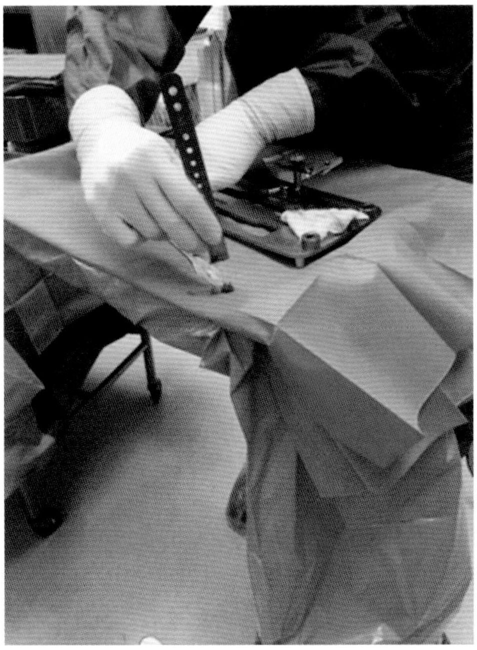

图 11-14 用尺清除残留肌肉

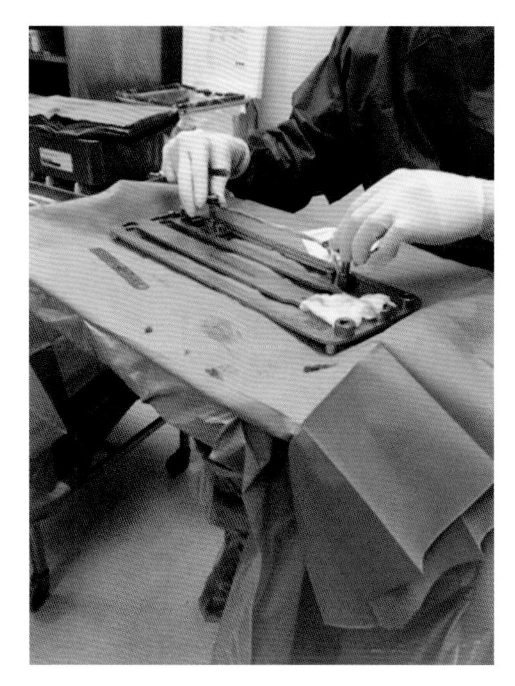

图 11-15 将肌腱固定至肌腱操作台

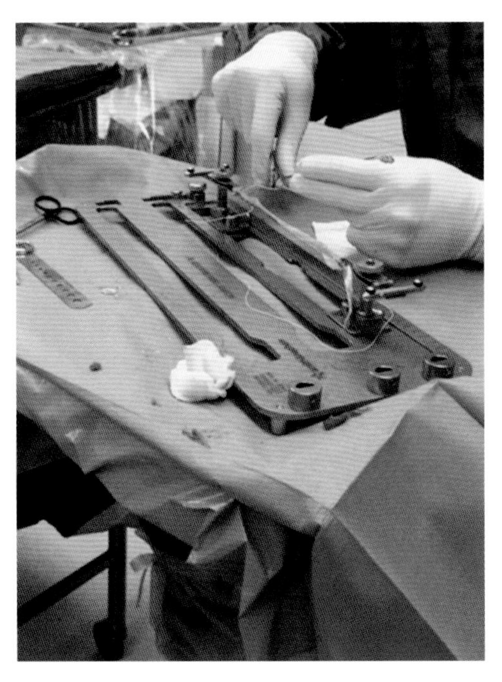

图 11-16 固定肌腱两端

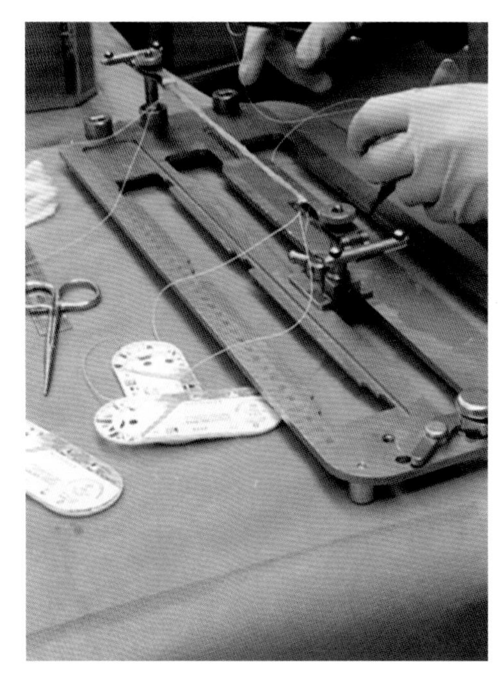

图 11-17 管束缝合肌腱

关闭伤口

- 彻底冲洗伤口。
- 用 3-0 薇乔线缝合缝匠肌筋膜。
- 3-0 尼龙线缝合伤口（图 11-18）。
- 使用免缝胶带，并用无菌敷料包扎伤口。
- 通常情况下，根据伴随病变和供区位置制订术后计划。腘绳肌腱部分取腱后可在耐受下负重，并鼓励早期活动膝关节以减少僵硬的发生。
- 除了关节活动度练习外，膝关节无特别的康复需要。

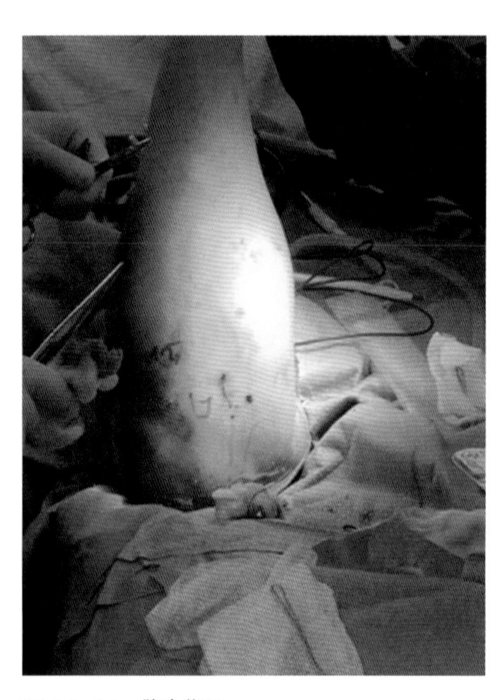

图 11-18 **缝合伤口**

第十二章
跟腱病

无菌器械与设备

- 止血带
- 2 号 Orthocord 缝线
- 0 号薇乔线、3-0 尼龙线
- 摆锯
- 摆锉
- G4 锚钉
- Bio-Tenodesis 螺钉
- 取腱器
- 肌腱编织器

体位

- 患者取俯卧位。
- 患侧大腿处使用非消毒止血带。患肢常规消毒铺巾。
- 下肢驱血，止血带充气至 250mmHg。

手术方法

- 辨认跟腱，于跟腱上方做切口（图 12-1~ 图 12-3）。
  - 切口应偏内侧，因此处血供相对较好。
  - 根据跟腱变性的程度和部位（跟腱中段或止点处），决定切口的长度和位置，分离切口区至跟腱层面（图 12-4）。
- 沿跟腱纤维方向锐性切开腱旁膜。
- 确认跟腱变性区域。探查有无小的撕裂、组织的完整性和质量。决定组织是否可以保留（图 12-5）。

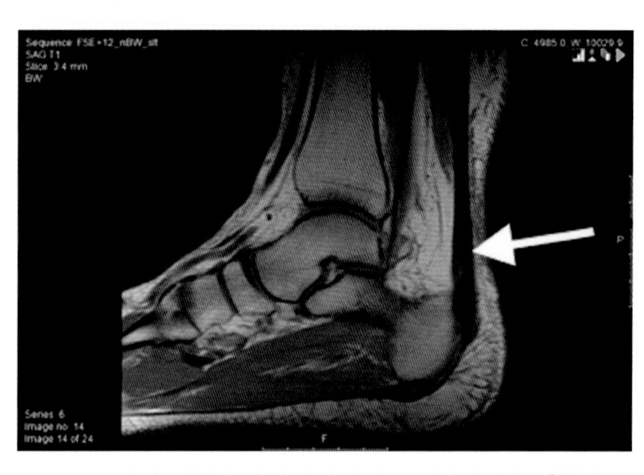

图 12-1　根据磁共振成像确定患者跟腱病变部位（箭头所示）。该患者为跟腱中段变性

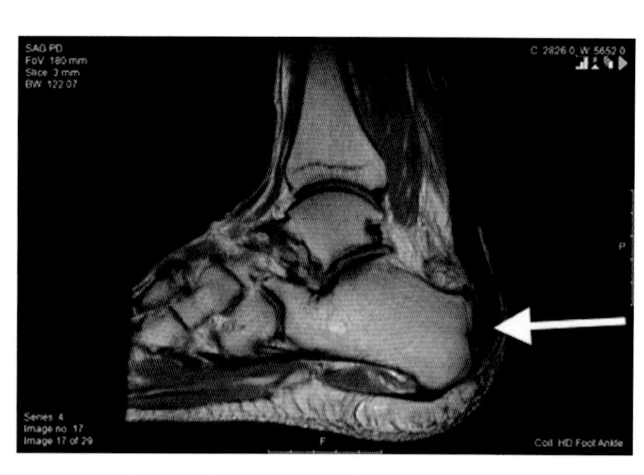

图 12-2　根据磁共振成像确定患者跟腱病变部位（箭头所示）。该患者为跟腱止点变性

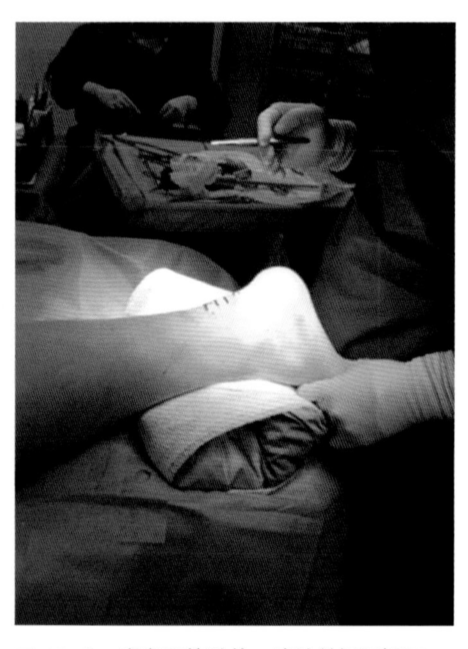

图 12-3　患者取俯卧位，确认并标记切口

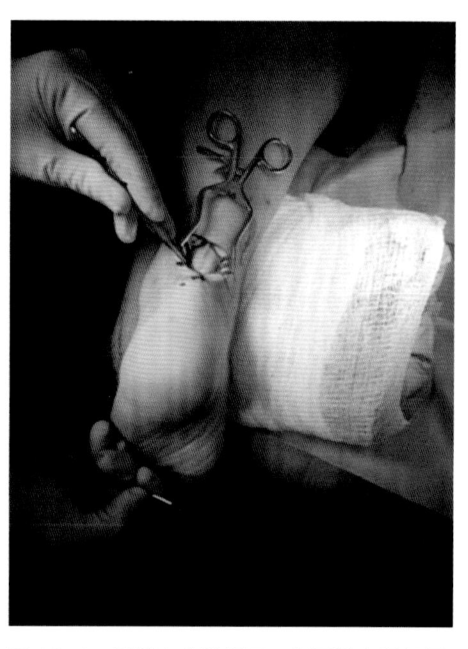

图 12-4　跟腱上方做切口，切开腱旁组织层

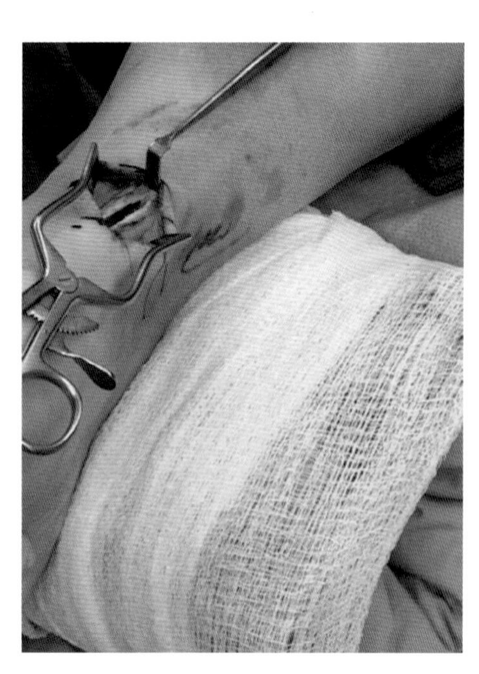

图 12-5　显露跟腱变性部位

- 清理跟腱变性部分，切除内部明显变性的跟腱部分（图 12-6~ 图 12-9）。
  - 采用中间劈开入路。
    - 如果小于 50% 的组织须切除，且跟腱质量好，可以考虑直接缝合修补。
    - 如果大于 50% 的肌腱发生病变且须切除，应考虑用自体腘绳肌腱移植加强修复。
      - 该病例取股薄肌腱行自体移植（见第十一章）。

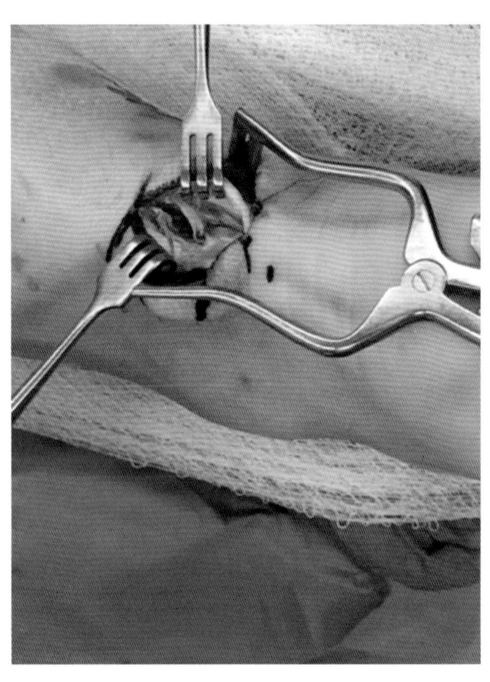

图 12-6 清除变性和病变的跟腱

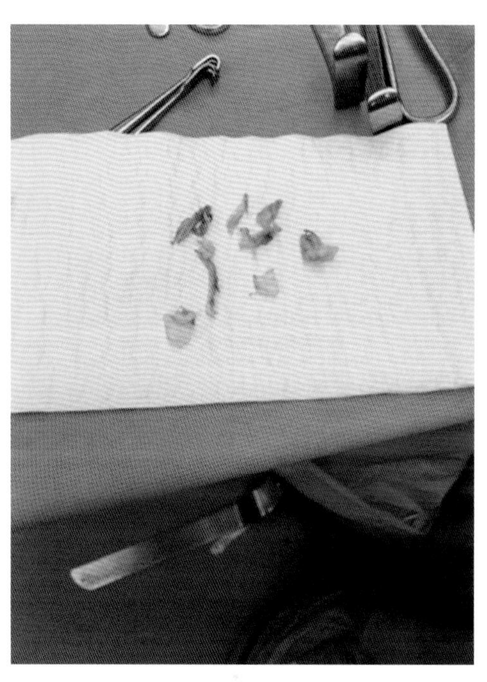

图 12-7 跟腱中段病变患者术中切除的组织

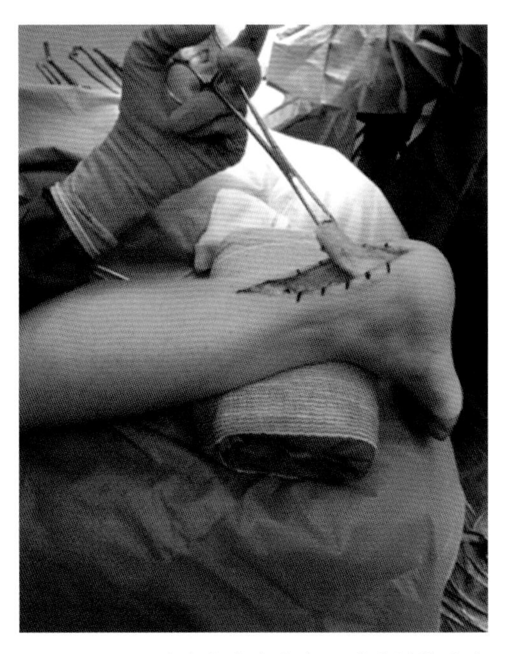

图 12-8 跟腱止点病变患者跟腱残端的病变区域

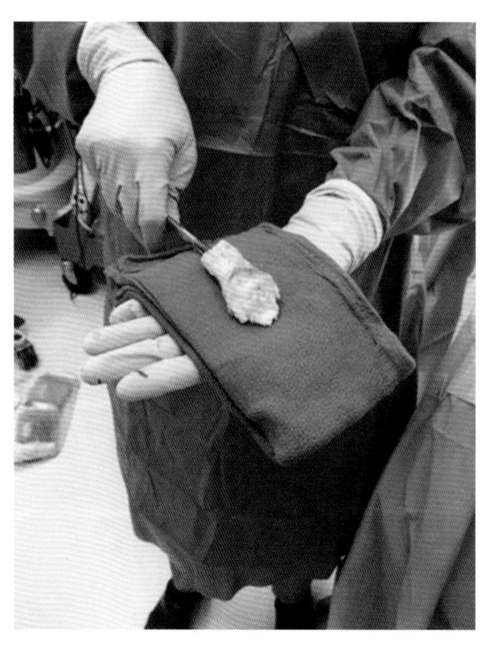

图 12-9 跟腱止点病变患者术中切除的组织

根据跟腱变性区域决定修补方法

跟腱中段变性

- 如果患者为跟腱中段变性，且清除病损跟腱后止点仍完整，可用准备的自体腘绳肌腱移植（见第十一章）重建跟腱。
- 将股薄肌腱嵌入跟腱远侧残端（图 12-10）。
- 由近向远对跟腱缺损处做编织缝合。根据跟腱变性的范围，股薄肌腱与跟腱间至少可编织 4~6 回（图 12-11）。
  - 踝关节跖屈 10°~15° 以保持新缝合的肌腱张力。
- 用 2 号 Orthocord 缝线缝合修补跟腱表面（图 12-12）。

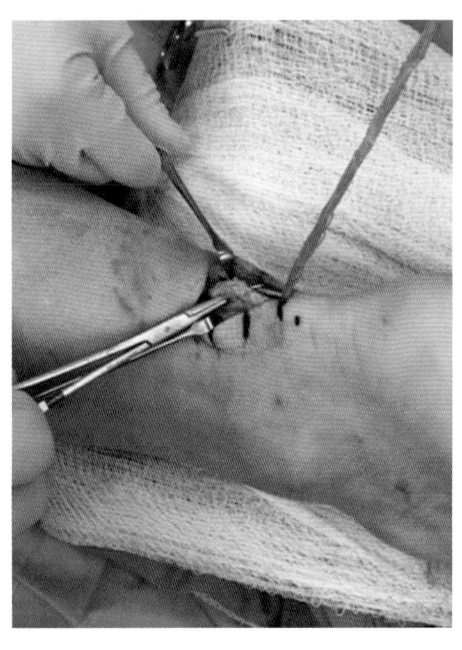

图 12-10 将股薄肌腱和半腱肌腱嵌入跟腱远侧残端

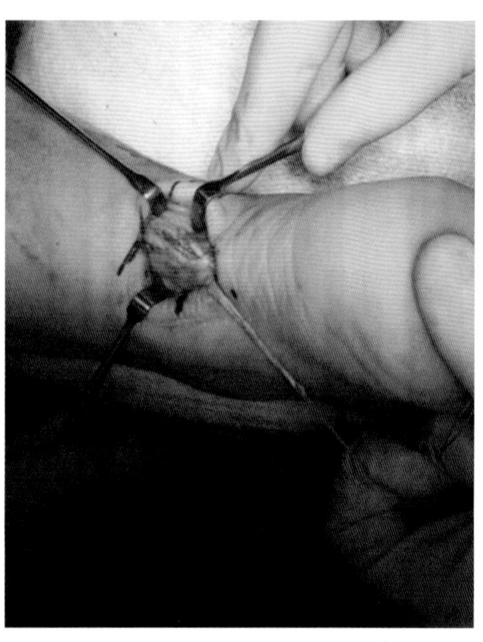

图 12-11 上下编织股薄肌腱和半腱肌腱重建跟腱（修补缺损）

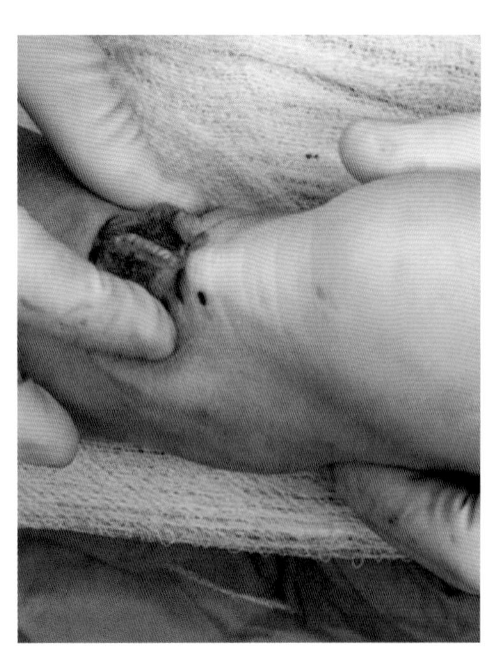

图 12-12 用 2 号 Orthocord 缝线缝合跟腱（同时采用股薄肌腱和半腱肌腱移植）

跟腱止点变性

- 对于跟腱止点变性的患者，切口应位于跟骨及跟腱止点的外侧，长度应为 3~4cm。
- 跟腱止点变性的患者常伴有 Haglund 畸形，须用摆锯切除。
- 用摆锉将跟骨后缘打磨光滑。
- 置入 G4 锚钉（四股线）。
- 采用改良 Mason-Allen 缝合法修补跟腱。清理及修补变性区域后，将跟腱修补缝合于跟骨上。
- 若大于 50% 的跟腱受累，存在大范围跟腱病变伴止点大段缺损，需将跟腱自止点剥离，应考虑采用自体腘绳肌腱移植以加强修复。
  - 该病例同时采用股薄肌腱和半腱肌腱修复（取腱方法见第十一章）。
- 于跟腱止点上缘钻取隧道，其直径与准备自体移植的腘绳肌腱相同（通常约 6mm）（图 12-13）。
- 将移植肌腱穿过隧道（图 12-14）。
- 用 Bio-Tenodesis 螺钉固定移植肌腱（图 12-15）。
  - 螺钉直径要与骨隧道直径相同或者相差不超过 0.25mm，以获得较强的把持力。
- 将移植肌腱拉向近端（图 12-16）。
- 踝关节跖屈 10°~15° 以维持张力（图 12-17）。
- 将移植肌腱穿过跟腱近端的无病变部分，并做鱼嘴型缝合（图 12-18）。
- 将移植肌腱回拉，将其与 Bio-Tenodesis 螺钉上的缝线及远端残留肌腱一同缝合打结（图 12-19）。
- 确认 Thompson 试验为阴性，维持患足于中立位，以明确移植肌腱缝合牢固且可背伸至中立位（图 12-20 和图 12-21）。

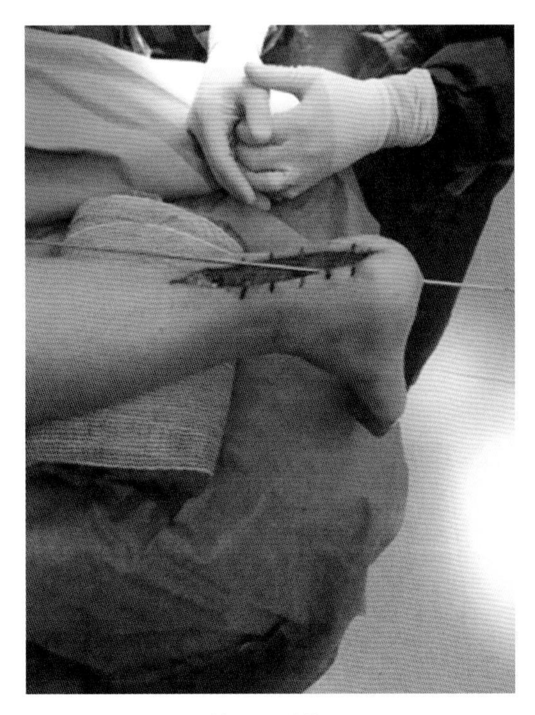

图 12-13 跟骨上钻取骨隧道

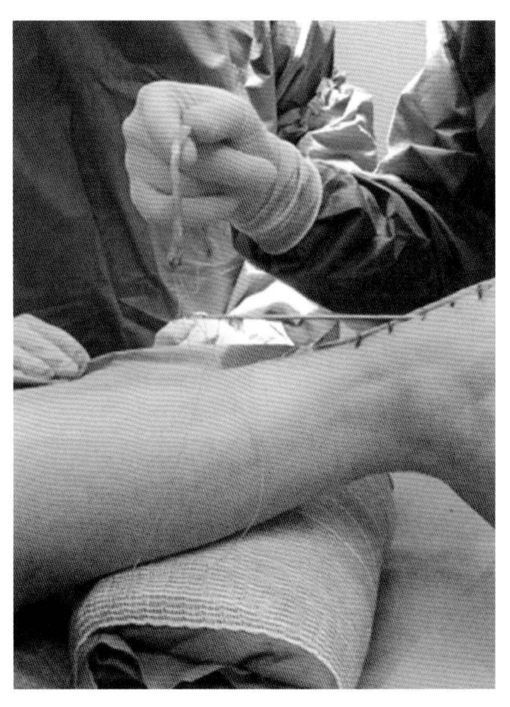

图 12-14 将移植肌腱穿过骨隧道

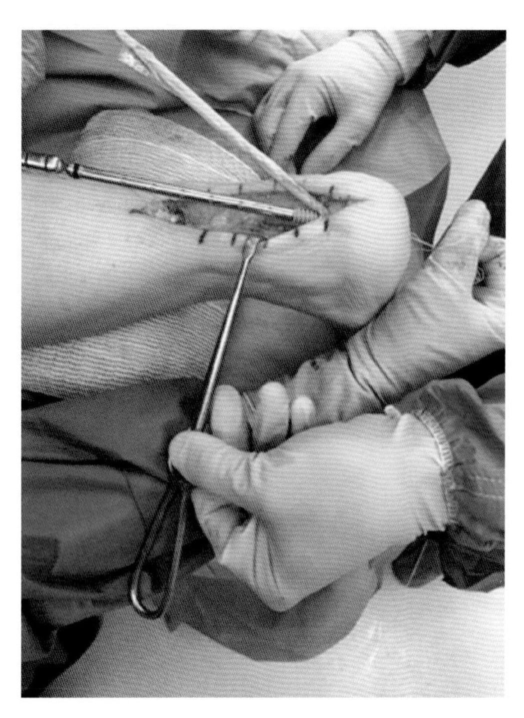

图 12-15 用 Bio-Tenodesis 螺钉固定移植肌腱

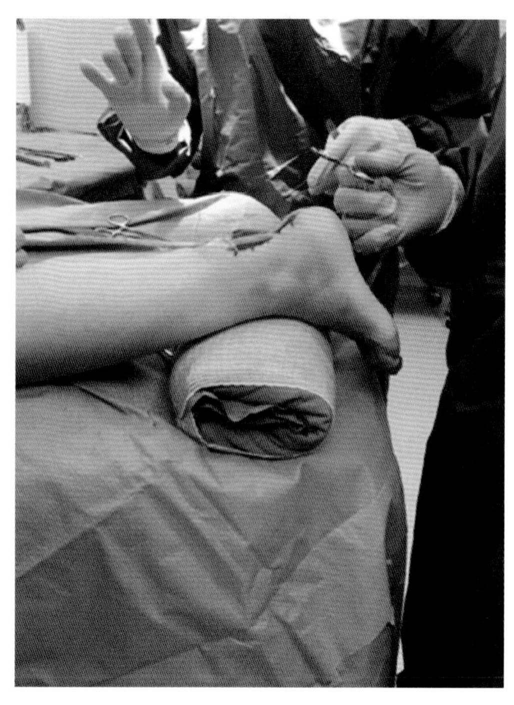

图 12-16 将移植肌腱穿过近端跟腱残端，然后用 2 号 Orthocord 缝线做鱼嘴型缝合

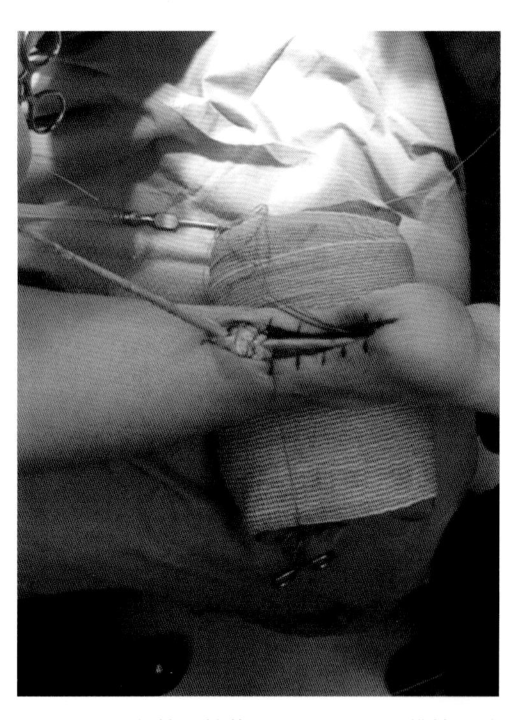

图 12-17 保持踝关节跖屈 10°~15°，维持肌腱张力

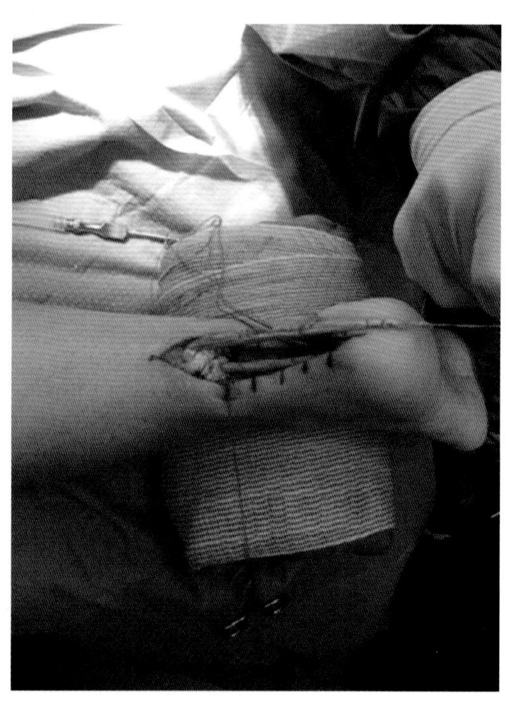

图 12-18 将移植肌腱反折至远端跟腱止点，用锚钉固定或用 Bio-Tenodesis 螺钉上的缝线缝合

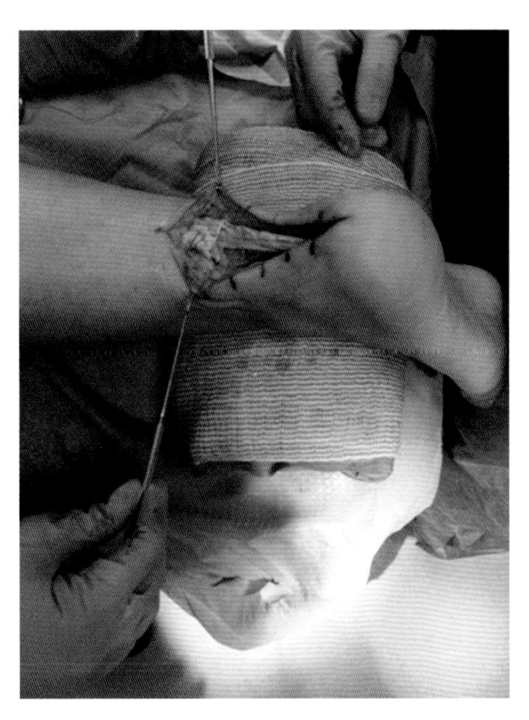

图 12-19 由近及远编织缝合移植肌腱

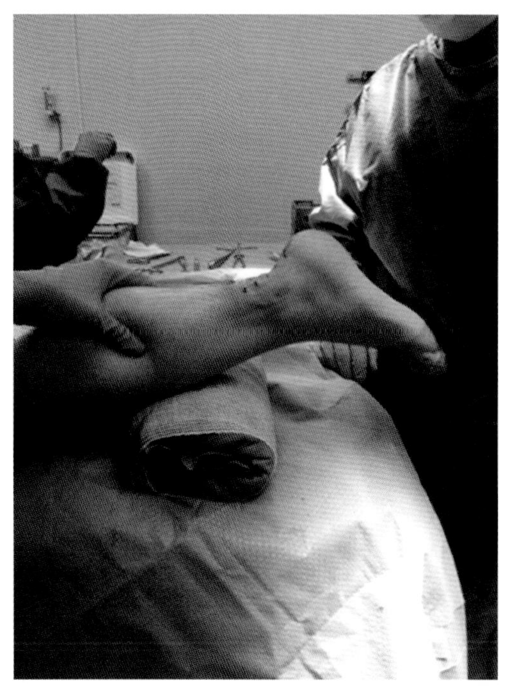

图 12-20 确认 Thompson 试验阴性

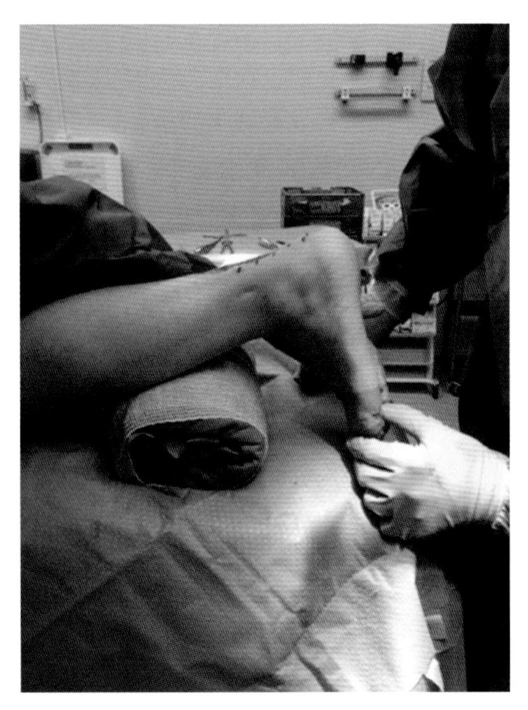

图 12-21 患足可以背伸至中立位

关闭伤口

- 用无菌生理盐水彻底冲洗伤口。
- 用 0 号薇乔线缝合皮下组织。
- 用 3-0 尼龙线缝合皮肤。
- 使用免缝胶带，并用无菌敷料包扎伤口。
- 非负重夹板固定 2 周。

- 去除夹板后，换为石膏管型固定，继续非负重 2 周。
- 管型固定 2 周后（术后 4 周），过渡至穿限制踝关节活动的骨折保护靴，后跟垫高，允许部分负重，并开始背伸至中立位的主动关节活动度训练。
- 术后 6 周开始物理治疗，逐渐由部分负重进阶至完全负重。在物理治疗师指导下，允许患者从 20kg 负重开始，每周增加 10~20kg。
- 术后 3 个月过渡至穿运动鞋，继续物理治疗。
- 术后 6 个月，患者可以恢复大部分运动。

第十三章
急性跟腱断裂

无菌器械与设备

- 止血带
- 2 号 Orthocord 缝线
- 0 号薇乔线、3-0 尼龙线
- 微创跟腱吻合器（PARS 系统）
- 骨膜剥离子
- 组织编织器

体位

- 患者取俯卧位。
- 患肢大腿处使用非消毒止血带，无菌原则常规消毒铺巾。
- 下肢驱血，止血带充气至 250mmHg。

手术方法

- 确认跟腱，并在其上方做一切口（图 13-1）。
  - 切口偏内侧，因该处血供更好。
- 根据断裂的位置确定切口长度和位置。
  - 尽量保持切口长度为 2.5~3.5cm 或更短。于断端偏高处做切口。跖屈踝关节可使远端跟腱显露于切口内。如果磁共振检查明确断端至跟骨跟腱止点处的距离，则有助于术前计划的制订。否则，只能通过触诊寻找断裂处。
- 根据跟腱纤维走行锐性切开腱旁组织，清除血肿。
- 分离切口区域直至跟腱水平。
- 确定跟腱断裂区域。明确是否伴有跟腱病变——探查有无小的撕裂、确认组织的完整性和质量（图 13-2）。

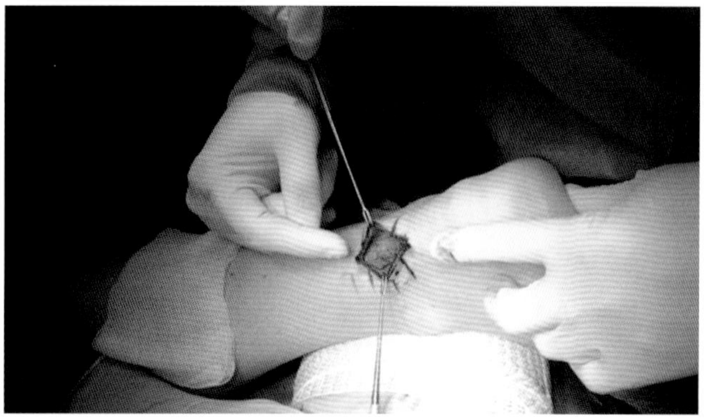

图 13-1 跟腱上方做切口，显露腱旁组织

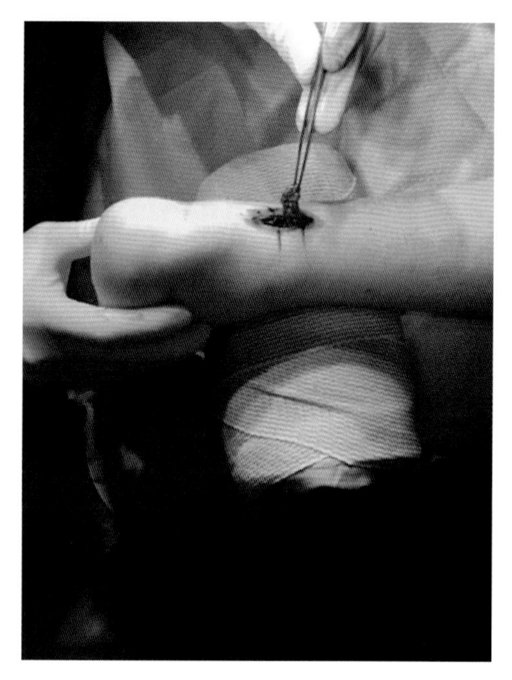

图 13-2 确认跟腱断端

- 若仅为急性断裂而不伴退行性改变，修复跟腱即可，无须行辅助肌腱转位。
  - 用骨膜剥离子做鞘内粘连松解，游离跟腱断端（图 13-3）。
  - 采用改良 Krackow 技术，用 2 号 Orthocord 缝线将远侧和近侧断端缝合成内、外侧两支（图 13-4）。
    - 可使用 PARS 系统（Arthrex）。但由于跟腱近端邻近腓肠神经，不推荐使用该系统，而跟腱远端与腓肠神经间有足够的距离，引起医源性神经损伤的

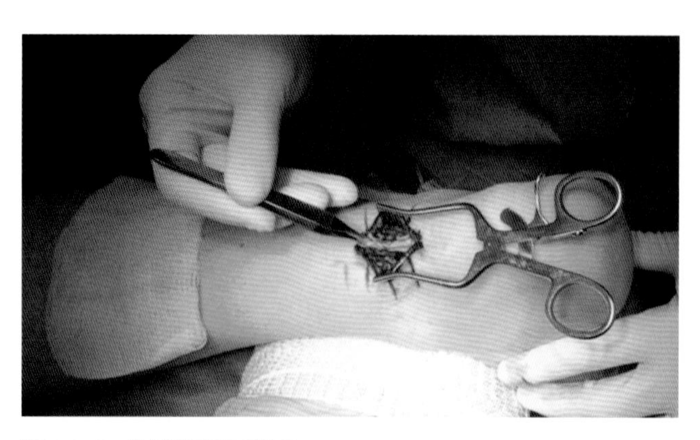

图 13-3 跟腱断端已游离

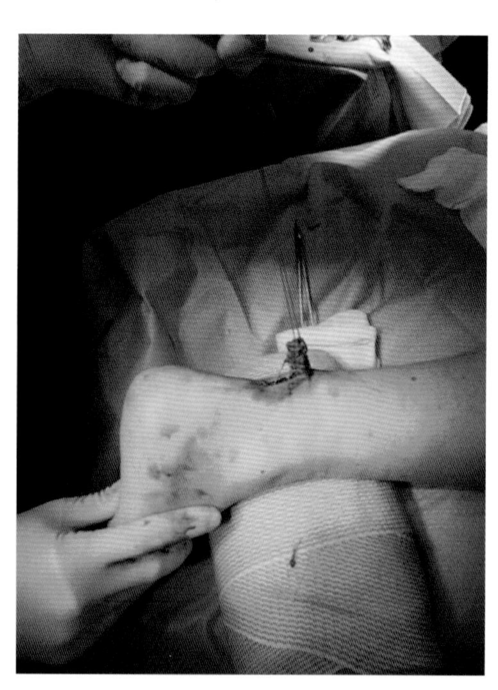

图 13-4 采用改良 Krackow 技术，用 2 号 Orthocord 缝线修补近、远侧断端的内、外侧支

可能性通常很小。若跟腱断端游离充分，跟腱组织对合完全，可用 Krackow 法直接缝合，无须使用 PARS 系统（图 13-5）。

– 若跖肌腱存在，可切取用于移植（图 13-6）。

- 切开后间室筋膜以解除皮肤张力，并可以将踇长屈肌肌腹的血运供至跟腱，还可修复浅层的腱周组织。
- 最大限度跖屈踝关节，并将 Krackow 法缝合的线打结（图 13-7 和图 13-8）。

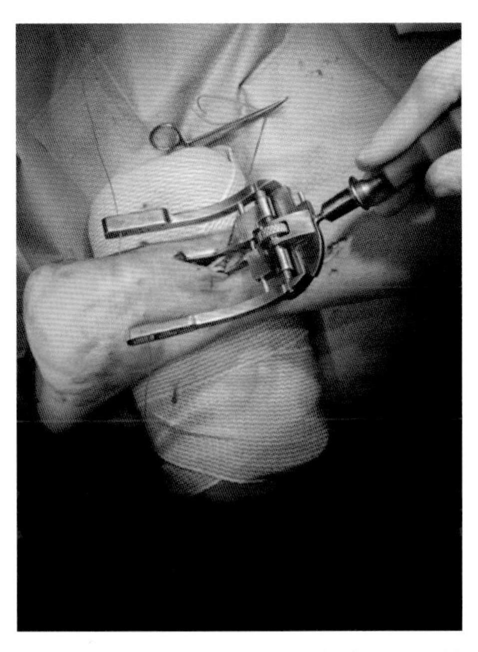

图 13-5 使用 PARS 系统，经皮标记远端跟腱

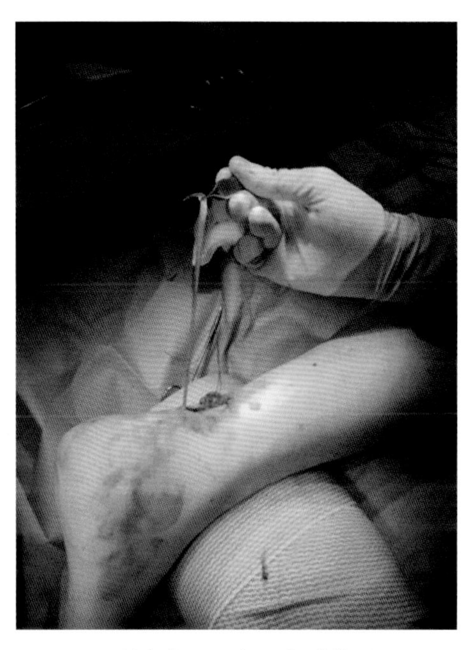

图 13-6 若存在跖肌腱，则予以切取

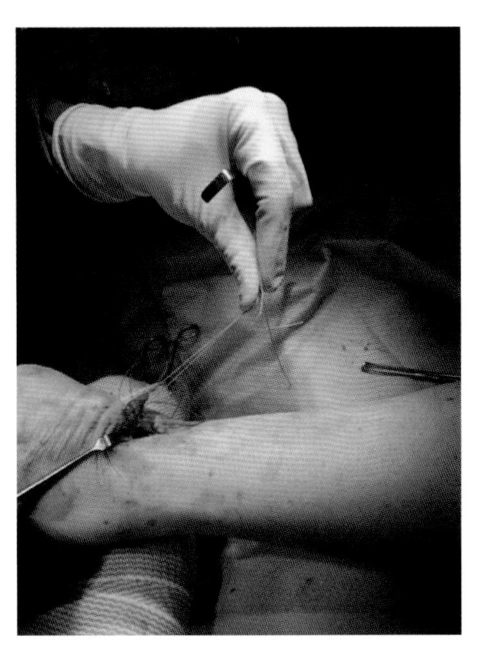

图 13-7 最大限度跖屈踝关节，准备将 Krackow 缝合的线打结

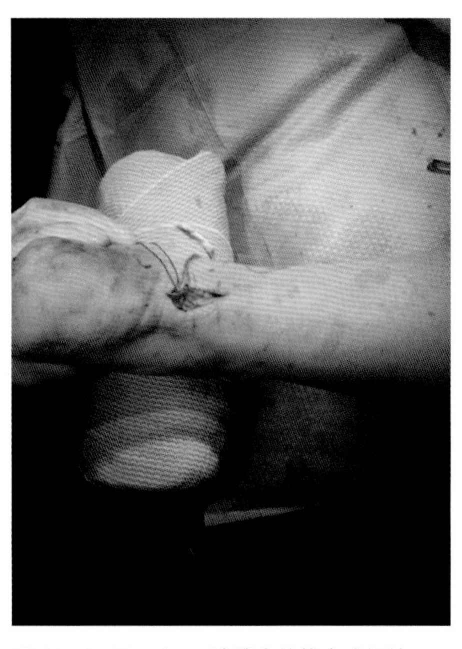

图 13-8 Krackow 法缝合的线完成打结

- 采用改良的 Bunnell 法缝合跟腱远端，并从近端出线紧缩缝合。该步骤使用 2 号 Orthocord 缝线。跟腱的修复强度基本上与穿过断端的缝线数成正比。本病例使用 6 束线缝合，从而可允许早期活动（图 13-9~ 图 13-12）。

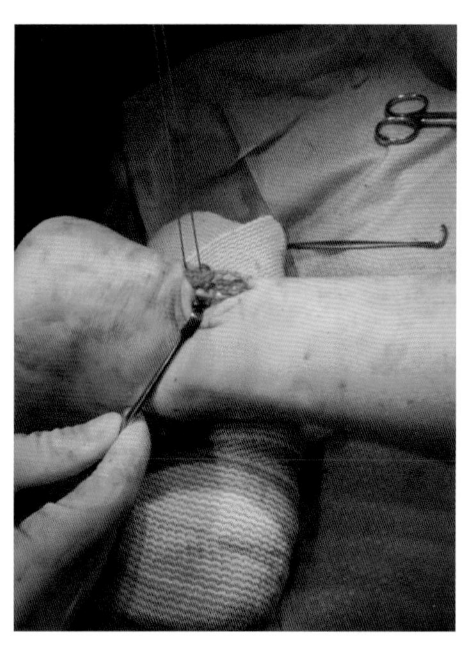

图 13-9　采用改良的 Bunnell 法将缝线穿入跟腱远端部分

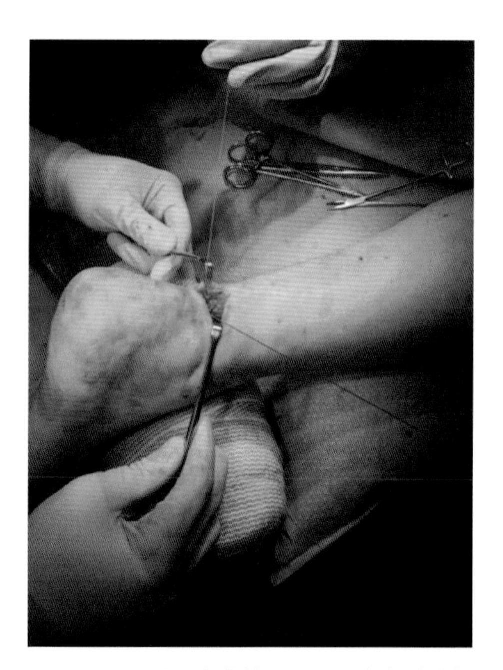

图 13-10　采用改良的 Bunnell 法穿过修复部位

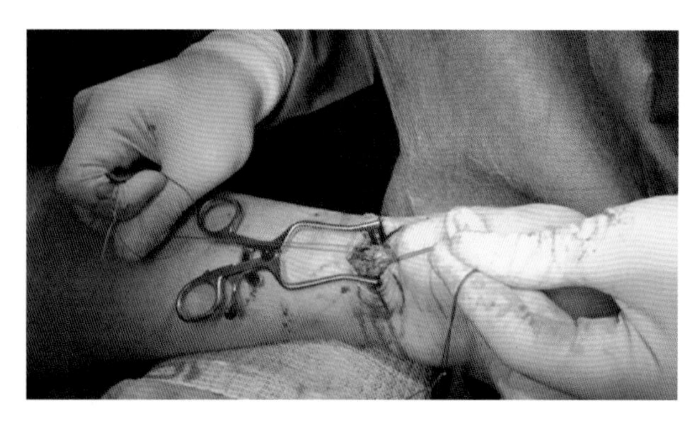

图 13-11　采用改良的 Bunnell 法缝合

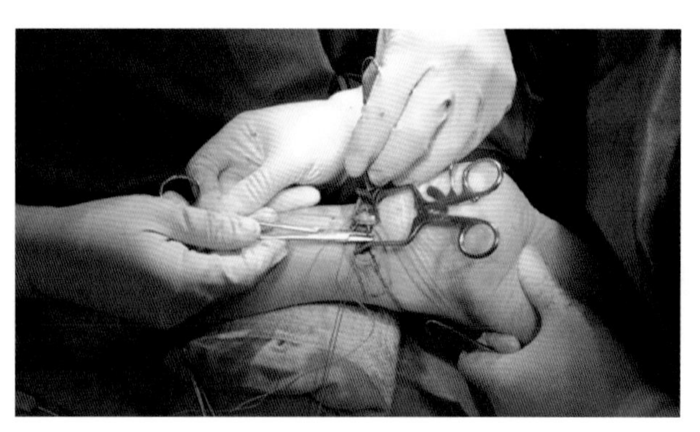

图 13-12　采用改良的 Bunnell 法将缝线穿过修复端

- 确认跟腱张力合适，Thompson 试验阴性。
- 缝线打结（图 13-13 和图 13-14）。

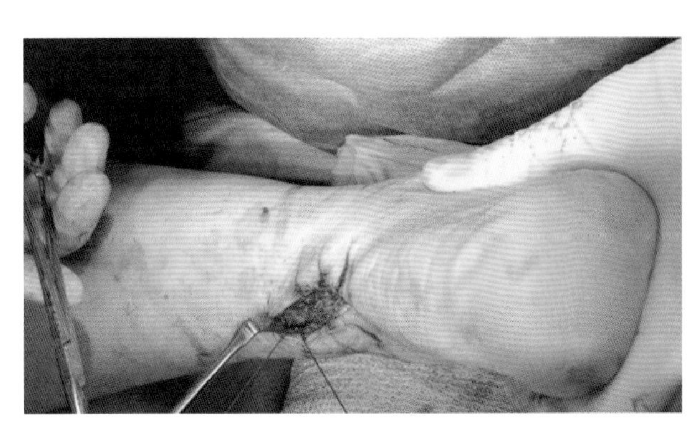

图 13-13 将改良的 Bunnell 法缝合的线打结

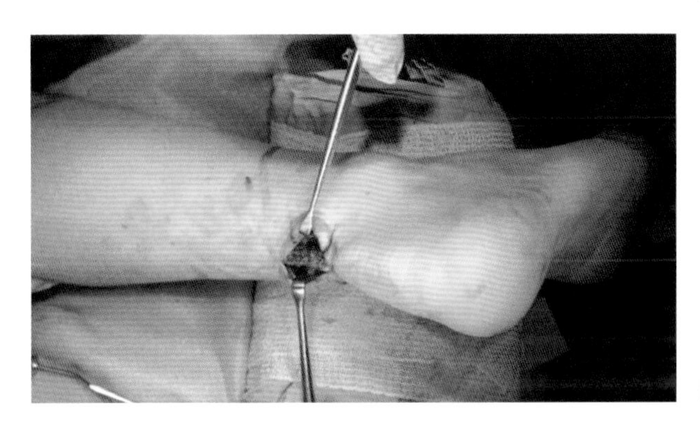

图 13-14 跟腱修复完成

关闭伤口

- 用无菌生理盐水彻底冲洗伤口。
- 用 0 号薇乔线缝合皮下组织（图 13-15）。
- 用 3-0 尼龙线缝合皮肤（图 13-16）。
- 使用免缝胶带，并用无菌敷料包扎伤口。
- 患肢使用非负重夹板固定 2 周。

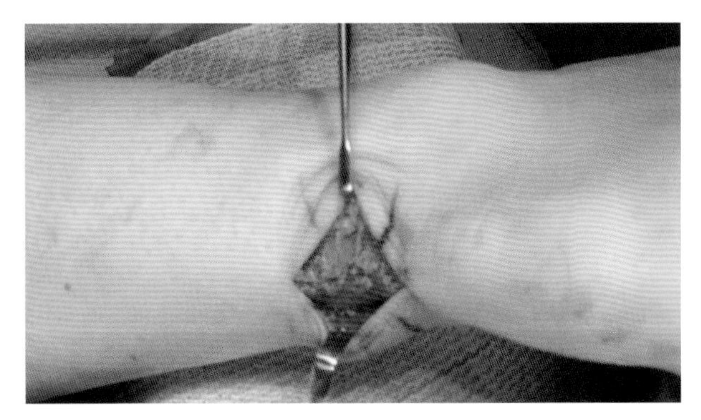

图 13-15 修补腱旁膜

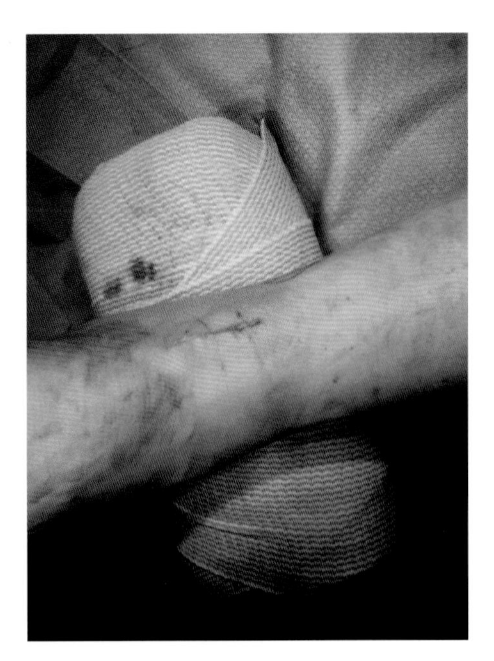

图 13-16 **缝合皮肤**

- 术后 2 周，患者进阶至穿戴带足跟垫和可限制踝关节活动度的骨折保护靴，并允许部分负重。
- 术后 6 周，卸除足跟垫，并开始物理治疗（穿戴骨折保护靴）。
- 术后 3 个月，过渡至穿运动鞋，继续物理治疗。
- 术后 6 个月，至少可以恢复大部分运动。

第十四章
腓骨肌腱病变

无菌器械与设备

- 止血带
- 2 号 Orthocord 缝线
- 3-0 薇乔线、3-0 尼龙线、0 号薇乔线
- 取腱器
- 衬垫物
- 2-0 钻头
- 3-0 爱惜邦缝线
- 4-0 磨钻
- 咬骨钳
- G2 锚钉

体位

- 患者取仰卧位。患侧髋关节下方垫高，向侧方轻微倾斜。
- 患肢大腿使用非消毒止血带，患肢依无菌原则消毒铺巾。
- 下肢驱血，止血带充气至 250mmHg。

手术方法

- 确认腓骨后侧（图 14-1）。
- 于患肢腓骨外侧做一长约 6cm 切口。

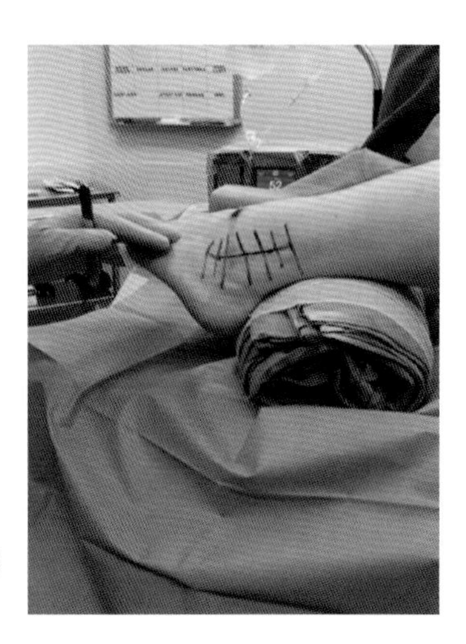

图 14-1　确认切口位置，并在患者踝关节上标记手术切口

- 切开腓骨肌支持带。在此平面腓肠神经位于腓骨肌腱后方，应避免损伤（图 14-2 和图 14-3）。
- 辨认肌腱病变区域，并确定有无肌腱脱位。

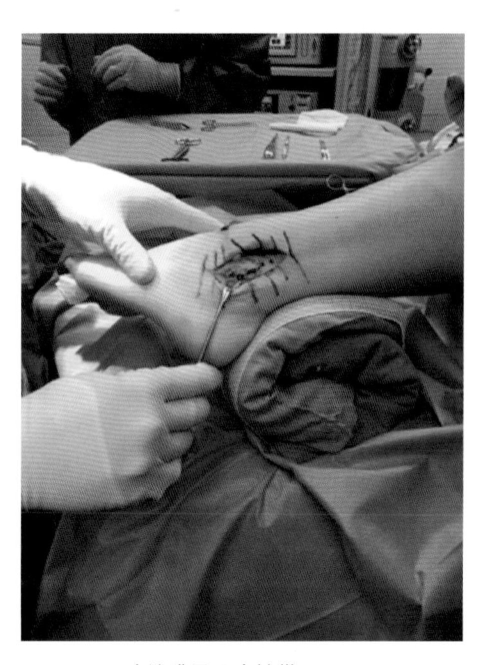

图 14-2 确认腓骨肌支持带

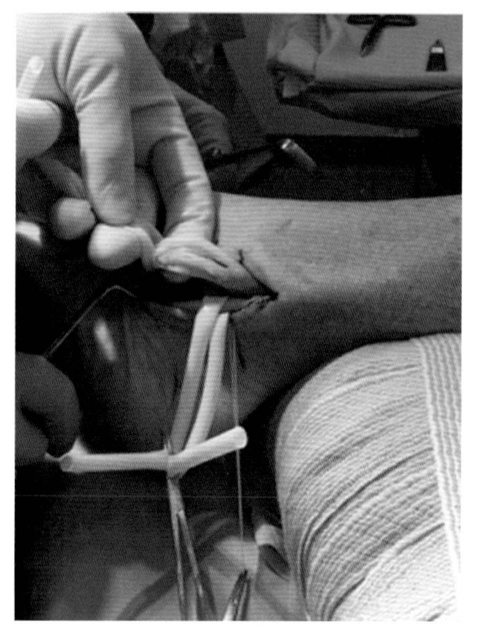

图 14-3 确认腓骨肌腱，标记腓骨支持带

- 明确腓骨肌上支持带是否受损。寻找纵向撕裂、增厚、肌腱病变区域，低位腓骨短肌肌腹和第四腓骨肌（图 14-4~ 图 14-6）。
- 确定腓骨长、短肌腱是否有损伤和（或）撕裂（图 14-7 和图 14-8）。
- 清理撕裂肌腱区。如果撕裂小于 50%，清理后管束缝合残余肌腱（图 14-9）。
    - 切除腱鞘滑膜，以为腓骨后间隙、低位肌腹和第四腓骨肌减压。
    - 用 2 号 Orthocord 缝线以埋线法修补缝合撕裂的肌腱（图 14-10 和图 14-11）。
    - 对腓骨长肌行腱鞘滑膜切除。
- 如果撕裂超过 50% 或残余肌腱质量差，则采用自体腘绳肌（股薄肌）肌腱移植替代（图 14-12~ 图 14-14）。腘绳肌腱取腱法见第十一章。

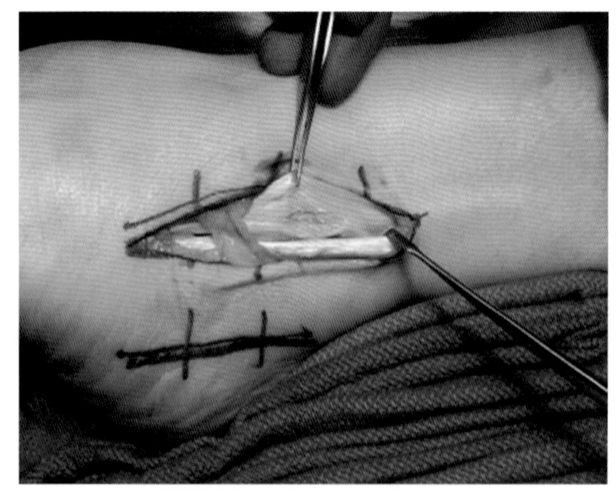

图 14-4 清除炎性腱鞘滑膜

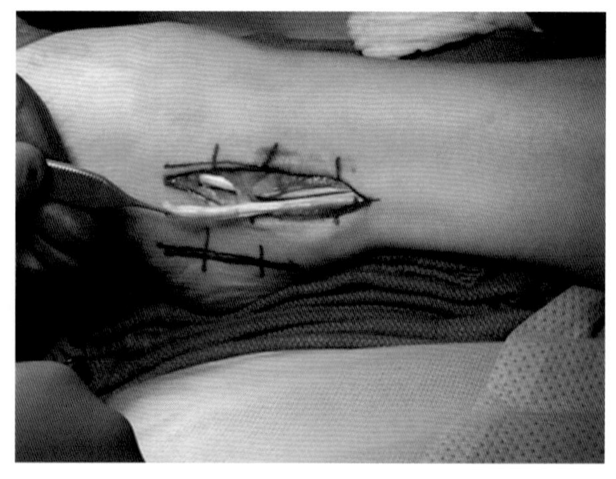

图 14-5 辨认病变肌腱组织并清除

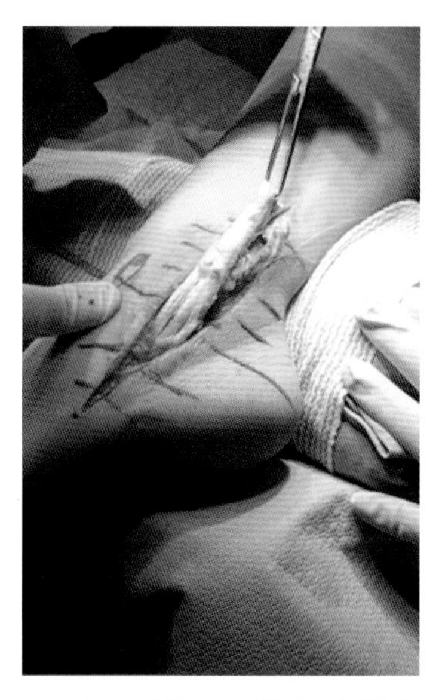

图 14-6 辨认及清除病变肌腱组织，并将肌腱拉出

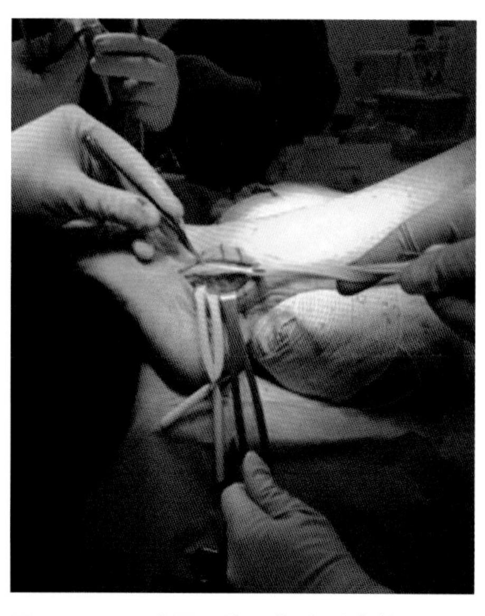

图 14-7 肌腱周围放置橡胶引流管以牵拉肌腱

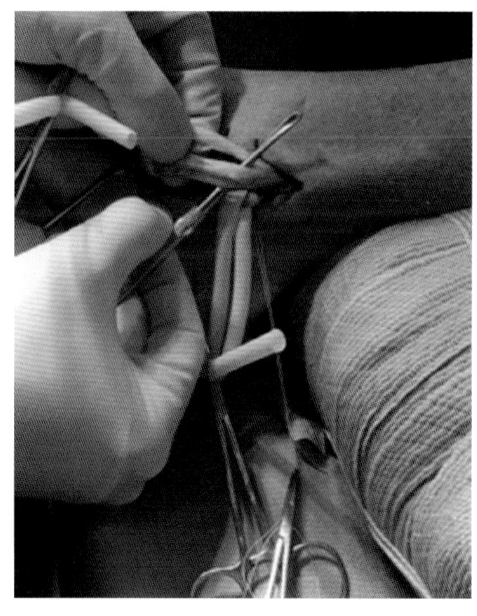

图 14-8 辨认撕裂的肌腱

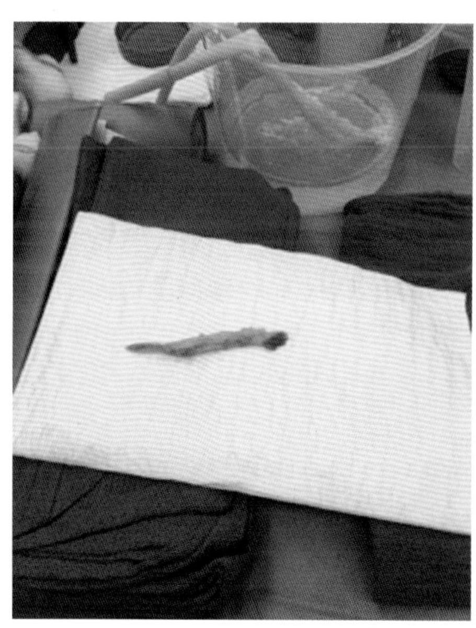

图 14-9 切除质量差的肌腱组织

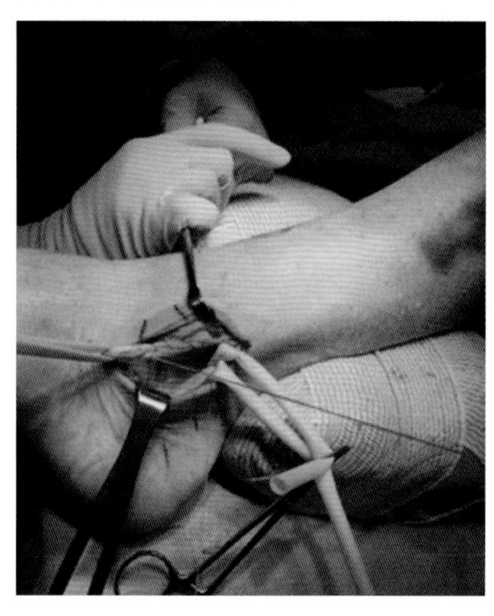

图 14-10 若肌腱病变范围小于 50%，可使用 2 号 Orthocord 缝线修补

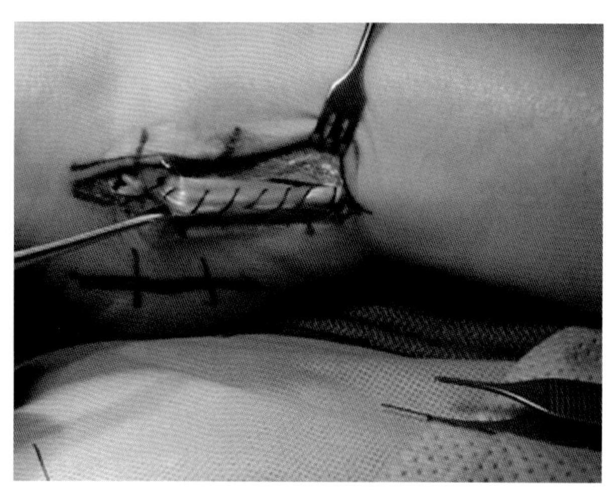

图 14-11 图为修复后的肌腱

- 如果要进行肌腱移植：
  - 于第五跖骨基上方做第二切口。
  - 用咬骨钳清理第五跖骨基。
  - 于第五跖骨基置入 G2 锚钉。
  - 将股薄肌腱的一端转移至第五跖骨末端。
  - 将皮下的股薄肌腱转移至腓骨远端。
  - 将股薄肌腱穿过腓骨肌腱残端，并做鱼嘴型缝合。
  - 将股薄肌另一端反折拉回至第五跖骨基，并缝合至原腓骨短肌腱残端。
  - 使用 0 号薇乔线管束缝合两支重建肌腱。

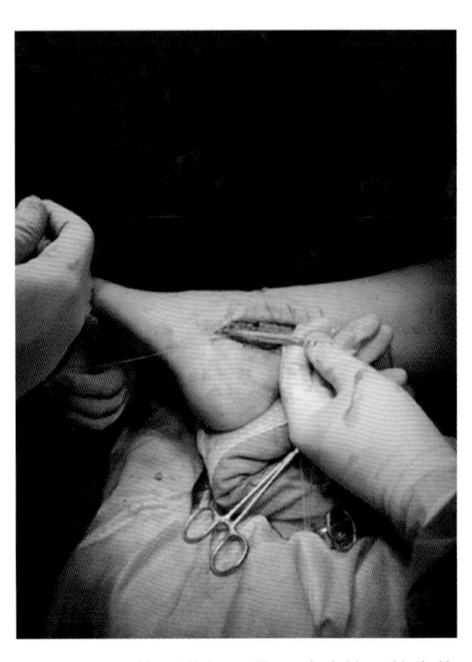

图 14-12 若要进行股薄肌腱移植，首先将其缝合至肌腱远端部分

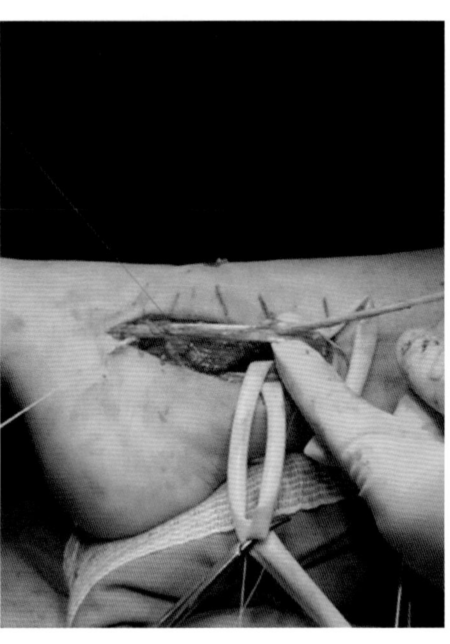

图 14-13 将股薄肌腱拉至近端，并缝合至自身腓骨肌腱

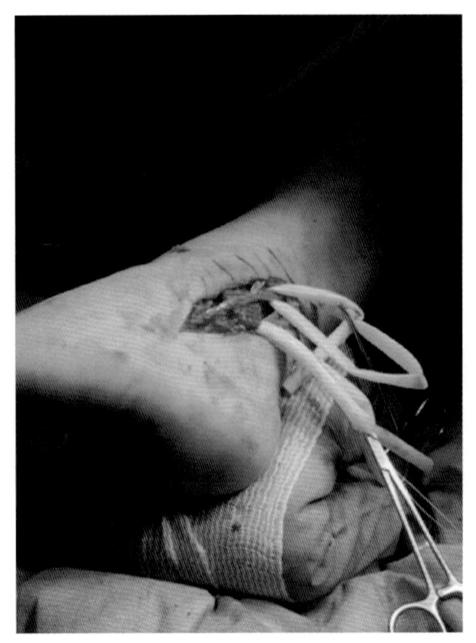

图 14-14 股薄肌腱缝合至自身腓骨肌腱近侧断端

- 若患者有增大的腓骨结节，可用咬骨钳、磨钻或摆锉予以清除。
- 如果肌腱仍处于半脱位，用 4-0 磨钻加深腓骨沟。于远端 2.5cm 处形成一凹陷的腓骨后缘。用 2-0 钻头于腓骨后外侧部钻 4 个孔（图 14-15 和图 14-16）。
- 将腓骨肌上支持带穿过钻孔。
- 用 3-0 爱惜邦缝线穿过钻孔修补该区域（图 14-17）。

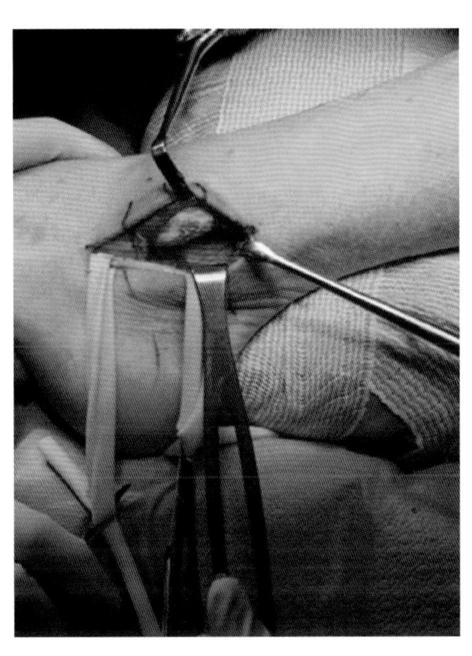

图 14-15 检查腓骨沟，确定是否需要加深

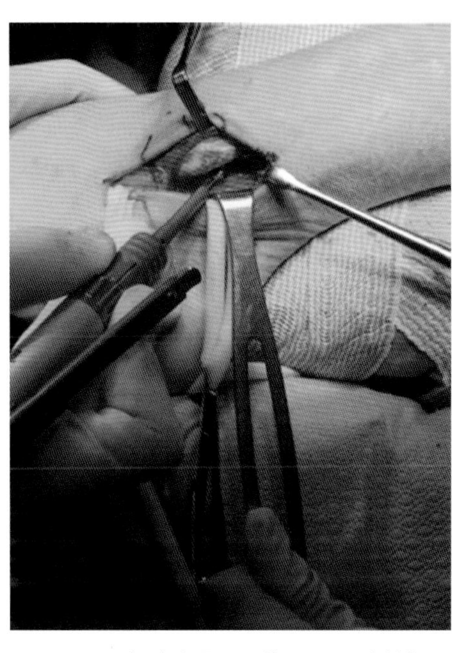

图 14-16 如有必要，可使用 4-0 磨钻加深腓骨沟

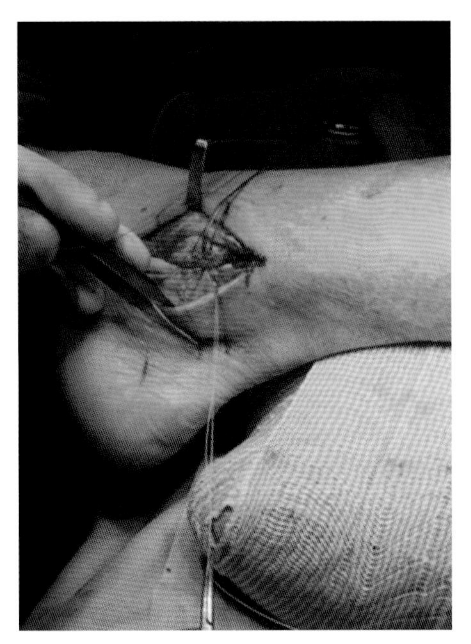

图 14-17 用 3-0 爱惜邦缝线修补支持带

关闭伤口

- 用无菌生理盐水彻底冲洗伤口。
- 用 3-0 薇乔线缝合皮下组织。
- 用 3-0 尼龙线缝合皮肤。
- 使用免缝胶带，并用无菌敷料包扎伤口。
- 使用非负重夹板保护患肢。
- 2 周后，患者穿骨折保护靴，在保护下负重。
- 限制内外翻 6 周。
- 6 周后开始进行物理治疗。
- 在治疗师的指导下逐渐增加负重。
- 患者 3 个月后可脱骨折保护靴，改穿运动鞋。
- 根据修补范围及康复程度，患者可在术后 4~6 个月恢复运动。

第十五章
腓骨肌腱脱位

无菌器械与设备

- 止血带
- 3-0 薇乔线、3-0 尼龙线
- 衬垫物
- 2-0 钻头
- 3-0 爱惜邦缝线
- 4-0 磨钻
- 橡胶引流管
- 咬骨钳备用
- 摆锉备用

体位

- 患者取仰卧位。患侧髋关节下方垫高，向侧方轻微倾斜。
- 患肢大腿使用非消毒止血带，术区常规消毒铺巾。
- 下肢驱血，止血带充气至 250mmHg。

手术步骤

- 确认腓骨后侧。
- 于患肢腓骨外侧做一长约 6cm 切口（图 15-1）。
- 切开腓骨肌支持带，显露腓骨肌腱和其上的腱鞘（图 15-2）。
- 确认脱位的肌腱，决定是否需要加深腓骨沟。如果腓骨沟浅平或缺如，则有必要予以加深（图 15-3 和图 15-4）。
- 清理肌腱。清除腱鞘滑膜，检查有无撕裂。如果肌腱撕裂，则予以修补（见第十四章）。
- 若患者有增大的腓骨结节，可用咬骨钳、磨钻或摆锉予以清除（图 15-5）。
- 用 4-0 磨钻加深腓骨沟。于远端 2.5cm 处形成一凹陷的腓骨后缘，以确保腓骨肌腱复位位置正确（图 15-6~ 图 15-8）。

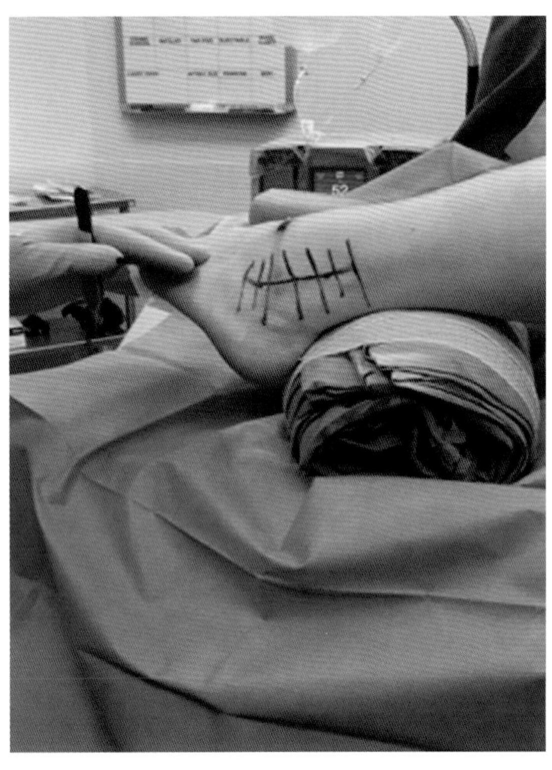

图 15-1 确认切口位置，并在患者踝关节上标记手术切口

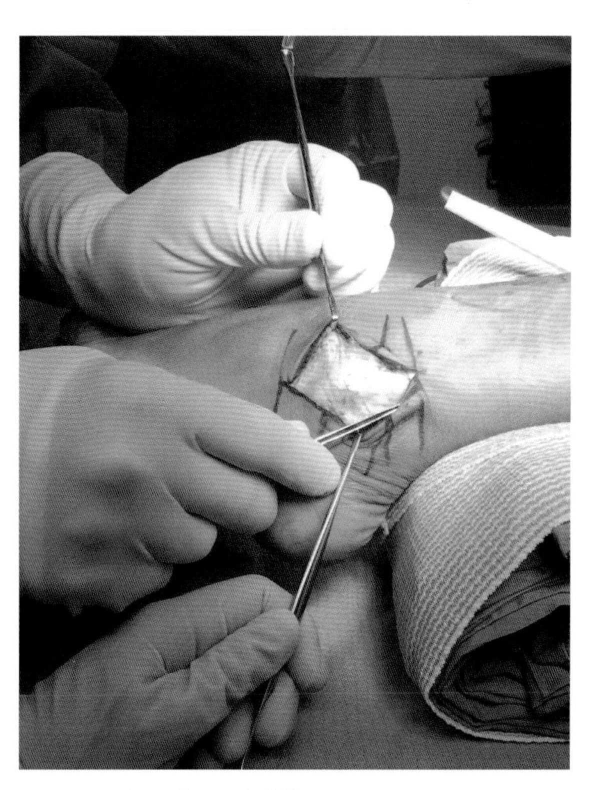

图 15-2 切开腓骨肌支持带

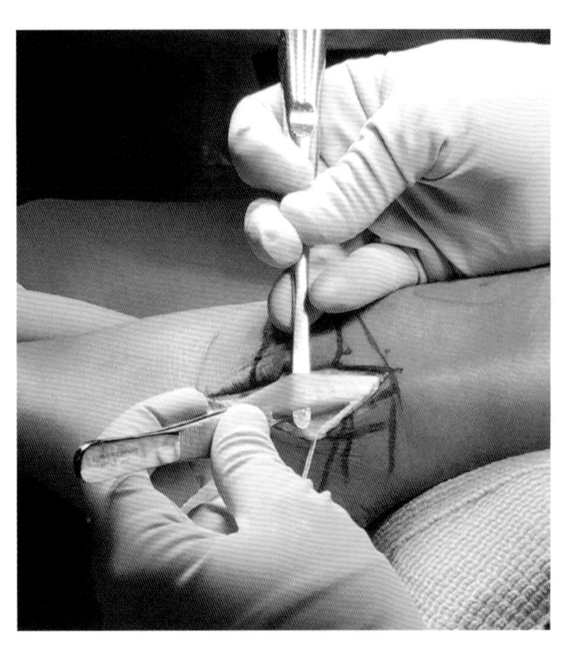

图 15-3 显露腓骨肌腱。必要时清理

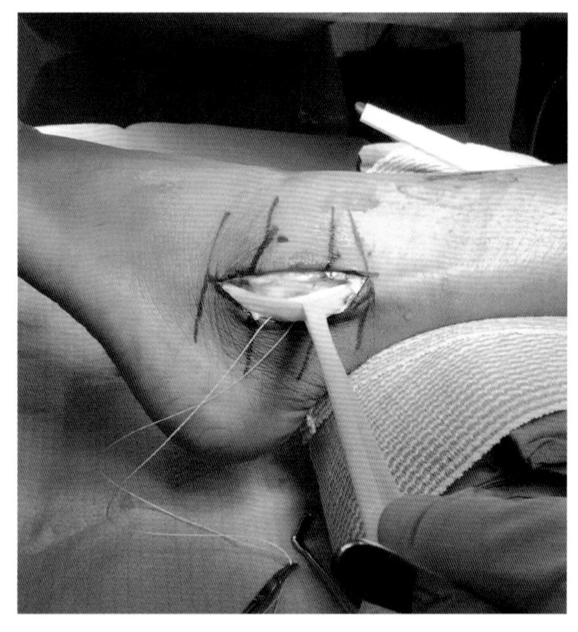

图 15-4 橡胶引流管用于固定肌腱

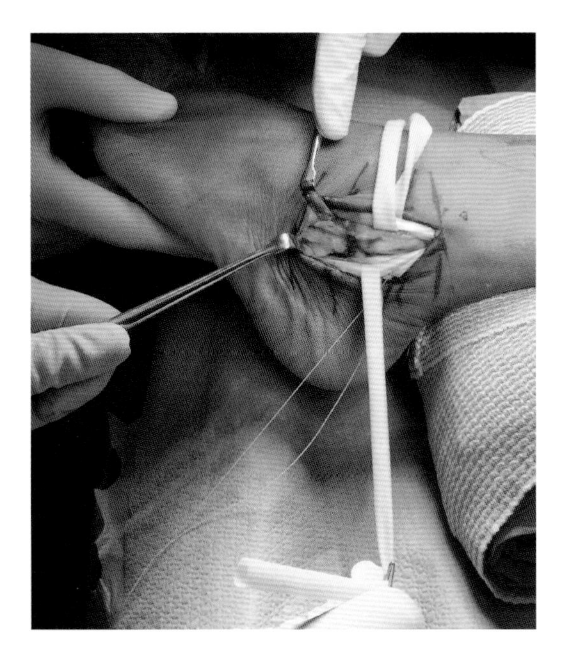
图 15-5 切除腓骨结节

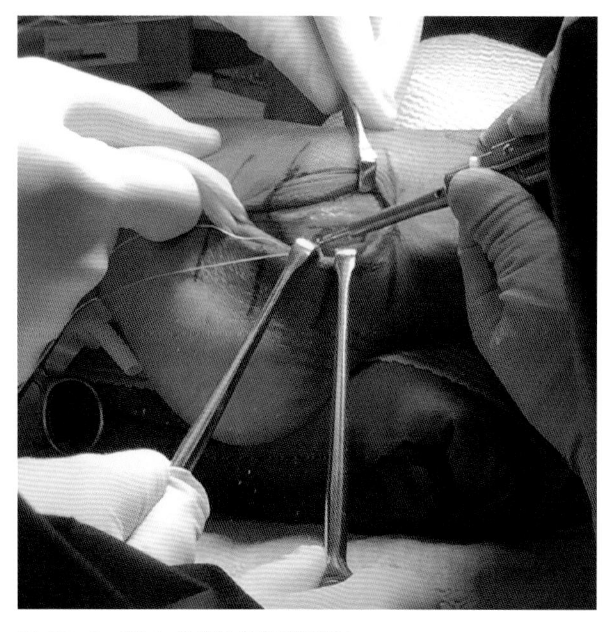
图 15-6 用 4-0 磨钻加深腓骨沟

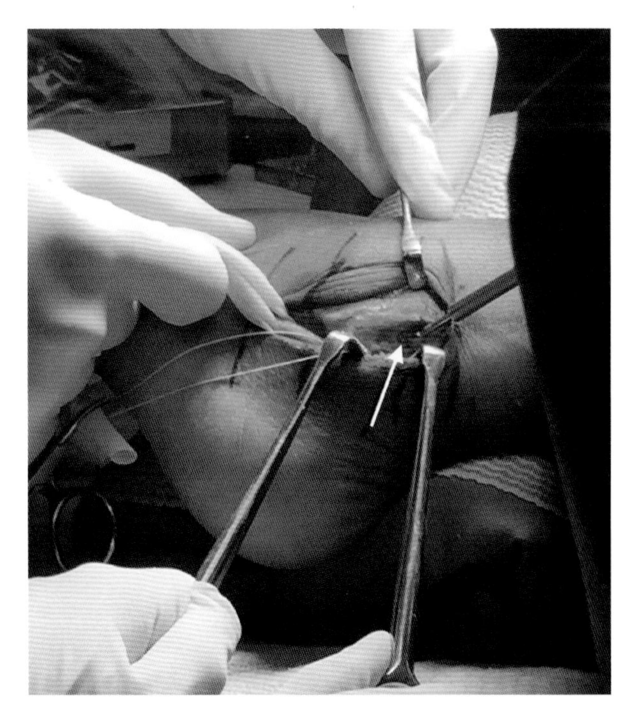
图 15-7 新形成的腓骨沟

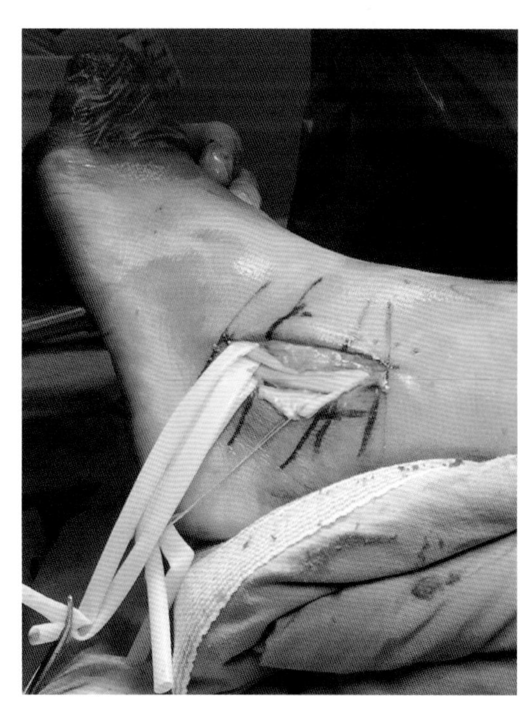
图 15-8 腓骨肌腱匹配于新腓骨沟内

- 用 2-0 钻头于腓骨后外侧钻 4 个孔（图 15-9）。
- 将 3 根 3-0 爱惜邦缝线穿过钻孔，穿入腓骨肌上支持带，并修补腓骨肌支持带（图 15-10 和图 15-11）。

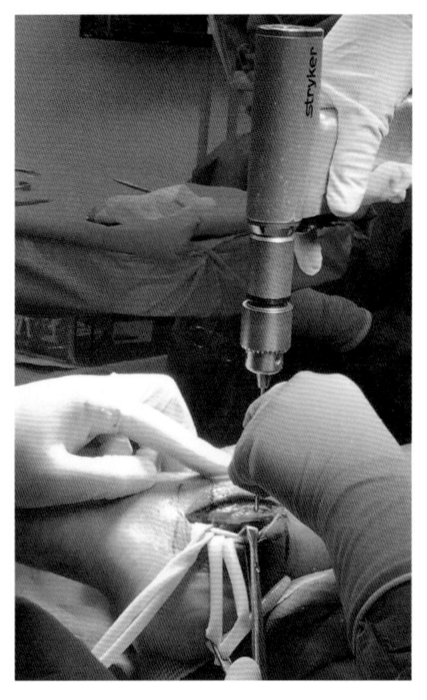

图 15-9 用钻头于腓骨后外侧钻 4 个孔

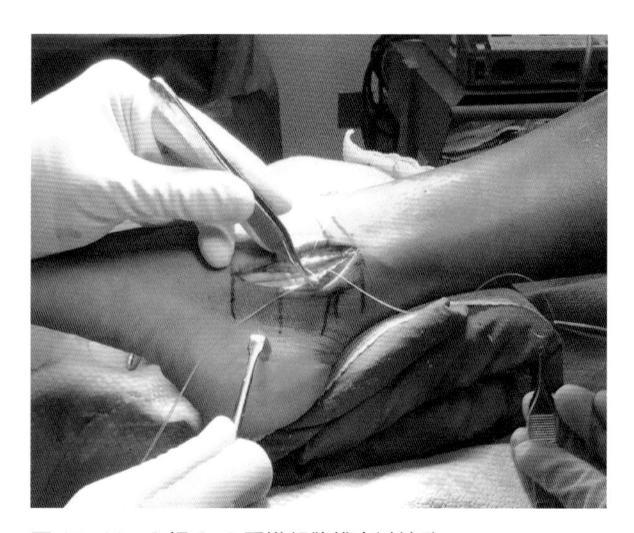
图 15-10 3 根 3-0 爱惜邦缝线穿过钻孔

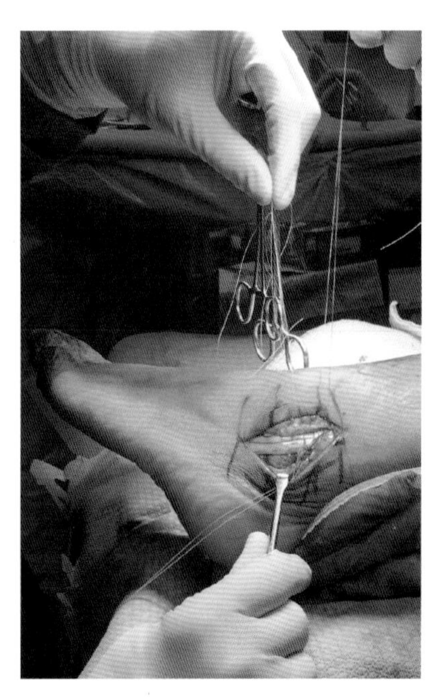
图 15-11 修补腓骨肌支持带

关闭伤口

- 用无菌生理盐水彻底冲洗伤口。
- 用 3-0 薇乔线缝合皮下组织（图 15-12）。
- 用 3-0 尼龙线缝合皮肤（图 15-13）。

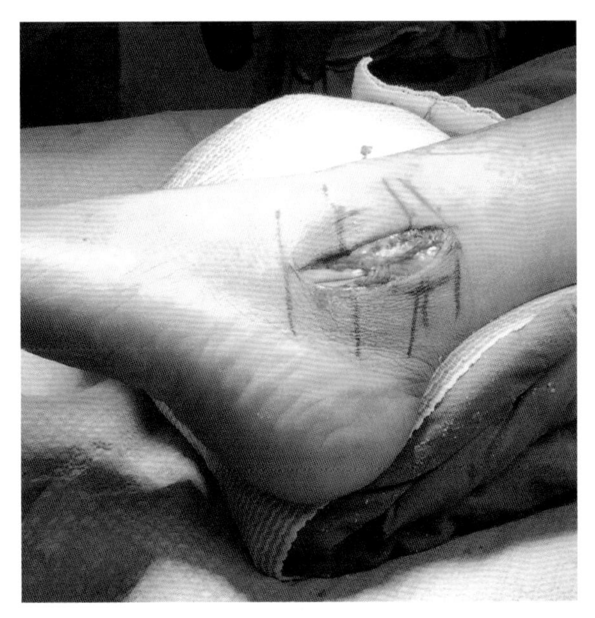

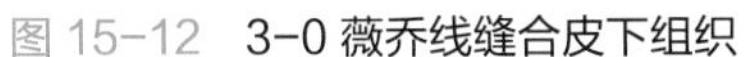

图 15-12 3-0 薇乔线缝合皮下组织

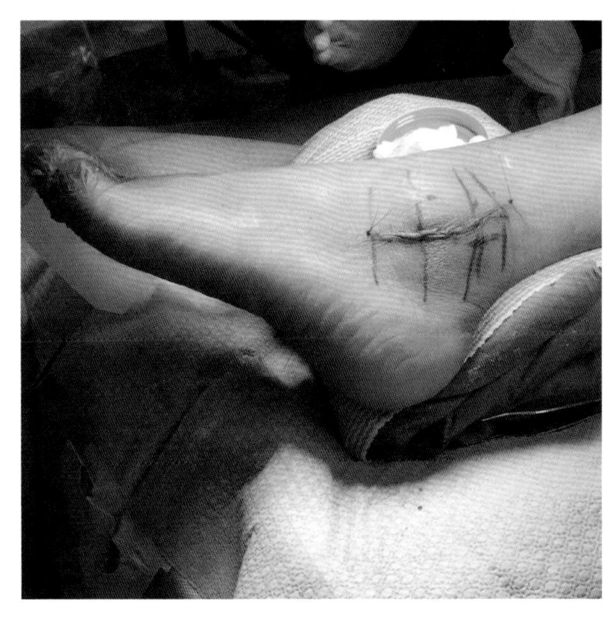

图 15-13 3-0 尼龙线缝合皮肤

- 使用免缝胶带，并用无菌敷料包扎伤口。
- 非负重夹板保护患肢。
- 2 周后，患者穿戴限制踝关节活动度的骨折保护靴，保护下负重。
- 6 周内限制内外翻。
- 6 周后开始物理治疗。
- 在治疗师的指导下逐渐增加负重。
- 术后 2 个月可脱骨折保护靴，改穿运动鞋。
- 若患者无肌腱撕裂，则根据修补范围及康复程度，在术后 3~4 个月恢复运动。

第十六章
胫骨前肌腱病变

无菌器械与设备

- 止血带
- 2 号 Orthocord 缝线
- 3-0 薇乔线、0 号薇乔线、3-0 尼龙线
- 电钻
- Bio-Tenodesis 螺钉

体位

- 患者取仰卧位。
- 手术侧大腿使用非消毒止血带，患肢常规消毒铺巾。
- 患肢驱血，将止血带充气至 250mmHg。

手术方法

- 确认胫骨前肌腱位置（图 16-1）。

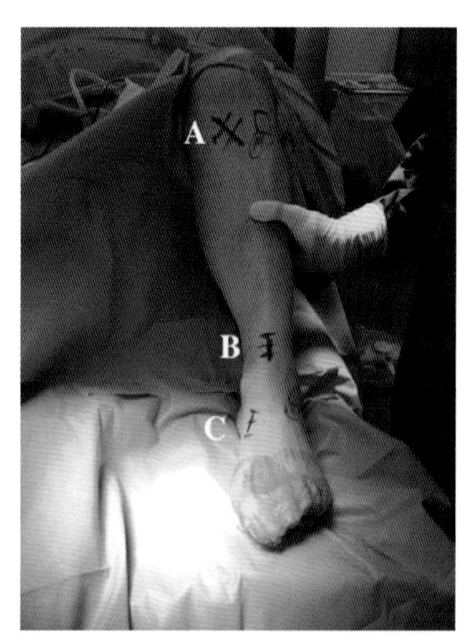

图 16-1　标记切口位置。A—腘绳肌腱。B—胫骨前肌腱近侧断端位置。C—胫骨前肌腱在内侧楔骨上的止点

- 对于所有的慢性损伤病例，都可通过腘绳肌腱移植来加强及重建胫骨前肌腱（腘绳肌取腱技术详见第十一章）。
- 定位胫骨前肌腱断裂的位置后，做一 2~3cm 切口。
- 切除肌腱的病变区域（图 16-2）。

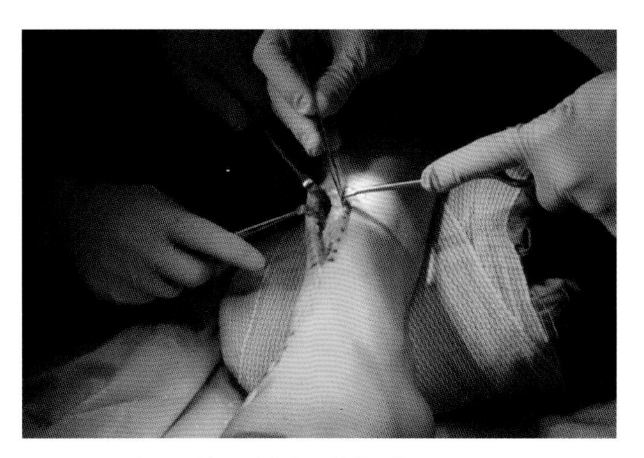

图 16-2 在胫骨前肌腱病变区域做一切口

- 切除胫骨前肌腱残端至外观正常的肌腱组织处（图 16-3~ 图 16-7）。
  - 该部分操作注意：尽可能在断端偏高位处切除。
- 在内侧楔骨上方做一 2cm 切口（图 16-8）。

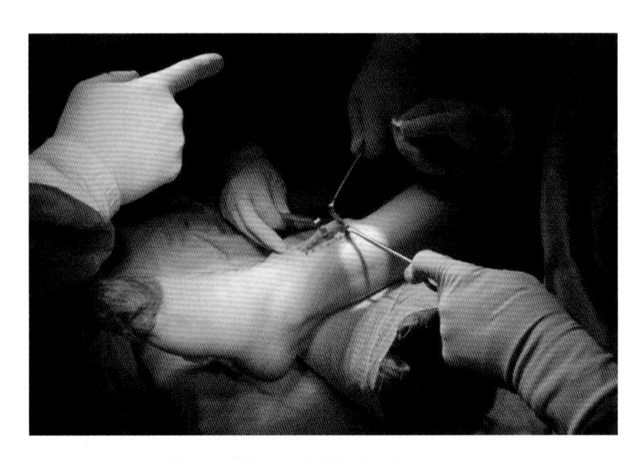

图 16-3 定位胫骨前肌腱断端位置

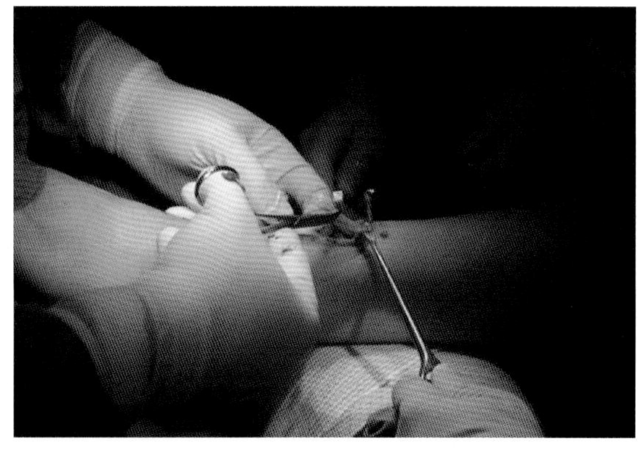

图 16-4 切除病变肌腱直至外观正常的肌腱组织

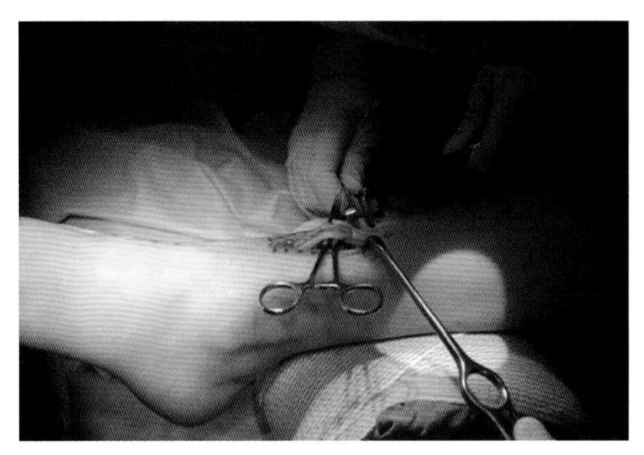

图 16-5 清除退变肌腱

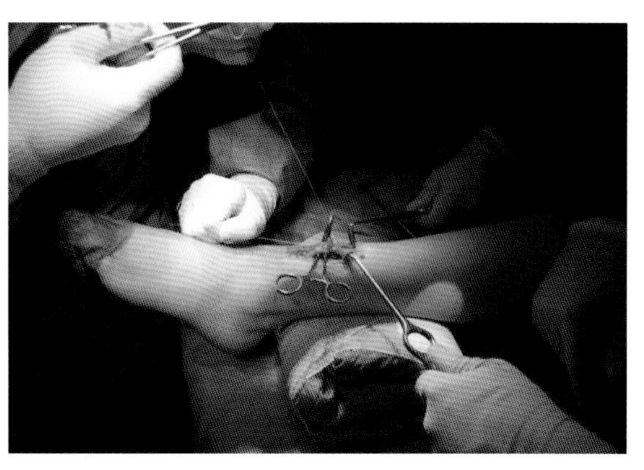

图 16-6 缝线标记近端肌腱

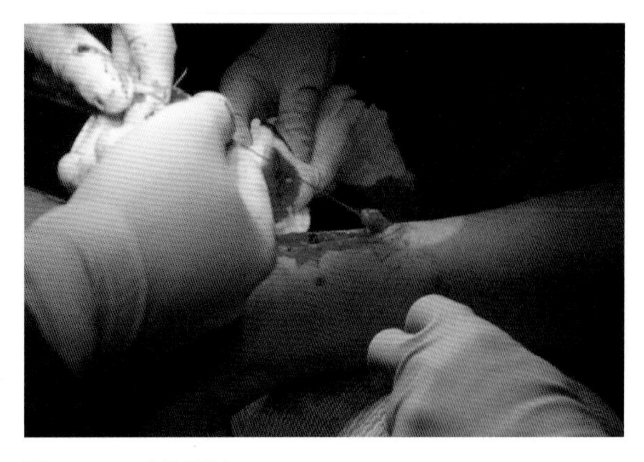

图 16-7 牵拉肌腱

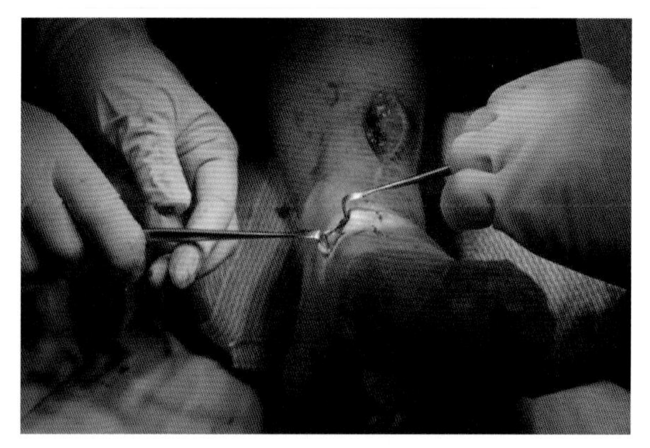

图 16-8 于内侧楔骨内侧缘显露胫骨前肌腱止点

- 定位胫骨前肌腱止点。
  - 注意此处常会留有部分肌腱残端。
- 于内侧楔骨斜向钻取与胫骨前肌腱相同走向的骨隧道。移植的腘绳肌腱直径应小于 0.5mm。钻孔深度约 20mm（图 16-9 和图 16-10）。
- 将腘绳肌腱带入隧道内（图 16-11）。

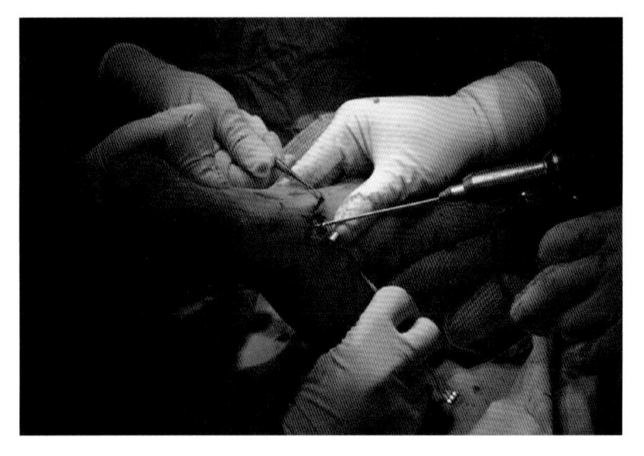

图 16-9 在内侧楔骨胫前肌腱止点处钻取一骨隧道

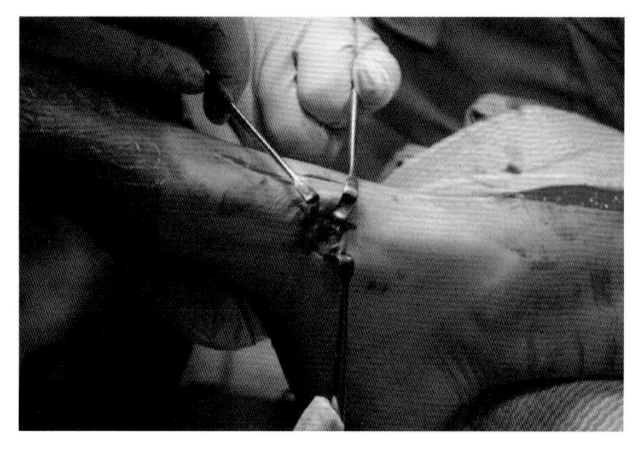

图 16-10 准备用于腘绳肌腱移植的骨隧道

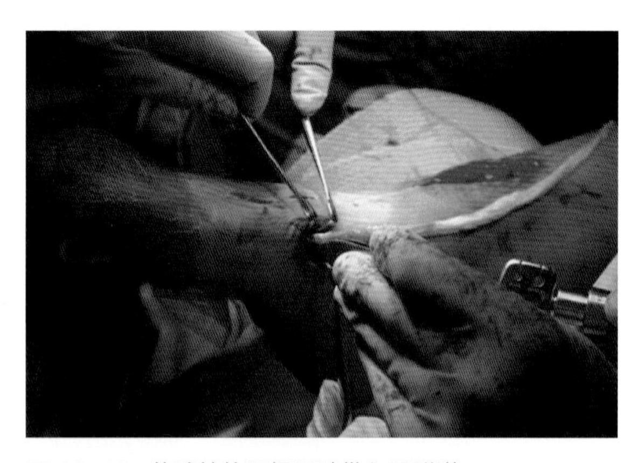

图 16-11 将移植的腘绳肌腱带入骨隧道

- 用生物腱固定螺钉将腘绳肌腱远端固定于内侧楔骨上的骨隧道中（图 16-12 和图 16-13）。
- 将腘绳肌腱经皮下穿至近端肌腱断端处（图 16-14）。

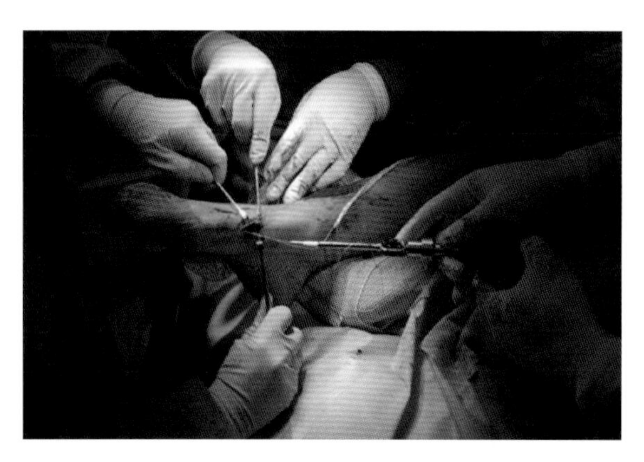

图 16-12 用 Bio-Tenodesis 螺钉将移植的腘绳肌腱固定于骨隧道内

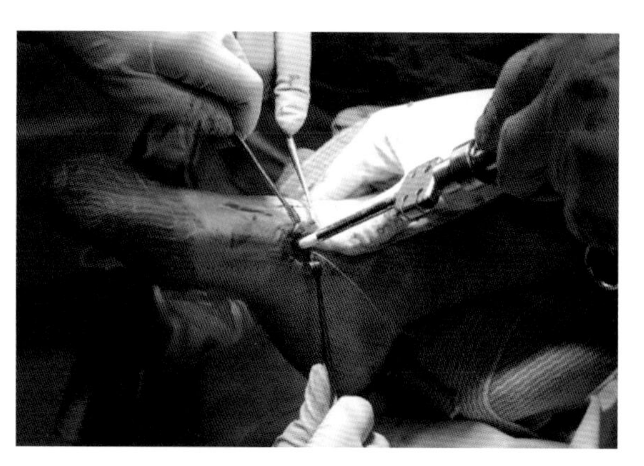

图 16-13 腘绳肌腱插入后，用 Bio-Tenodesis 螺钉将移植的腘绳肌腱固定于骨隧道内

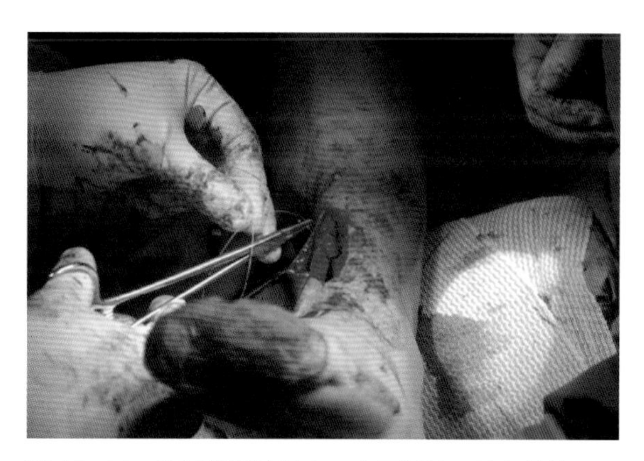

图 16-14 将腘绳肌腱经皮下穿至近端肌腱断端处后，用 2 号 Orthocord 缝线做鱼嘴型缝合

- 松解伸肌支持带以防止肌腱通道狭窄，减小张力。
- 将移植肌腱与胫骨前肌腱做鱼嘴型缝合。缝合时应使患足处于中立位或背伸 5°位，轻度旋后。
- 用 2 号 Orthocord 缝线缝合。
- 将移植物经皮下隧道向远端翻折至止点处，将其缝合，并与 Bio-Tenodesis 螺钉上的另一束缝线一同打结（图 16-15 和图 16-16）。
- 用 3-0 薇乔线管束移植肌腱。

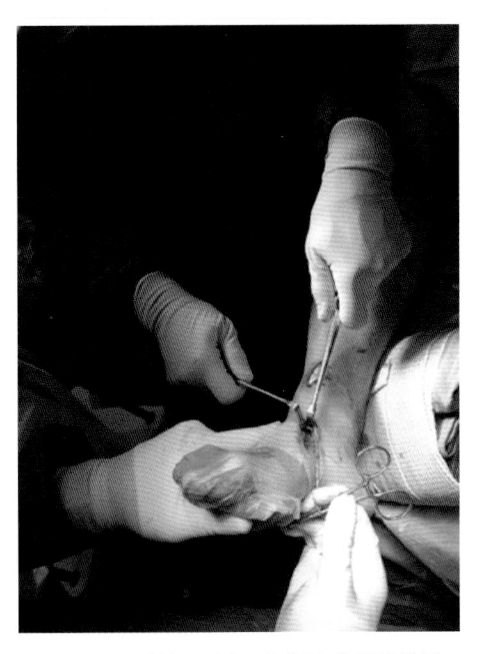

图 16-15 移植肌腱向下翻折产生双股效果

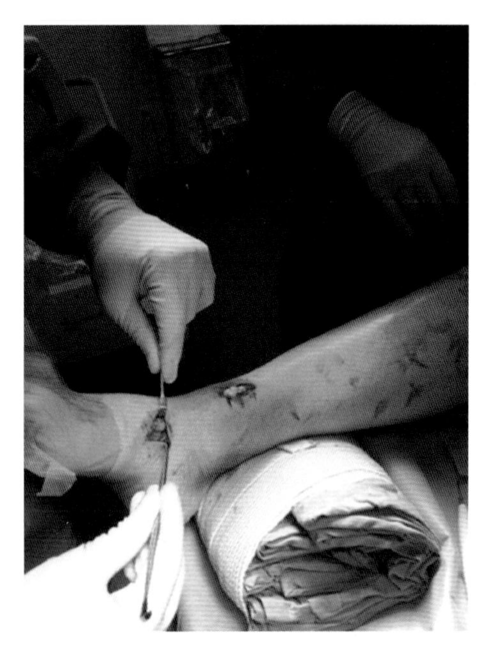

图 16-16 将移植肌腱上的缝线与Bio-Tenodesis螺钉及自体胫骨前肌腱残端的缝线一同打结

关闭伤口

- 用无菌生理盐水彻底冲洗伤口。
- 用0号薇乔线缝合皮下组织。
- 用3-0尼龙线缝合皮肤。
- 使用免缝胶带，并用无菌敷料包扎伤口。
- 非负重夹板固定患肢2周。
- 2周后，根据患者年龄，过渡至使用非负重保护靴或者管型石膏。患者开始进行轻微的踝关节活动度练习，主要以背伸为主。
- 术后6周患者可进阶至穿部分负重骨折保护靴，并开始物理治疗。并根据理疗师指导意见逐渐增加负重。
- 术后3个月可穿运动鞋。

第十七章
踝关节外侧不稳

无菌器械与设备

- 止血带
- 尖头耙形拉钩
- Freer 剥离子
- 电钻及钻头
- 弯头组织剪
- 小关节镜和踝关节牵引器（若术中行关节镜手术）
- 内植物
  - FiberTak 缝合锚钉（Arthrex, Naples, Florida, USA）
  - InternalBrace（Arthrex, Naples, Florida, USA）

体位

- 仰卧位。
- 患侧髋部垫高，确保患足处于中立位。
- 若采用关节镜手术，需要使用大腿－膝关节固定支架和无创踝关节牵引器。
  - 可使用凝胶垫减少腓总神经和腘窝间隙处的压力。

手术入路

- 前侧入路切口起自腓骨尖近端 1.5cm，平行于第五跖骨基向远端延伸 1.5cm（图 17-1）。
- 应注意避免损伤腓浅神经和腓肠神经分支。
- 辨认伸肌下支持带，并用 0 号可吸收线标记。
- 辨认前外侧关节囊，并将其在腓骨远端处行骨膜下剥离。
  - 切勿过于偏前，以避免发生医源性腓浅神经损伤。
  - 后方解剖标志为腓骨肌腱鞘，可于此探查肌腱。
  - 可同时处理腓骨肌腱病。
- 如果要修补其他组织，可自远端向近端剥离腓骨远端骨膜。

韧带稳定

- 切除所有游离小骨块，仔细保留关节囊和距腓前韧带（ATFL）的完整性。
- 用骨锉和咬骨钳处理腓骨远端，此操作利于韧带愈合。

- 由于同时修复跟腓韧带及距腓前韧带并不能改善治疗效果，因此，常规不同时进行跟腓韧带修补[1]。
- 将 InternalBrace 置入距骨距腓前韧带足印区。
  - 确认距骨外侧缘非关节面区范围。
  - 保持足部于中立位，用 3.5mm 钻头以向内 45°、平行地面的方向钻孔，以避免钻入跗骨窦或踝关节。
    - 用探针确认隧道为盲端，未穿入关节（图 17-2）。
  - 开孔并置入 1 枚预装 FiberTape 线的 4.75mm 生物复合型 SwiveLock 锚钉。
  - 将 FiberTape 线穿针，编织穿过距腓前韧带。
  - 置入 InternalBrace 前，行 Brostrom 术。
    - 置入 2 枚预装 SutureTape 的 FiberTak 锚钉。
    - 分别置于腓骨 InternalBrace 隧道的近、远端（图 17-3）。
  - 然后用 3.5mm 钻头于距腓前韧带止点处钻取 InternalBrace 腓骨上的隧道。
    - 距离腓骨尖 14mm（图 17-4）。
  - 将 SutureTape 穿过外侧关节囊韧带组织（图 17-5）。
  - 将踝关节置于中立背伸和轻度外翻位，外科结打紧 SutureTape 线。
  - 维持足部于相同位置，拉紧 InternalBrace 上的 FiberTape 线，将 3.5mm 生物复合型 SwiveLock 锚钉置入腓骨隧道内。
    - 保持 InternalBrace 适当张力非常关键。

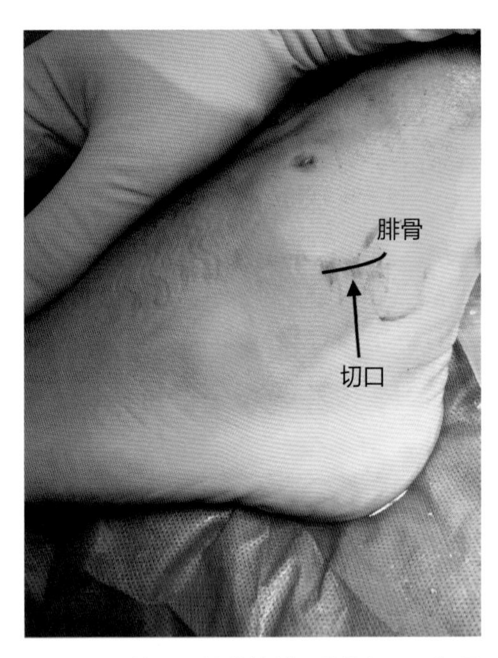

图 17-1 处理踝关节外侧不稳的切口。如果存在要治疗的腓骨肌腱病变，可使用更大的切口或延长此切口（感谢 Andrew Rosenbaum, MD. 提供图片）

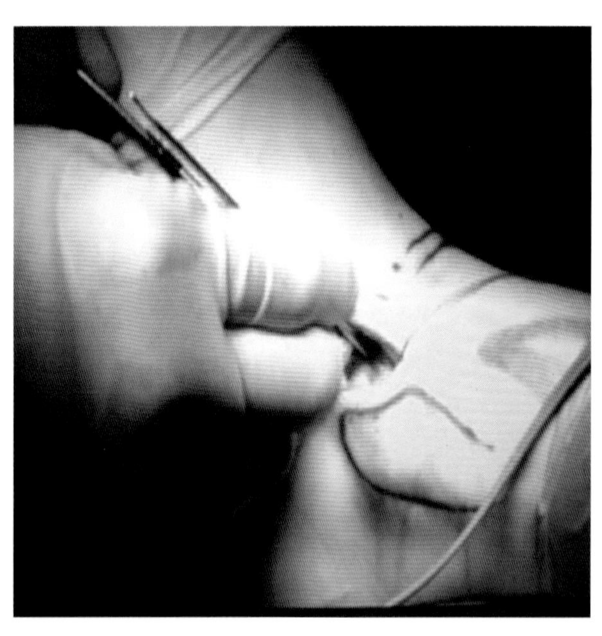

图 17-2 距骨隧道内插入跗骨窦探针，确保隧道未侵入距下关节或踝关节［图片引自：Mackay GM, Ribbans WJ. The addition of an "Internal Brace" to augment the Brostrom technique for lateral ankle ligament instability. Tech Foot Ankle Surg. 2016;15(1):47-56. Figure 8. doi:10.1097/ BTF. 0000000000000111. 已获授权］

- 锚钉打紧之前，常规将止血钳置于 FiberTape 线与下方组织之间，维持组织适当张力，避免过紧或过松（图 17-6）。

- 腓骨固定后将 FiberTape 剪平（图 17-7）。

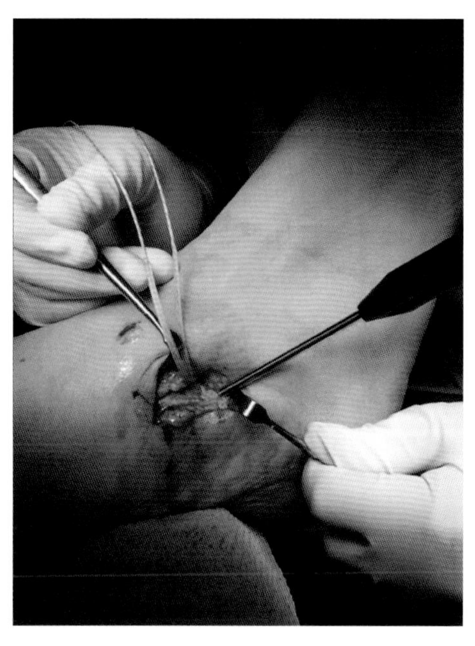

图 17-3　将远端 FiberTak 锚钉置入腓骨（感谢 Andrew Rosenbaum, MD. 提供图片）

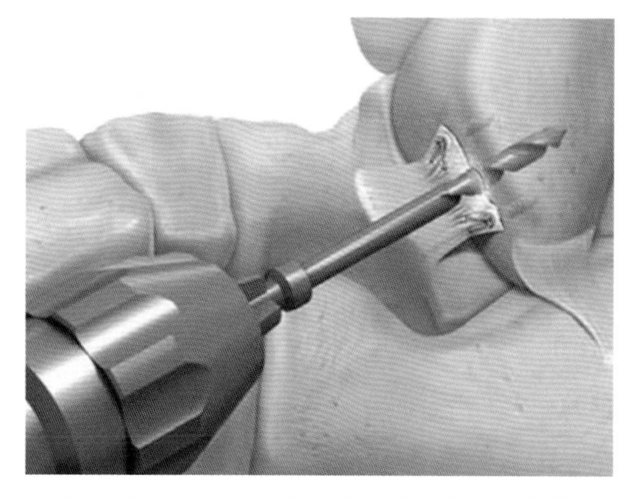

图 17-4　InternalBrace 的腓骨隧道位置［图片引自：Mackay GM, Ribbans WJ. The addition of an “Internal Brace” to augment the Brostrom technique for lateral ankle ligament instability. Tech Foot Ankle Surg. 2016;15(1):47-56. Figure 4. doi:10.1097/ BTF. 0000000000000111. 已获授权］

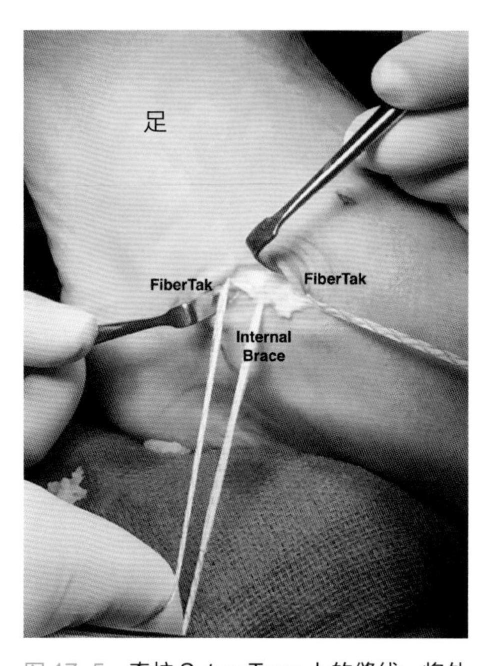

图 17-5　牵拉 SutureTape 上的缝线，将外侧关节囊韧带组织拉向腓骨。InternalBrace 上的 FiberTape 置于 SutureTape 之间。踝关节置于中立背伸和轻度外翻位，外科结打紧 SutureTape 线（感谢 Andrew Rosenbaum, MD. 提供图片）

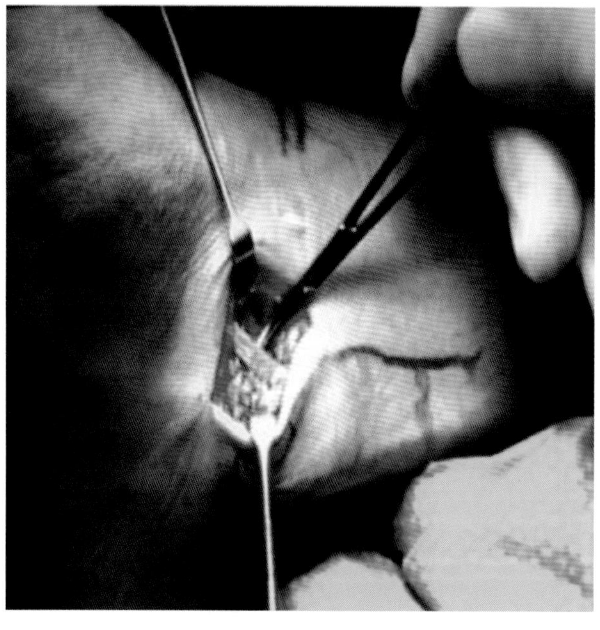

图 17-6　将止血钳置于 FiberTape 线下，维持组织适当张力，避免过紧或过松［图片引自：Mackay GM, Ribbans WJ. The addition of an “Internal Brace” to augment the Brostrom technique for lateral ankle ligament instability. Tech Foot Ankle Surg. 2016;15(1):47-56. Figure 11. doi:10.1097/ BTF.0000000000000111. 已获授权］

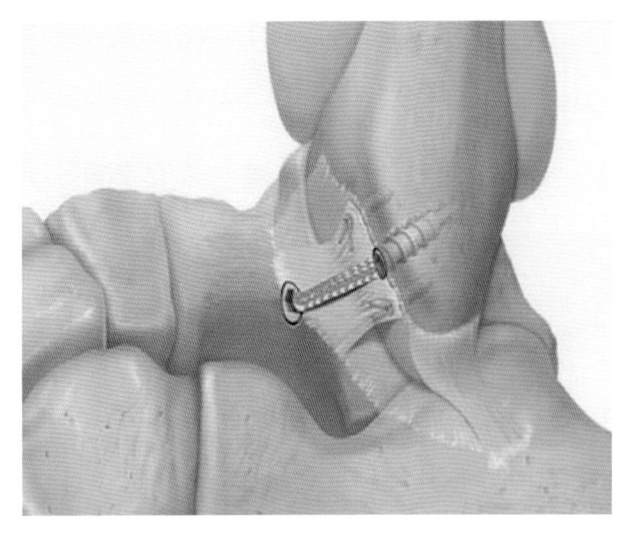

图 17–7 最终结构，包括 2 枚锚钉和 InternalBrace [图 片 引 自：Mackay GM, Ribbans WJ. The addition of an "Internal Brace" to augment the Brostrom technique for lateral ankle ligament instability. Tech Foot Ankle Surg. 2016;15(1):47–56. Figure 12C. doi:10.1097/BTF.0000000000000111. 已获授权]

术后处理

术后 1~2 周

- 在限制踝关节活动度的骨折保护靴保护下，于耐受范围内负重。
- 第 14~16 天拆线。
- 开始主动关节活动度练习（踝关节背伸和跖屈）。
- 在限制踝关节活动度的骨折保护靴保护下进行固定自行车和椭圆机练习。

术后 3~6 周

- 开始门诊物理治疗。
- 开始使用踝关节支具固定。
- 无骨折保护靴下进行骑车、行走和椭圆机练习。

术后 6~8 周

- 继续主动关节活动度练习，并开始主动内翻和外翻练习。
- 本体感觉锻炼：单腿站立、站平衡木、站在不平整的地面上。

术后 8~10 周

- 运动专项训练。
- 恢复伤前运动。

参考文献

1. Maffulli N, Del Buono A, Maffulli GD, et al. Isolated anterior talofibular ligament Brostrom repair for chronic lateral ankle instability. *Am J Sports Med*, 2013,41(4):858-864.

第十八章
踝关节内侧不稳

无菌器械与设备

- 沙袋或软垫
- 膝关节支架
- 大腿止血带
- 根据情况准备踝关节镜设备
- 带线锚钉
- 根据情况准备异体半腱肌腱

体位

- 仰卧位。
- 患侧臀部垫高，患足保持中立位。
- 使用大腿止血带。
- 使用膝关节支架支撑股骨远端，使患足可以自由活动，便于开放手术前进行关节镜操作。
- 常规消毒铺巾至膝关节近端。
- 关节镜操作完成后，卸除膝关节支架，可随意调节患足位置。

手术入路

- 踝关节镜准备体位。
  - 使用膝关节支架支撑股骨远端，保持足部于悬垂位（图 18-1）。
- 切口。
  - 做前内侧纵向弧形切口（图 18-2）。
  - 切口起自内踝近端 1cm，经内踝前 1/3，止于内踝尖远端 2~4cm，朝向足舟骨结节内侧。
- 浅层分离。
  - 切开皮肤。

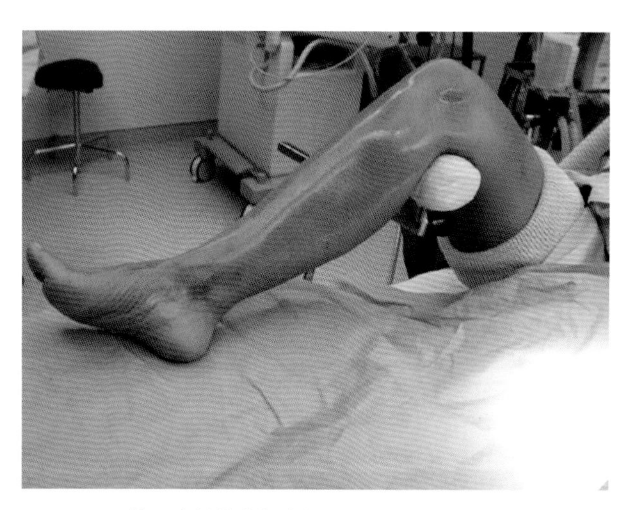

图 18-1　使用膝关节支架支撑股骨远端，使患足可以自由活动，便于切开重建前进行踝关节镜操作［图片引自：Wiesel SW. Operative Techniques in Orthopaedic Surgery. 1st ed. Philadelphia, PA: Wolters Kluwer, Lippincott Williams & Wilkins; 2010. Figure 104-4b. 已获授权］

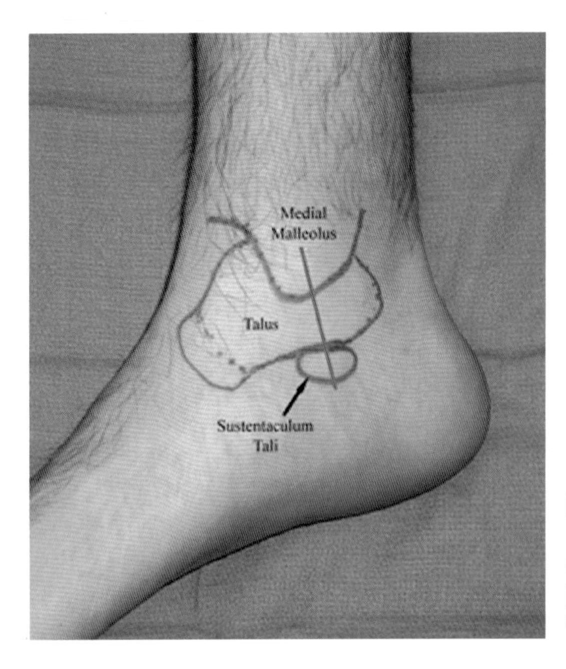

图 18-2 三角韧带重建手术的入路［图片引自：Wiesel SW. Operative Techniques in Orthopaedic Surgery. 1st ed. Philadelphia, PA: Wolters Kluwer, Lippincott Williams & Wilkins; 2010. Figure 103-2. 已获授权］

- 辨认并保护内踝前方的大隐静脉及隐神经。
- 显露骨膜及关节囊。
- 深部分离（图 18-3）。
  - 将胫后肌腱自腱鞘内牵出并予以保护。
  - 切开踝关节前方关节囊，显露关节。
  - 辨认残留的三角韧带纤维。
    - 浅层：呈扇形，此层损伤通常为中部撕裂或自内踝止点处撕脱。
    - 深层：短而粗壮，临床上更容易辨认，可表现为自距骨侧撕脱（最常见）、内踝尖处撕裂或中部撕裂。

复位及固定技术

- 踝关节镜下评估，并同时处理合并的关节内病变（图 18-4 和图 18-5）。
- 重建三角韧带浅层：近端撕裂或撕脱时（图 18-6）。

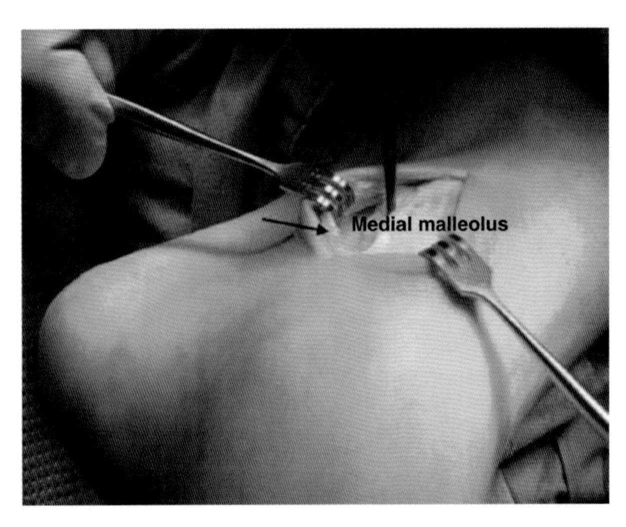

图 18-3 内侧入路。胫后肌腱（箭头）牵向后方［图片引自：Giza E, Wuellner J. Acute deltoid rupture: history, diagnosis, and a repair technique. Tech Foot Ankle Surg. 2014;13(2):73-80. oi:10.1097/BTF.0000000000000045. 已获授权］

- 于胫弹簧韧带和胫舟韧带间做小切口显露内踝前缘，两韧带间常有纤维间隔。
- 新鲜化内踝内侧面，于内踝尖近端 6mm 处置入带线锚钉（FiberTak, Arthrex, Naples, FL, USA）。
- 用锚钉缝线将胫弹簧韧带和胫舟韧带重新固定至内踝，并用 0 号可吸收缝线叠加缝合。

- 重建三角韧带浅层：中部撕裂（图 18-7）。
  - 分离近、远端韧带残端。
  - 内踝近端置入 2 枚带线锚钉，分别与远侧断端和胫舟韧带缝合。足舟骨结节处置入 1 枚带线锚钉，并与近侧断端缝合。用 0 号可吸收缝线叠加缝合重建的胫弹簧韧带和胫舟韧带。
- 重建三角韧带浅层：远端撕裂或撕脱（图 18-8）。
  - 清理足舟骨上的韧带足印区。

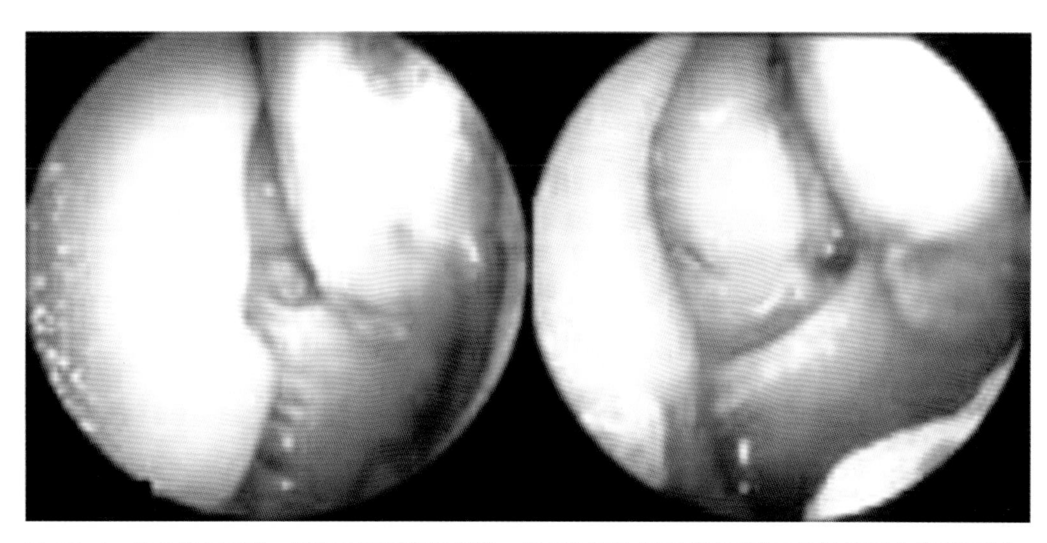

图 18-4 关节镜下图像，探查内踝及距骨间隙，将足外翻旋前可明显看到三角韧带断裂 [图片引自：Wiesel SW. Operative Techniques in Orthopaedic Surgery. 1st ed. Philadelphia, PA: Wolters Kluwer, Lippincott Williams & Wilkins; 2010. Figure 104，TechFig 2ab. 已获授权]

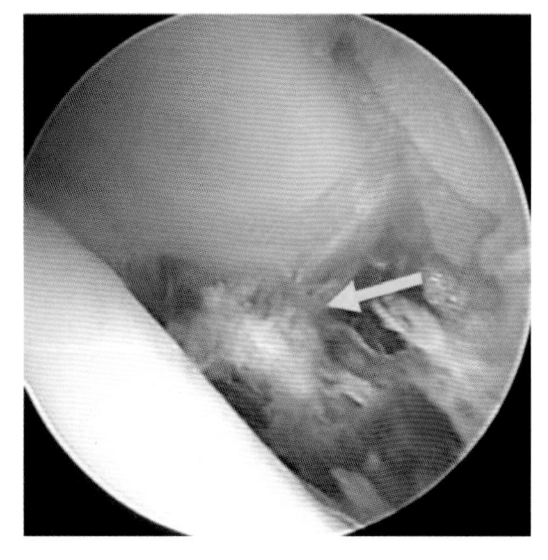

图 18-5 关节镜检查证实踝关节内侧不稳，三角韧带自内踝尖撕脱（黄色箭头）[图片引自：Hsu AR. Treatment of deltoid injuries associated with ankle fractures. Tech Foot Ankle Surg. 2018;17(3):115-120. doi:10.1097/BTF.0000000000000180. 已获授权]

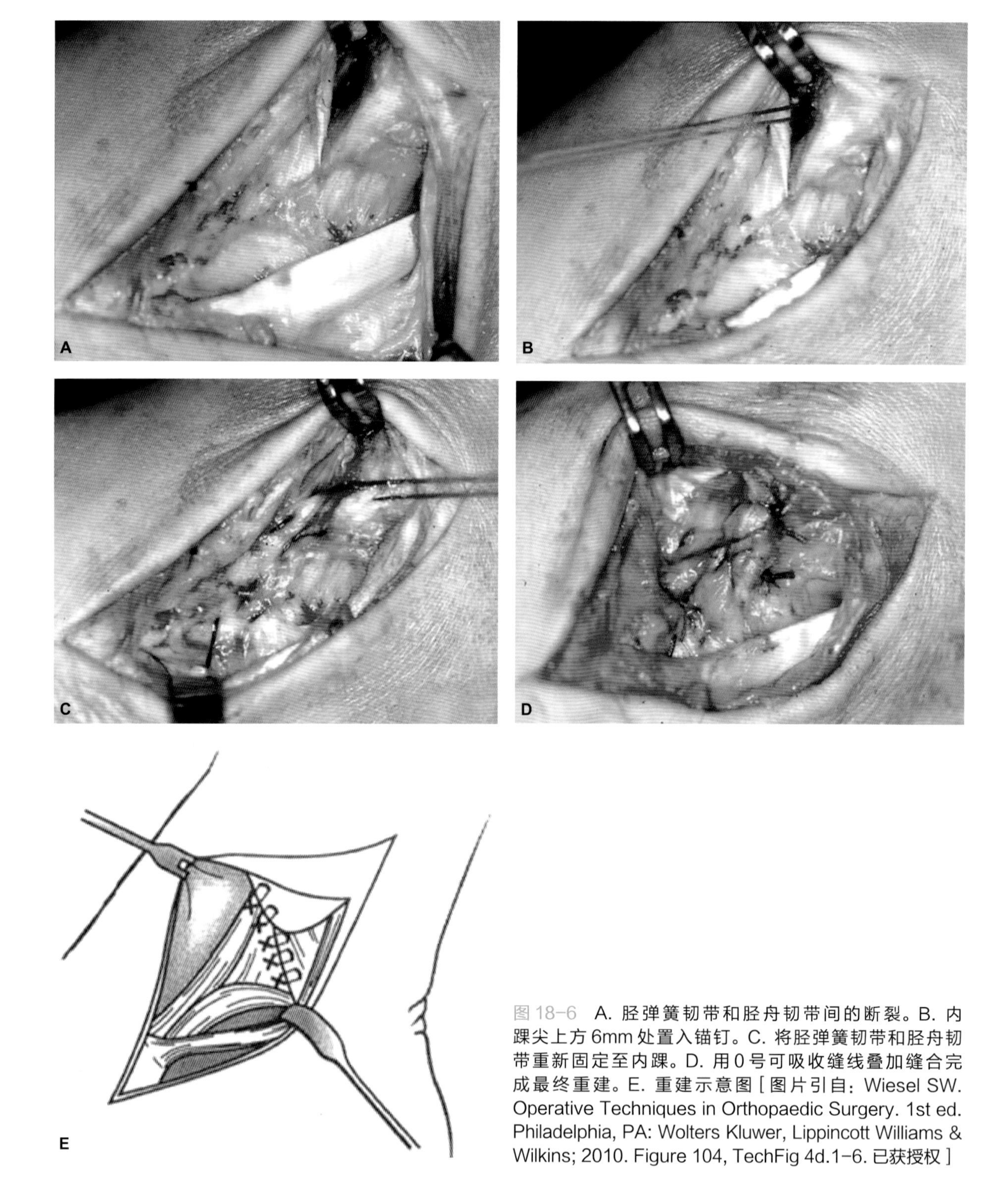

图 18-6 A. 胫弹簧韧带和胫舟韧带间的断裂。B. 内踝尖上方 6mm 处置入锚钉。C. 将胫弹簧韧带和胫舟韧带重新固定至内踝。D. 用 0 号可吸收缝线叠加缝合完成最终重建。E. 重建示意图［图片引自：Wiesel SW. Operative Techniques in Orthopaedic Surgery. 1st ed. Philadelphia, PA: Wolters Kluwer, Lippincott Williams & Wilkins; 2010. Figure 104, TechFig 4d.1-6. 已获授权］

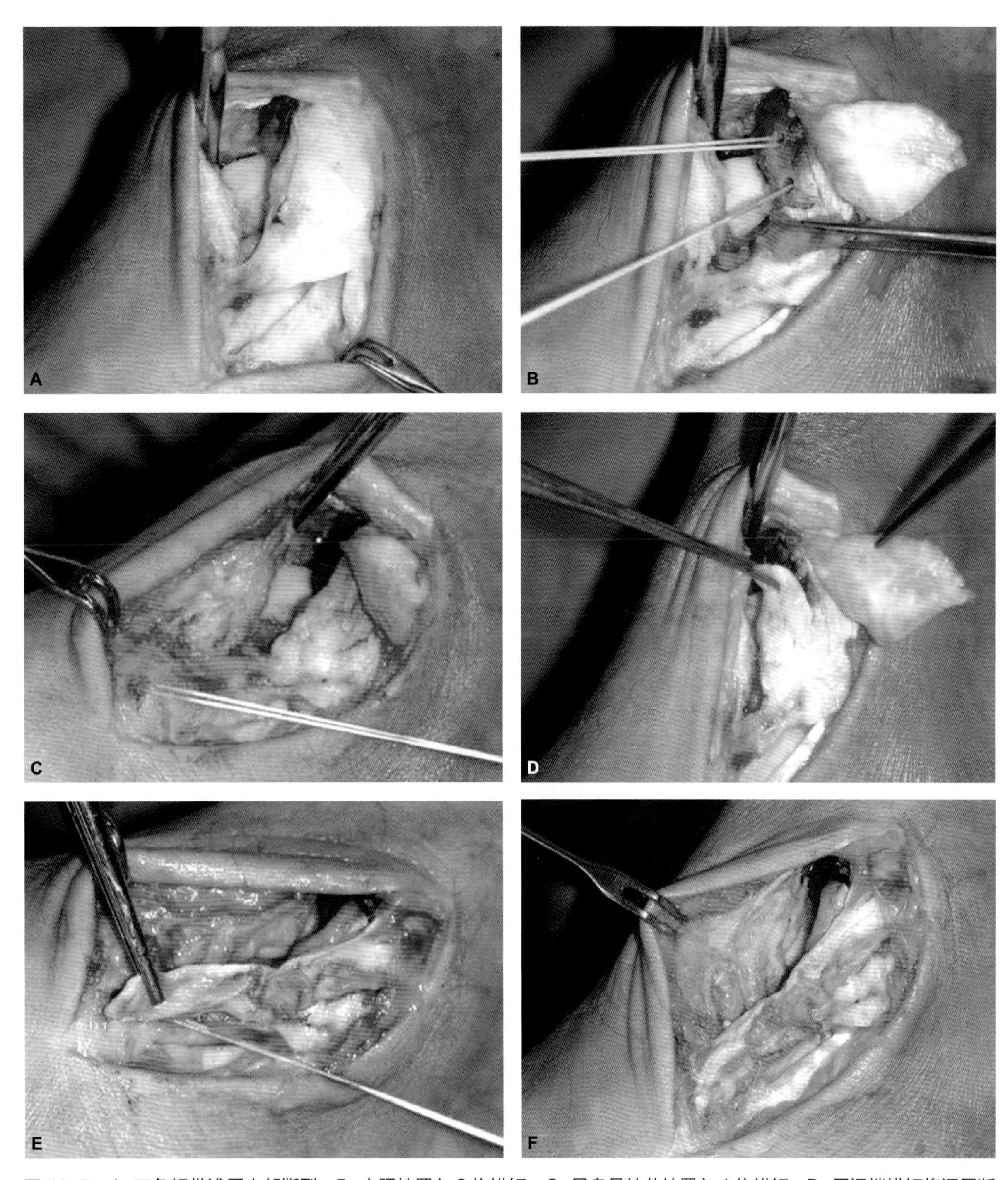

图 18-7 A. 三角韧带浅层中部撕裂。B. 内踝处置入 2 枚锚钉。C. 足舟骨结节处置入 1 枚锚钉。D. 用远端锚钉将深层断端缝至内踝。E. 浅层断端缝至足舟骨结节。F. 收紧缝线完成重建

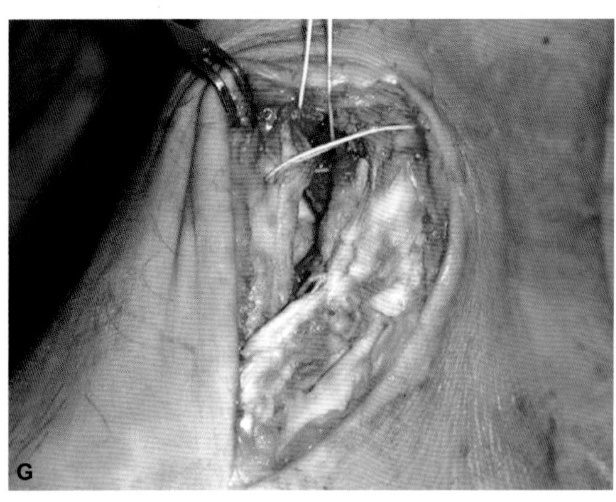

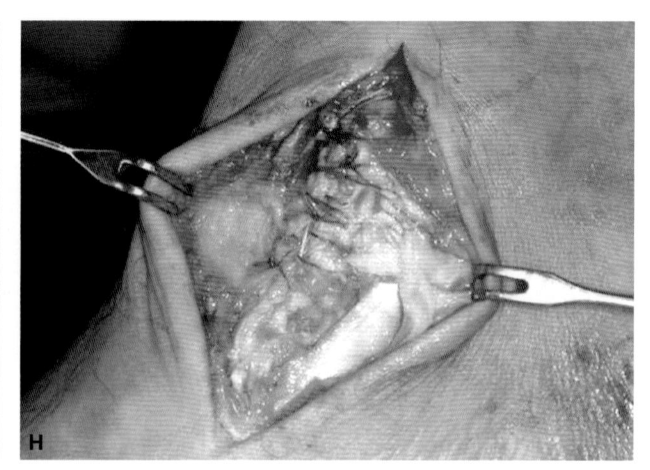

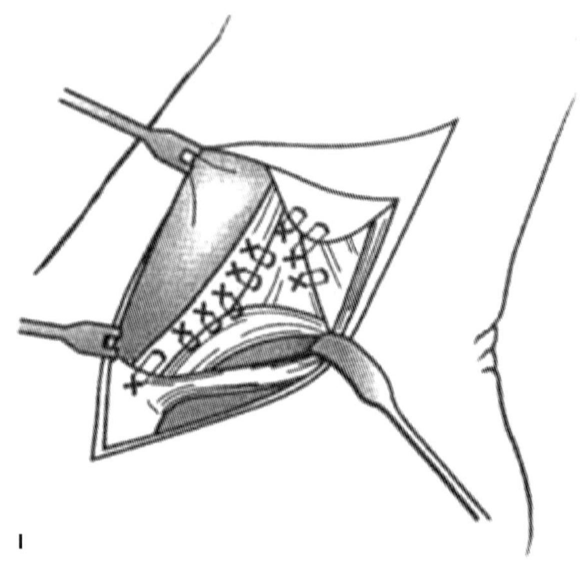

图 18-7（续） G. 内踝上方的锚钉用以重建胫舟韧带。H. 用 0 号可吸收缝线叠加缝合完成最终重建。I. 重建示意图［图片引自：Wiesel SW. Operative Techniques in Orthopaedic Surgery. 1st ed. Philadelphia, PA: Wolters Kluwer, Lippincott Williams & Wilkins; 2010. Figure 104, FechFig 5a1-6. 已获授权］

  - 足舟骨结节内置入带线锚钉，将 2 股不可吸收缝线缝入胫弹簧韧带。收紧缝线重建胫舟韧带和胫弹簧韧带，并用 0 号可吸收缝线叠加缝合。
- 重建三角韧带深层：使用异体肌腱重建胫骨、距骨（三角韧带深层）和跟骨支（三角韧带浅层）（图 18-9~ 图 18-12）。
  - 使用异体半腱肌腱。
  - 用不可吸收缝线管束移植肌腱各支，并测量各支直径以准备合适的骨隧道。
  - 胫骨支：
    - 自内踝丘间沟内朝向胫骨前嵴外侧、关节线上方 5~6cm 处置入导针。使用 6mm 扩孔钻沿导针方向钻取一深 30~40mm 的骨隧道。
    - 使用界面螺钉和钮扣缝线（Arthrex，Naples，Florida，USA）固定未分支的肌腱端。
  - 距骨支：
    - 将导针置入距骨内侧非关节面部分。
      - 通常置于距骨滑车前内侧角后方 12mm 处。
    - 沿导针钻取一直径 5mm、深 17~20mm 的骨隧道。
    - 将移植肌腱由内向外穿入骨隧道，并用 5mm 界面螺钉固定于隧道内侧端。螺钉埋入 1~2mm。

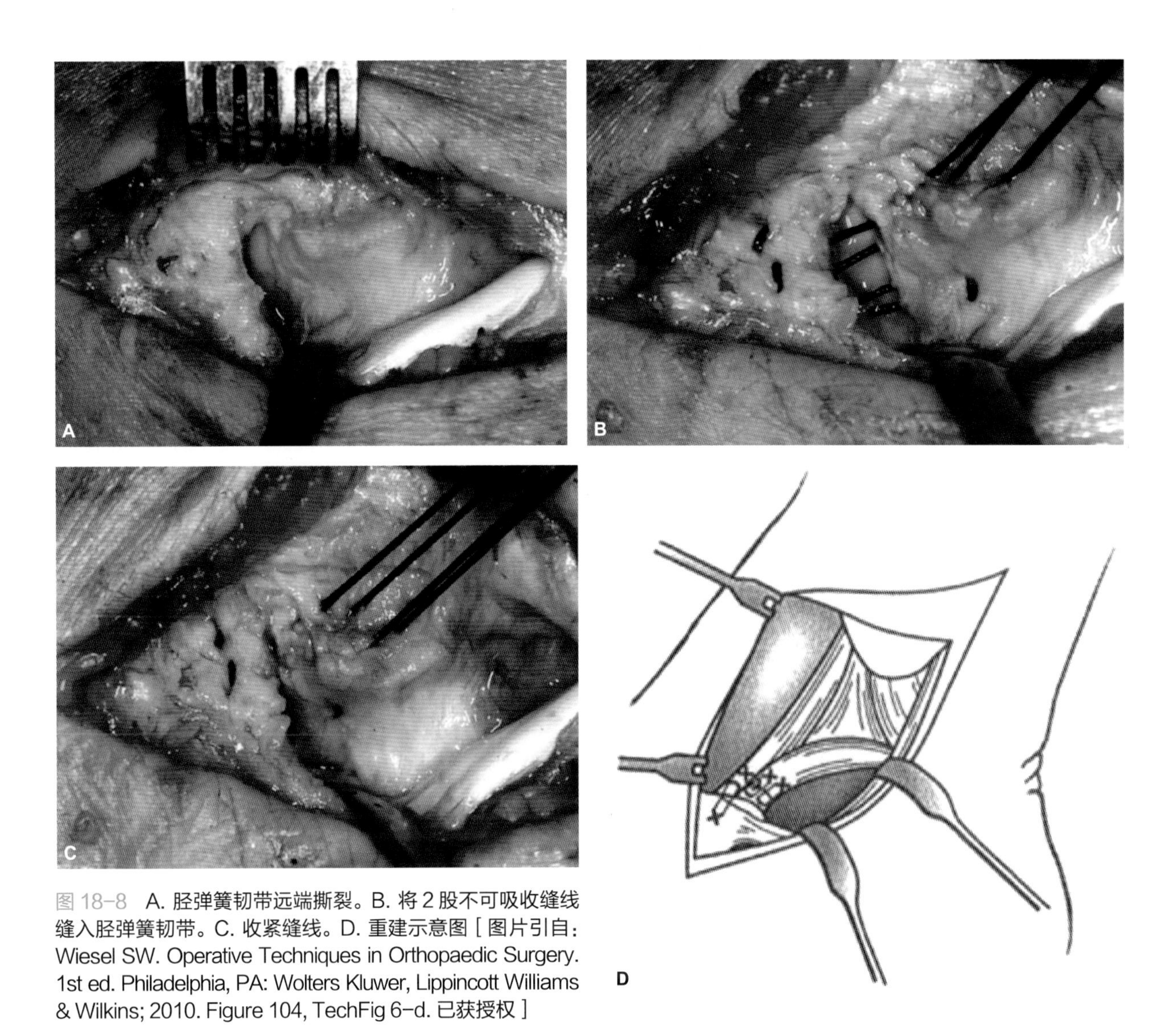

图 18-8 A. 胫弹簧韧带远端撕裂。B. 将 2 股不可吸收缝线缝入胫弹簧韧带。C. 收紧缝线。D. 重建示意图［图片引自：Wiesel SW. Operative Techniques in Orthopaedic Surgery. 1st ed. Philadelphia, PA: Wolters Kluwer, Lippincott Williams & Wilkins; 2010. Figure 104, TechFig 6-d. 已获授权］

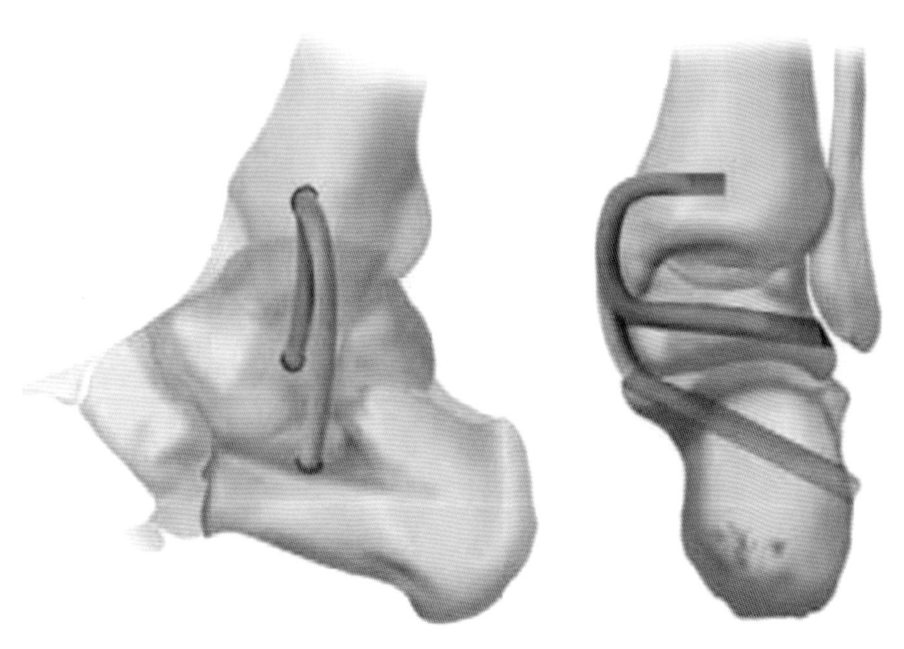

图 18-9 3D 重建示意图

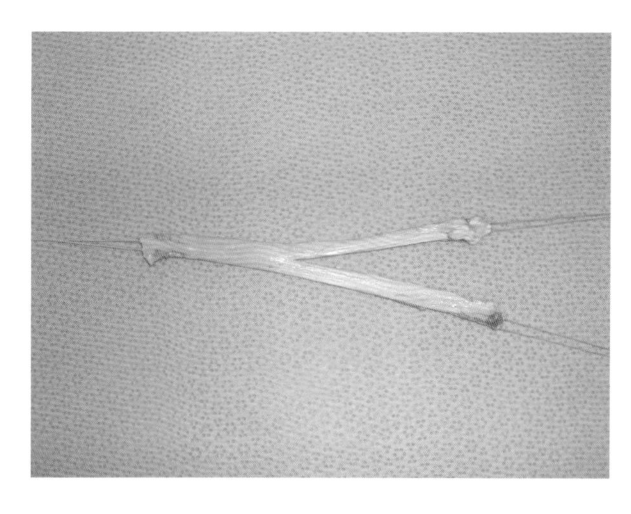

图 18-10 分叉的异体肌腱，用 Krackow 法缝合各支［图片引自：Wiesel SW. Operative Techniques in Orthopaedic Surgery. 1st ed. Philadelphia, PA: Wolters Kluwer, Lippincott Williams & Wilkins; 2010. Figure 103, TechFig 1b. 已获授权］

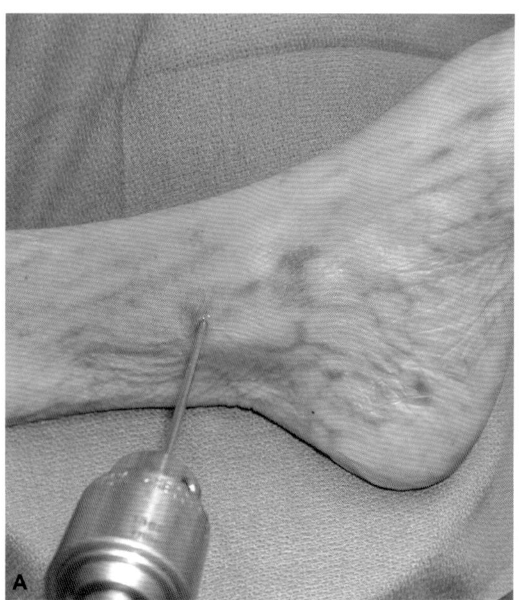

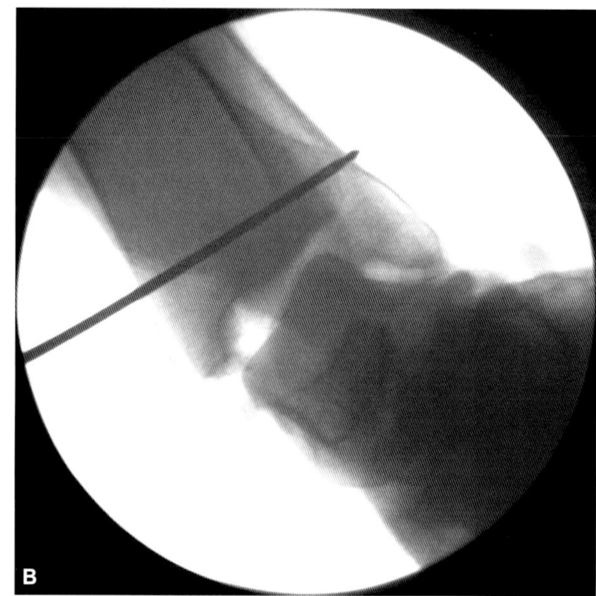

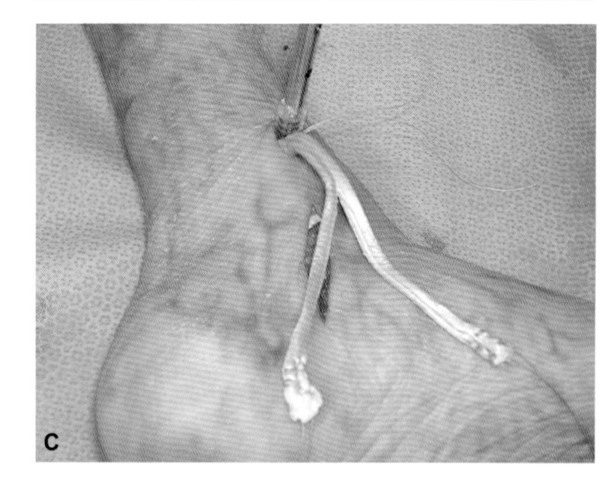

图 18-11 A. 进针点位于胫骨远端关节面近端 1cm 处。B. 透视下置入导针。C. 使用界面螺钉固定未分支的肌腱端［图片引自：Wiesel SW. Operative Techniques in Orthopaedic Surgery. 1st ed. Philadelphia, PA: Wolters Kluwer, Lippincott Williams & Wilkins; 2010. Figure 103, TechFig 2a-c. 已获授权］

- 跟骨支：
  - 自载距突中部向外侧至跟骨的腓骨结节上方 1cm 处钻取骨隧道。透视明确未钻入距下关节。
  - 将最后一支肌腱自外向内导入骨隧道，并用 5mm 界面螺钉固定于内侧。

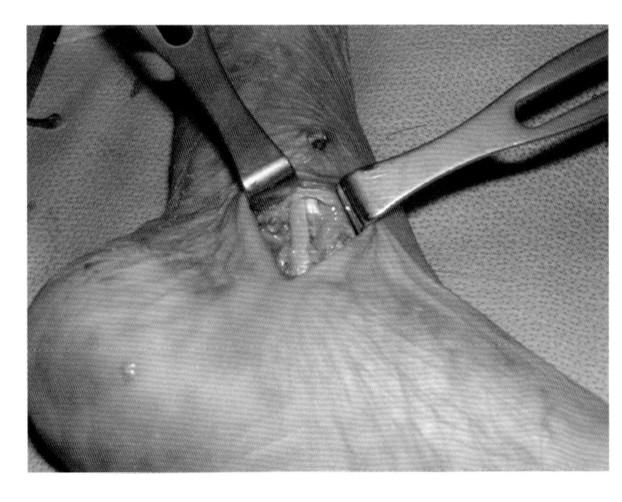

图 18-12　完成三角韧带重建［图片引自：Wiesel SW. Operative Techniques in Orthopaedic Surgery. 1st ed. Philadelphia, PA: Wolters Kluwer, Lippincott Williams & Wilkins; 2010. Figure 103, TechFig 4b. 已获授权］

术后处理

- 术后 0~2 周：使用衬垫保护的 Jones 夹板固定，避免负重。
- 术后 0~6 周：用高分子短腿石膏管型将患肢固定于中立位，根据耐受情况负重。
- 术后 6~10 周：更换为控制踝关节活动的保护靴，根据耐受情况负重。物理治疗时取下保护靴。开始被动及主动关节活动度练习。
- 术后 10~12 周：过渡至踝关节支具保护下穿普通鞋。开始本体感觉训练。
- 12 周后：根据耐受情况调整运动强度。术后 1 年内训练或体育运动时仍须佩戴踝关节支具。

推荐阅读

1. Giza E, Wuellner J. Acute deltoid rupture: history, diagnosis, and a repair technique. *Tech Foot Ankle Surg*. 2014;13(2):73-80.
2. Hsu AR. Treatment of deltoid injuries associated with ankle fractures. *Tech Foot Ankle Surg*. 2018;17(3):115-120.
3. Wiesel S. *Operative Techniques in Orthopaedic Surgery*. 1st ed. Philadelphia, PA: Wolters Kluwer, Lippincott Williams & Wilkins; 2010.

第十九章
关节镜治疗距骨骨软骨损伤

适应证

- 有症状的距骨骨软骨损伤（OLT）。
    - 3 个月以上保守治疗且效果不佳。
    - 损伤大小：面积 <150mm^2 或直径 <15mm[1,2]。最近认为，损伤面积 <100mm^2 为最佳适应证[3]。
    - 无明显的骨缺损（Berndt and Harty 分级：2~4 级）。

无菌器械与设备

- 大腿止血带
- 踝关节牵引器
- 标准的关节镜设备
- 灌注系统（压力：50~60mmHg，流量：0.5L/min）
- 2.4mm 或 2.7mm 30° 或 70° 关节镜头
- 3.5mm 或 4.5mm 刨刀（用于软组织清理）
- 小号弯头刮匙
- 微骨折工具或 2.0mm 克氏针（做骨髓刺激用）

体位

- 仰卧位，患侧髋关节屈曲，使用有衬垫保护的腿架支撑（图 19-1）。
- 无菌踝关节牵引带并固定中后足（图 19-2）。

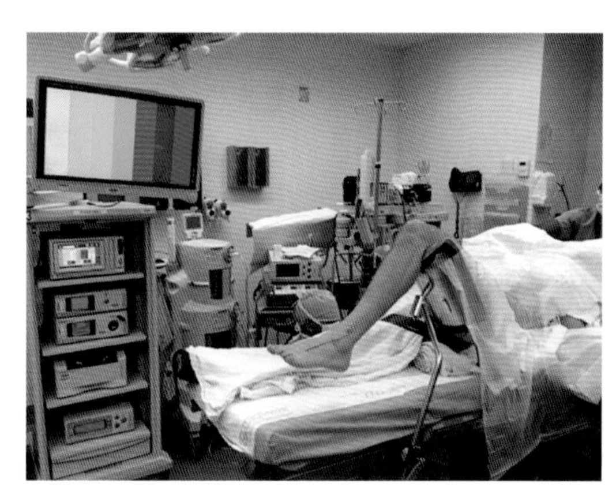

图 19-1　患侧骨盆下方可再加一小垫，以便将足踝部放置于中立位

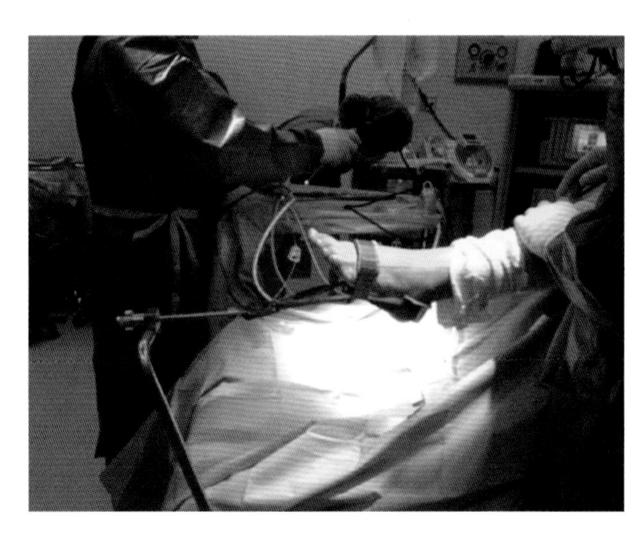

图 19-2 无菌牵引带固定踝关节。用固定带连接于无菌支架，使术者根据需要选择牵开程度

入路知识

- 前内侧入路、前外侧入路，偶尔经后外侧入路。
- 做切口前，在体表标记外踝、内踝、第三腓骨肌、胫骨前肌腱及关节线（图 19-3）。将足跖屈内翻辨认腓浅神经（图 19-4）。

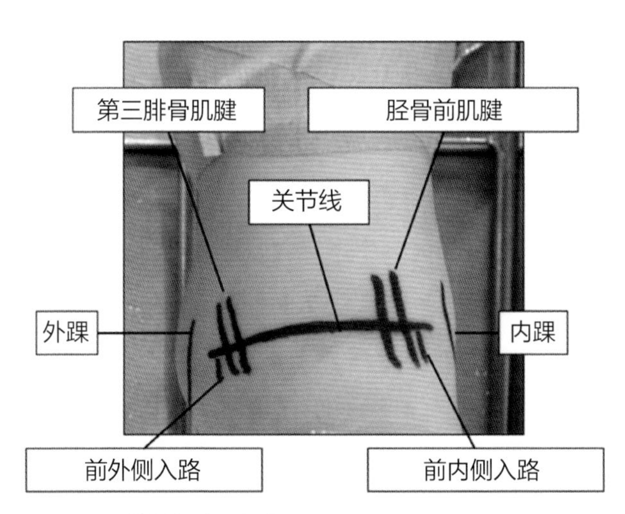

图 19-3 前侧入路及标志

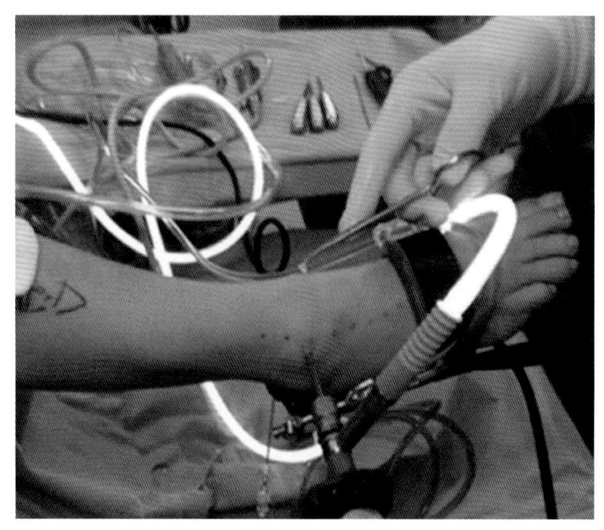

图 19-4 术前标记腓浅神经走行非常重要

- 前内侧入路位于胫骨前肌腱内侧缘内侧 1mm 处。
- 前外侧入路位于第三腓骨肌腱外侧 1mm 处。跖屈第 4 趾可找到腓浅神经的位置，并可明确腓浅神经的皮下走行。
- 后外侧入路位于内外踝尖连线水平，跟腱外侧缘前方 1mm 处，有时需要经该入路进行踝关节后方区域的操作。应注意腓肠神经的位置以避免损伤（图 19-5）。

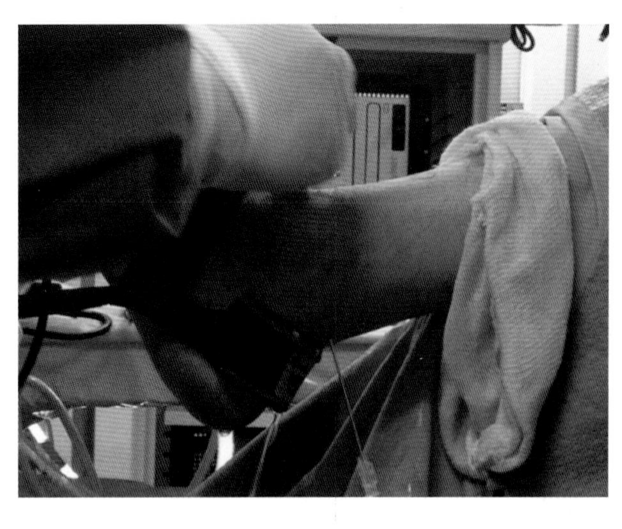

图 19-5 后外侧入路用于灌注及观察踝关节后方

手术技术

建立入路

- 按如下顺序做关节镜入路：前内侧入路、前外侧入路、后外侧入路。
- 将 1 枚 22 号针头自前内侧入路标记点插入踝关节腔，并注入 10ml 生理盐水（图 19-6），可以此判断关节方向。如果生理盐水注入顺畅且踝关节腔完全充盈膨胀，即证明入路定位准确。

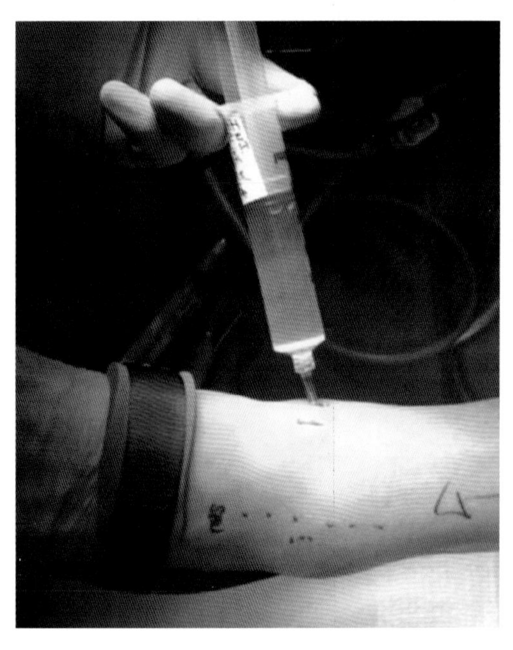

图 19-6 用针头定位入路的最佳位置

- 用 11 号刀片切开皮肤，蚊式钳钝性分离皮下组织。
- 将 2.7mm 关节镜套筒及探棒小心地插入踝关节，然后拔出探棒，插入 2.7mm 关节镜。
- 将 1 枚 22 号针头自前外侧入路标记点插入踝关节，一旦针头定位准确，即可切开皮肤，钝性分离皮下组织。该步骤可采用透光技术在关节镜直视下进行，以避免损伤血管和神经。

诊断性关节镜

- 首先，经前内侧入路有序地进行诊断性关节镜检查，外侧入路插入探针触诊距骨表面。
- 使用探针触诊检查软骨损伤情况，任何游离、不稳或退变的软骨均需清理，并需做微骨折处理。
- 某些损伤表面的软骨外观正常，采用逆行钻孔技术可在刺激软骨下骨血运重建的同时，保留正常的透明软骨。
- 损伤部位决定治疗策略。基于 MRI 检查的 9 区划分法可准确描述距骨骨软骨损伤的位置（图 19-7）[4]。

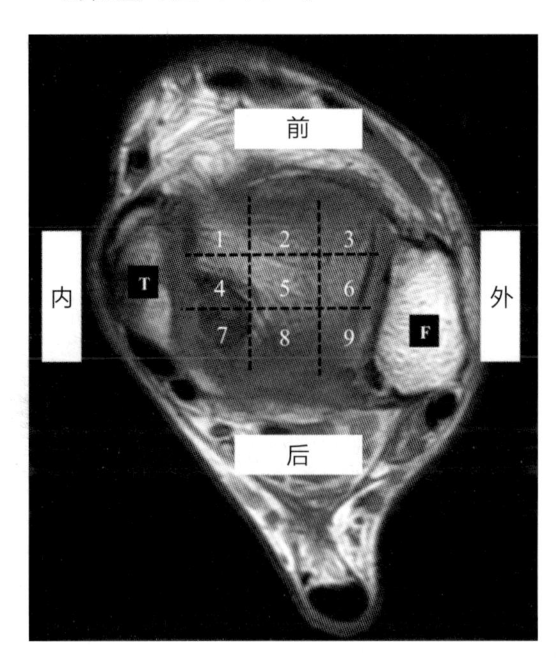

图 19-7 距骨穹隆部的 9 区划分法。1、4、7 区位于距骨内侧，1、2、3 区位于距骨前方

- 一般而言，术中关节镜置于损伤的对侧入路，而操作器械则从病灶同侧入路插入。
- 伴发病变比较常见，须同时处理。
  - 骨及软组织撞击，韧带损伤（图 19-8）。
  - 软骨损伤的处理与其他关节内手术操作一同放在最后进行。

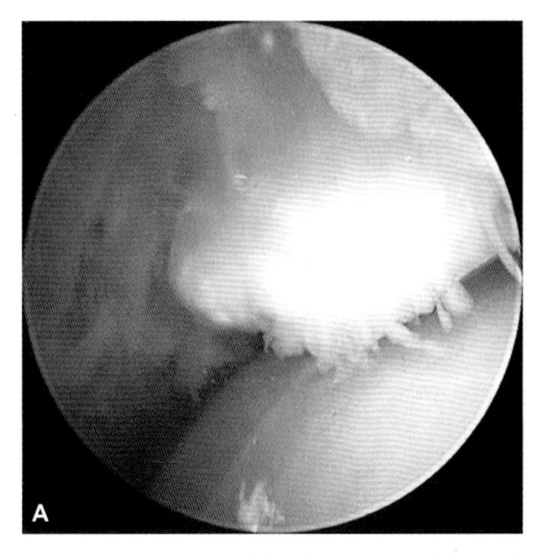

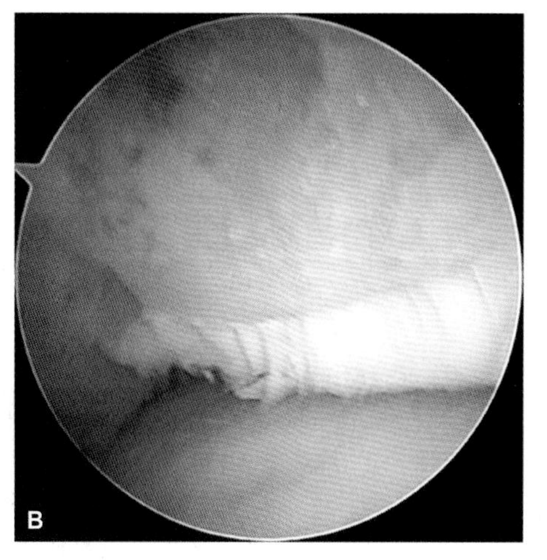

图 19-8 A. 胫骨骨性撞击，B. 使用刨刀和磨钻清除骨赘后

逆行钻孔

- 对于内侧损伤，自距骨外侧突置入 1 枚克氏针。在透视引导下，将克氏针直接钻入病灶中心。
- 关节镜监视下，注意避免克氏针穿透关节软骨面。
- 透视下将 3.5mm 空心钻沿克氏针钻至病灶内，然后插入弯头刮匙彻底清理囊性病灶（图 19-9）。
- 用硫酸钙填充囊腔，以支撑表面软骨（图 19-10）[5]。
- 对于外侧损伤，克氏针进针点应位于距骨前内侧，三角韧带和胫弹簧韧带结合部，其余操作步骤同内侧病灶的处理。

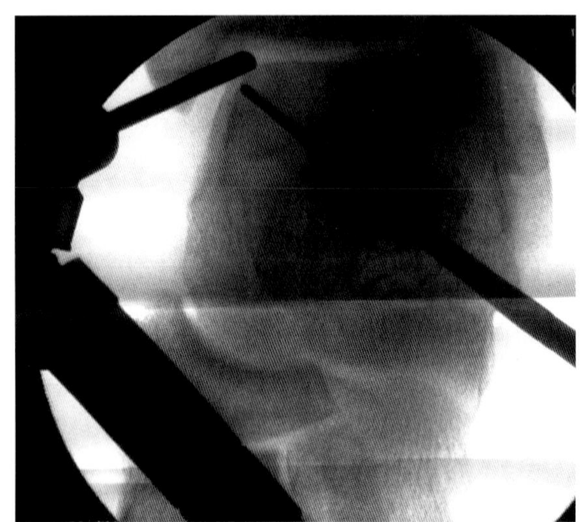

图 19-9 **透视下用弯头刮匙经钻孔进入，清理囊性病灶**

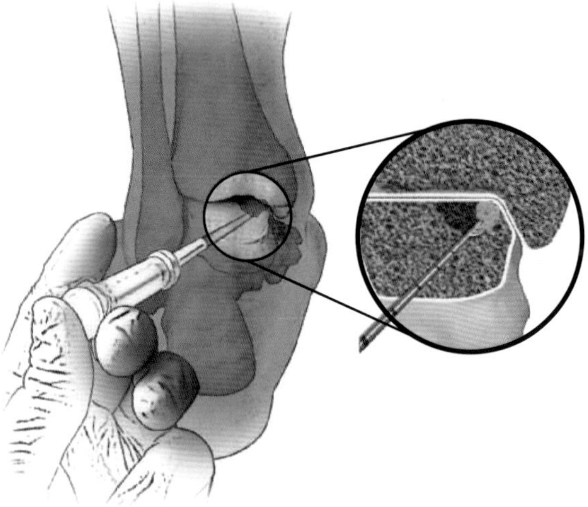

图 19-10 **用硫酸钙填充囊腔**

微骨折

清理不稳定软骨、坏死骨及钙化层

- 任意部位上大小合适的距骨骨软骨损伤，基本上都可通过标准入路的关节镜技术治疗。偶尔需使用辅助入路以获得最佳显露。
- 用探针评估关节软骨，用锐头刮匙清除所有退变或不稳定软骨（图 19-11A）。
- 用刮匙及电动吸引刨刀清除坏死骨及钙化层（图 19-11B）。
- 使用各种器械时应避免医源性损伤，并通过切换入路获得更佳的视野。
- 软骨清理必须仔细，游离骨块或坏死软骨清理不彻底会导致治疗失败。
- 最后，确定残留软骨边缘稳定（图 19-12）。

穿透软骨下骨板

- 微骨折技术是用微骨折锥穿透软骨下骨板（图 19-13）。该手术的目的是为了刺激间充质干细胞分化为纤维软骨以修复组织。钻孔间距一般为 3~4mm，深度 3mm。
- 有不同角度的微骨折锥可供选择，术者可选择合适角度的微骨折锥，以便于垂直于缺损面钻孔。

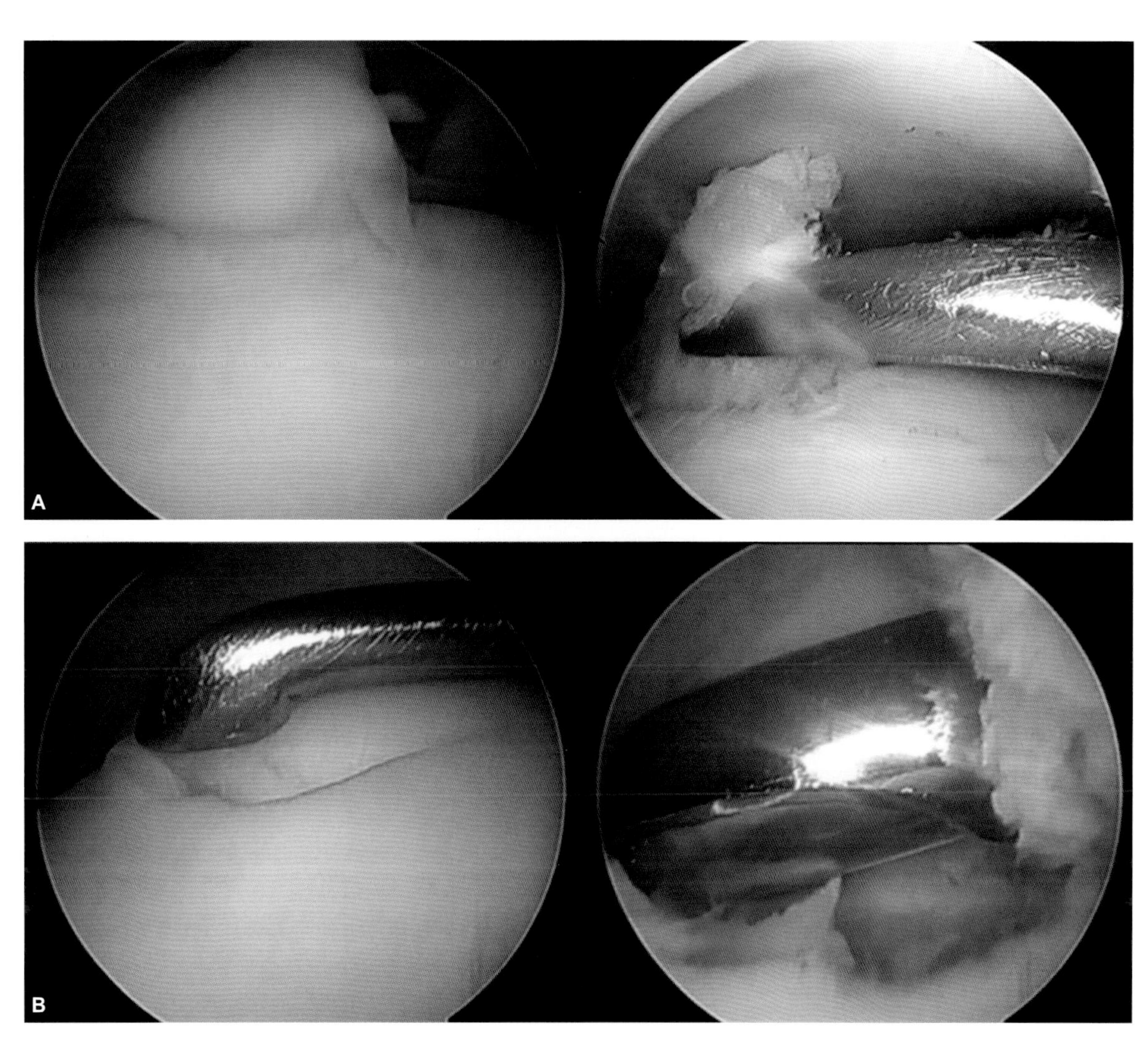

图 19-11 A. 距骨穹隆部不稳定软骨（左图），用探针掀起不稳定软骨（右图）。B. 刮除病灶（左图），电动刨刀可帮助清除大的软骨片、坏死骨及钙化层（右图）

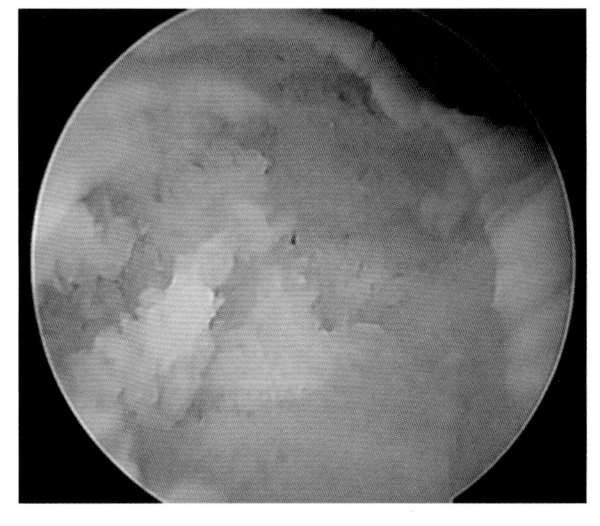

图 19-12 退变组织和钙化层清理后的软骨缺损，并形成了稳定的距骨肩部

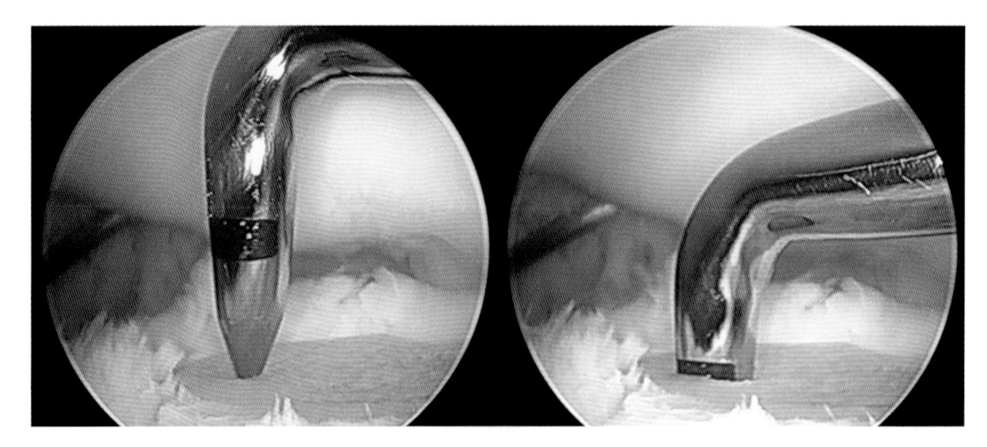

图 19-13 用直角微骨折锥多次钻透病灶基底部

- 微骨折术会破坏软骨下骨板，后期亦不能充分重塑。因此，应选择小直径的微骨折锥以减少对软骨下骨板的损伤，从而提升软骨修复组织的质量和使用期限。
- 钻孔后，降低关节灌注压力以观察钻孔处的渗血情况至关重要（图 19-14）。

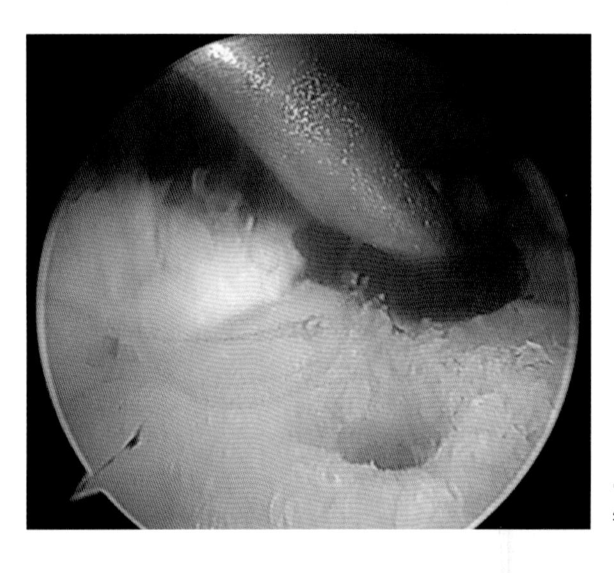

图 19-14 降低关节灌注压力，通过观察骨髓成分有无从钻孔处渗入关节，以明确钻孔深度是否充分

囊性损伤

- 囊性病灶须彻底清除和（或）做微骨折处理。用探针打开囊性病灶后，清除胶冻样内容物。刮除清理后对软骨下骨完整的区域做微骨折处理，若软骨下骨缺损较大，可从跟骨取骨植骨（图 19-15）。

生物辅助治疗

- 生物辅剂包括富血小板血浆（PRP）和骨髓穿刺浓聚物（CBMA），可注射至损伤基床以促进软骨修复（图 19-16）[6]。

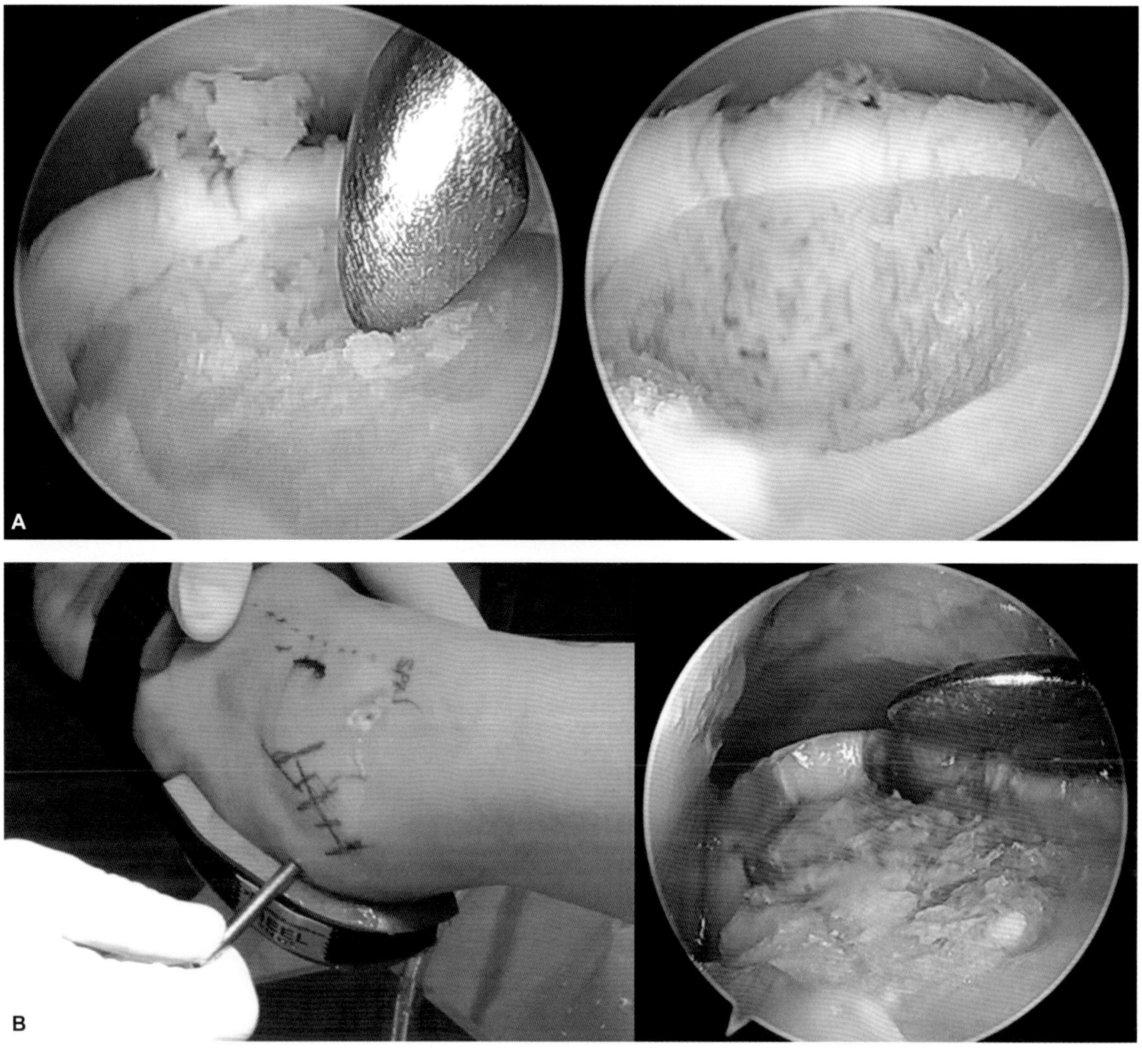

图 19-15 A. 用探针定位囊性病灶，并予以刮除。囊性病灶须清除彻底。B. 经小切口用环锯取自体跟骨松质骨植骨（左图），须注意避免损伤腓肠神经。修整植骨面，使其与周围骨面齐平（右图）

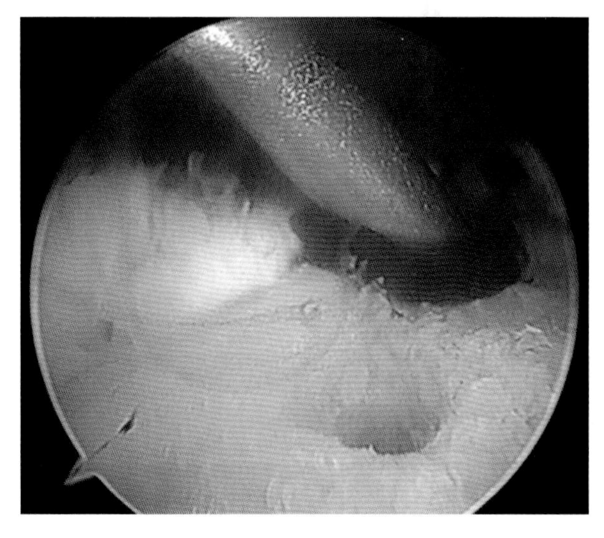

图 19-16 微骨折部位使用富血小板血浆或骨髓穿刺浓聚物

生物软骨

- 生物软骨（Arthrex, Inc., Naples, FL, USA）为细胞外基质软骨异体移植物，其含有Ⅱ型胶原、糖蛋白和软骨生长因子，可作为骨髓刺激的生物辅助治疗。生物软骨的治疗原理是通过提供组织网络，起到软骨缺损上方的生物支架作用，以提高组织愈合的质量[7]。
- 微骨折完成后，用生物软骨填充缺损，相应操作在干镜技术下进行。
- 可将生物软骨和富血小板血浆或骨髓穿刺浓聚物混合后填充至缺损部位（图 19-17）。填充物表面须做平滑处理，使之与周围软骨面齐平或略低。
- 最后用纤维蛋白胶或少血小板血浆覆盖生物软骨表面，以覆盖缺损（图 19-18）。

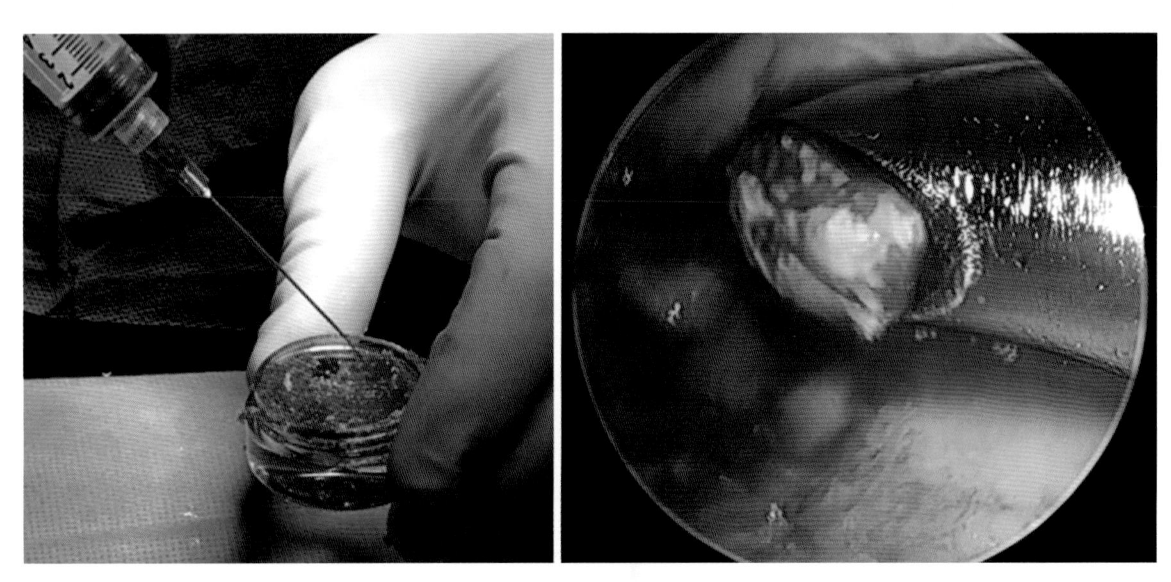

图 19-17　将骨髓穿刺浓聚物或富血小板血浆加入生物软骨（左图）。干镜技术下用生物软骨填充缺损（右图）

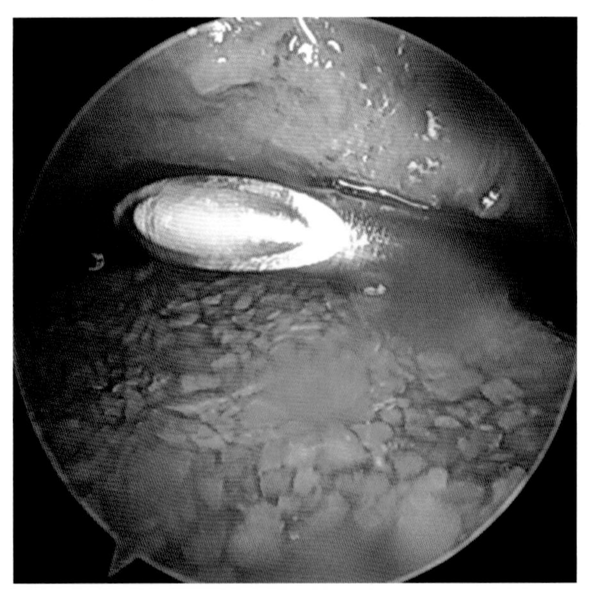

图 19-18　纤维蛋白胶覆盖于生物软骨表面

活门技术

- 青少年患者损伤愈合的潜能强于中老年人。对于这类患者，可对距骨骨软骨损伤做内固定治疗，即“活门技术”[8]，这是一种良好的替代技术。
- 关节镜下操作技术如下：①掀起骨软骨瓣；②清理软骨下骨，进行骨髓刺激处理；③使用松质骨或脱钙异体骨植骨；④使用 Bio-Compression 螺钉（Arthrex）或软骨钉固定。
- 用探针触诊软骨确定病灶位置，使用弯刀片切取一切缘锐利的骨软骨瓣，保留骨软骨瓣后缘完整。
- 用探针掀起骨软骨瓣（图 19-19），骨软骨瓣下方的骨组织行钻孔处理以促进其再血管化，用刮匙清理损伤基床的硬化骨后，用微骨折锥做微骨折处理。
- 用松质骨或脱钙异体骨填充缺损（图 19-20），可按上述方法从跟骨取松质骨。
- 最后复位骨软骨瓣，用 Bio-Compression 螺钉（Arthrex）或软骨钉固定（图 19-21）。跖屈踝关节，可在关节镜下完成固定操作。如果病灶偏后，镜下操作困难，可采用经踝入路操作。

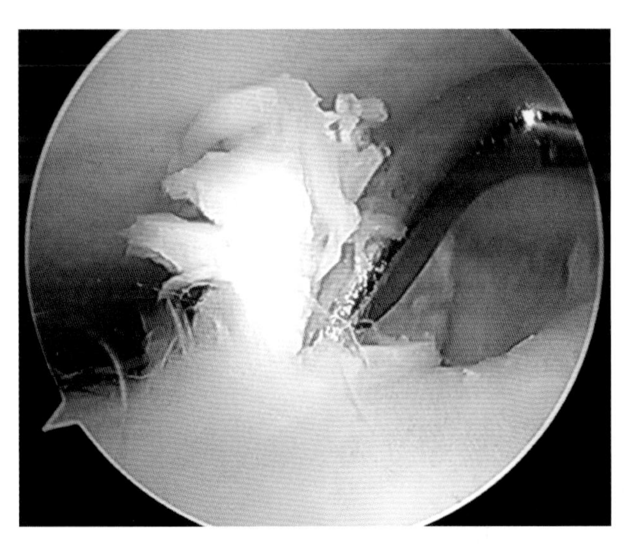

图 19-19 通过完整的后侧骨软骨瓣的杠杆作用，掀起骨软骨瓣

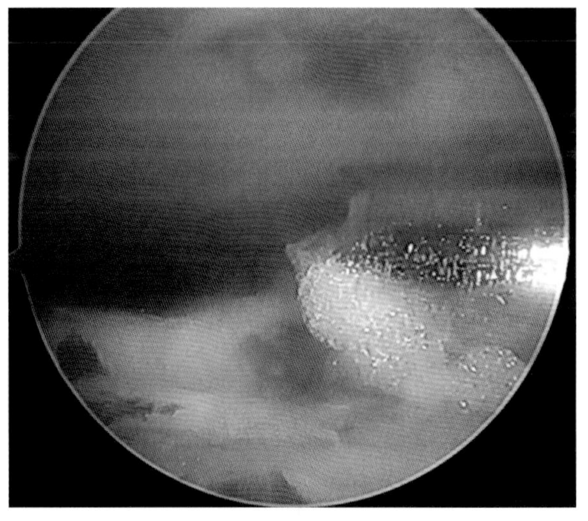

图 19-20 使用脱钙异体骨填充缺损

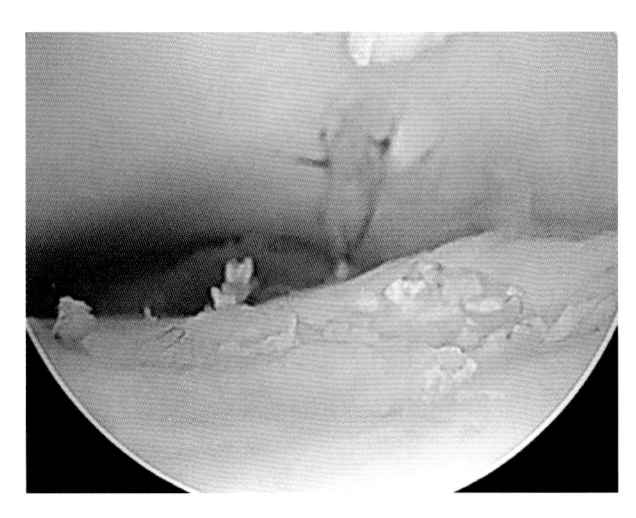

图 19-21 用软骨钉固定骨软骨瓣

参考文献

1. Chuckpaiwong B, Berkson EM, Theodore GH. Microfracture for osteochondral lesions of the ankle: outcome analysis and outcome predictors of 105 cases. *Arthroscopy*, 2008,24:106-112.
2. Choi WJ, Park KK, Kim BS, Lee JW. Osteochondral lesion of the talus: is there a critical defect size for poor outcome? *Am J Sports Med*, 2009,37(10):1974-1980.
3. Ramponi L, Yasui Y, Murawski CD, et al. Lesion size is a predictor of clinical outcomes after bone marrow stimulation for osteochondral lesions of the talus: a systematic review. *Am J Sports Med*, 2017,45(7):1698-1705.
4. Elias I, Zoga AC, Morrison WB, Besser MP, Schweitzer ME, Raikin SM. Osteochondral lesions of the talus: localization and morphologic data from 424 patients using a novel anatomical grid scheme. *Foot Ankle Int*, 2007,28(2):154-161.
5. Kennedy JG, Suero EM, O'Loughlin PF, Brief A, Bohne WH. Clinical tips: retrograde drilling of talar osteochondral defects. *Foot Ankle Int*, 2008,29(6):616-619.
6. Smyth NA, Murawski CD, Haleem AM, Hannon CP, Savage-Elliott I, Kennedy JG. Establishing proof of concept: platelet-rich plasma and bone marrow aspirate concentrate may improve cartilage repair following surgical treatment for osteochondral lesions of the talus. *World J Orthop*, 2012,3(7):101-108.
7. Fortier LA, Chapman HS, Pownder SL, et al. BioCartilage improves cartilage repair compared with microfracture alone in an equine model of full-thickness cartilage loss. *Am J Sports Med*, 2016,44(9):2366-2374.
8. Kerkhoffs GM, Reilingh ML, Gerards RM, de Leeuw PA. Lift, drill, fill and fix (LDFF): a new arthroscopic treatment for talar osteochondral defects. *Knee Surg Sports Traumatol Arthrosc*, 2016,24(4):1265-1271.

第二十章
自体骨软骨移植

适应证

- 面积 >150mm² 或直径 >15mm 的巨大距骨骨软骨损伤（OLTs）[1, 2]。最近，有学者认为 >100mm² 的损伤是其最佳适应证 [3]。
- 关节镜下骨髓刺激技术失败后的二次手术 [4]。
- 巨大的软骨下缺损伴囊性变的距骨骨软骨损伤（Berndt & Harty 分级：5 级）[5]。

无菌器械与设备

- 大腿止血带
- 踝关节截骨及显露所需的标准工具
- 自体骨软骨移植（AOT）手术所需的特殊工具
  - 受区测量工具、受区取骨工具、供区取骨工具、打压工具
- 克氏针、空心钻、螺钉（3.5mm 或 4.0mm）
- 透视机

体位

- 患者取仰卧位，足跟与手术床尾端齐平。

手术技术

- 根据距骨骨软骨损伤的部位选择手术入路，距骨穹隆前部的损伤可经小切口关节切开显露。若损伤位于距骨中部或后部，则须行截骨显露，因为垂直显露病灶对于移植至关重要。

胫骨截骨

内踝截骨

- 由于大多数内侧距骨骨软骨损伤位于后侧中部，因此对于内侧损伤，常须行内踝截骨术。
- 触及踝关节线内侧角后，于内踝上方做皮肤切口（图 20-1）。
- 显露胫骨前缘内侧角以准备行 V 形截骨。透视下临时置入克氏针定位截骨部位（图 20-2）。

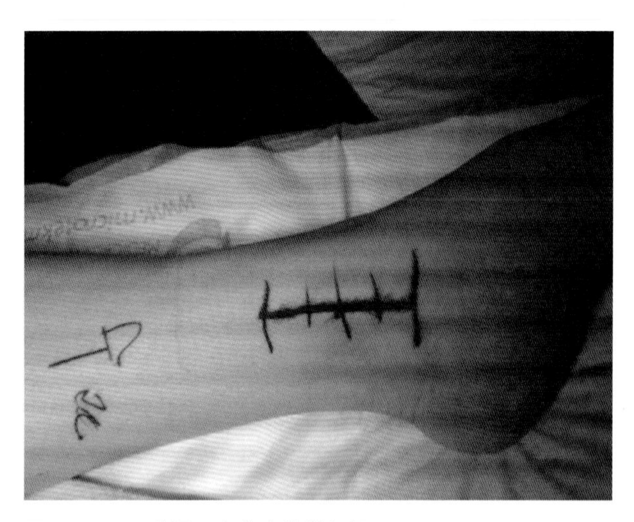

图 20-1 于内踝正中上方做纵行切口

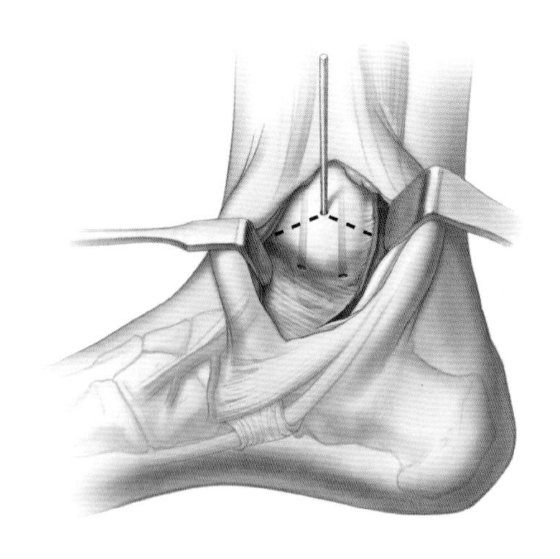

图 20-2 透视下临时置入克氏针定位截骨部位后，于内踝行 V 形截骨（插图版权归 J. G. Kennedy, MD.，并经同意后使用。未经明确的书面许可禁止复制）

- 截骨前，于内踝预钻两平行的螺钉固定孔，为之后的螺钉固定做准备（图 20-3）。
- 用摆锯和骨刀行 V 形截骨，该截骨可提供良好的位线，固定效果稳定，且骨接触面大有利于愈合。截骨过程中用冷生理盐水浇灌以免截骨部位热损伤，摆锯止于软骨下骨，用骨刀完成截骨，以保护胫骨后肌腱，并最大程度减少关节软骨损伤（图 20-4）。
- 向跖侧牵开内踝截骨块，以充分显露距骨穹隆内侧（图 20-5）。

前外侧胫骨截骨

- 前外侧损伤可通过跖屈踝关节并切开关节显露。然而，中部或偏后的损伤须行胫骨或腓骨截骨。中央及大多数后外侧损伤可通过前外侧胫骨截骨显露（图 20-6）[6]。

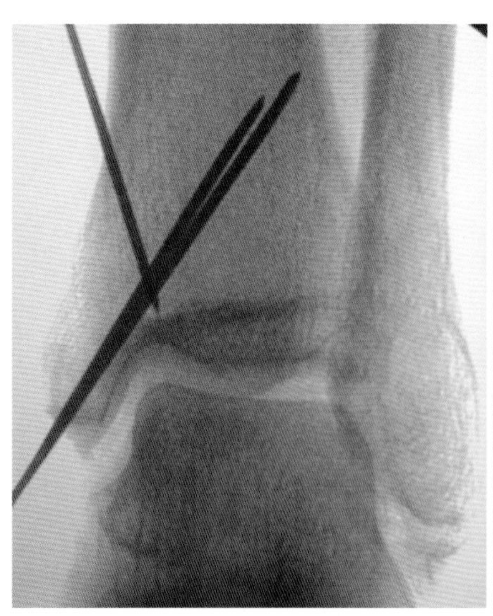

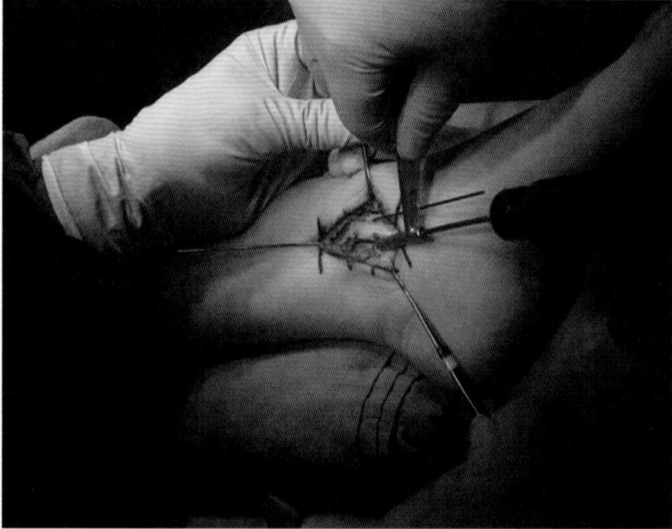

图 20-3 透视定位截骨部位（左图）。于内踝处在拟截骨端预钻两平行的螺钉固定孔（右图）

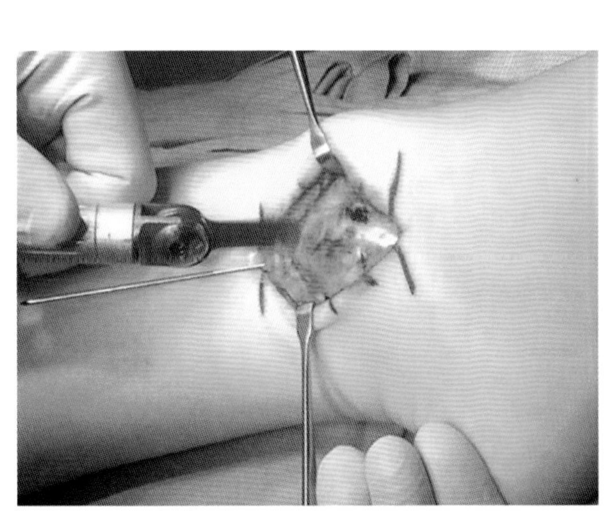

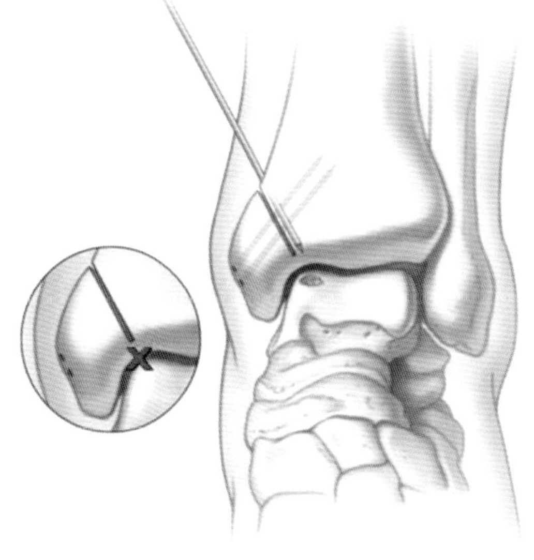

图 20-4　用摆锯平行克氏针行内踝截骨（左图）。用锋利的骨刀完成剩余部分截骨（右图）（插图版权归 J. G. Kennedy, MD.，并经同意后使用。未经明确的书面许可禁止复制）

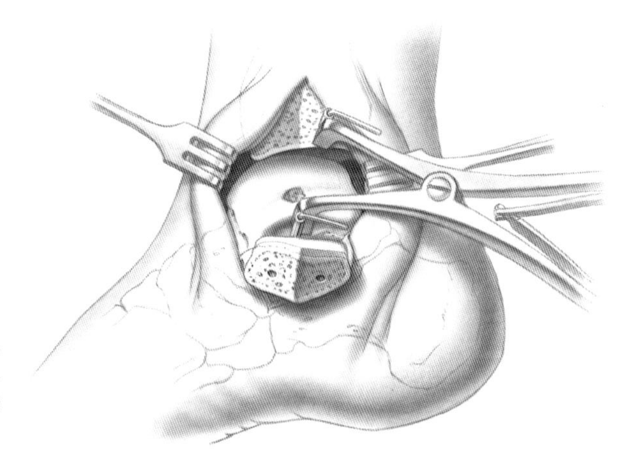

图 20-5　向跖侧牵开内踝截骨块，以显露距骨穹隆内侧（插图版权归 J. G. Kennedy, MD.，并经同意后使用。未经明确的书面许可禁止复制）

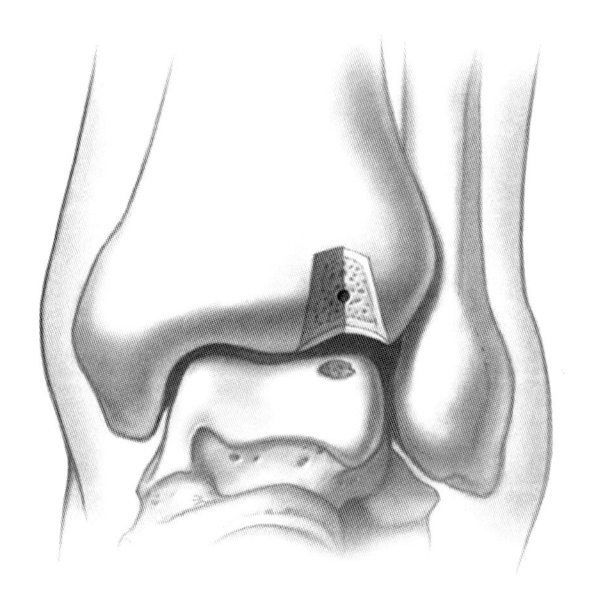

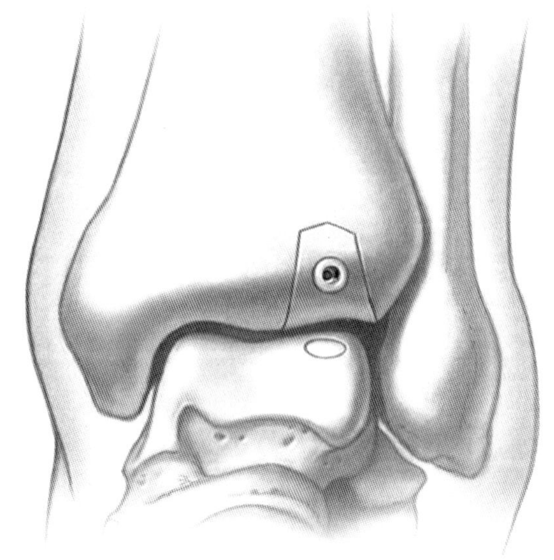

图 20-6　前外侧胫骨截骨（左图）。骨软骨移植后截骨块的固定（右图）（插图版权归 J. G. Kennedy, MD.，并经同意后使用。未经明确的书面许可禁止复制）

- 梯形截骨可最大程度减少关节面的损伤。
- 拟截骨部位预钻孔，以便之后使用 4mm 钛合金螺钉固定。

决定植骨柱尺寸

- 用刮匙和咬骨钳清理损伤软骨和骨组织，清理须彻底，直至获得健康稳定的软骨缘。
- 测量病灶大小，决定植骨柱的大小及数量。AOT 工具里的受区测量器一般分为 6mm、8mm 和 10mm 三种规格。将合适尺寸的受区环锯插入损伤区，其方向应与损伤区保持垂直。然后用环锯清除病灶至 10mm 深（图 20-7）。
- 使用 1.2mm 克氏针对周围的健康骨做骨髓刺激处理。用橡子形钻头对移植区基底部钻孔加深 2mm，形成一总深 12mm 的受区（图 20-8）。
- 骨软骨柱应为子弹状，以保证移植物稳定性，并在植入过程中保持移植面的匹配[7]（图 20-9）。

取植骨柱

- 最常用的取骨部位为同侧膝关节，作者偏好的取骨部位为股骨外上髁上方非负重区（图 20-10）。
- 经髌旁外侧入路行小切口关节切开，并松解外侧支持带。显露股骨外侧髁后，确定移植骨柱的合适部位及方向，以保证其与距骨损伤部位尽可能匹配。
- 供区环锯的直径较受区环锯大 1mm，以获得精确压配。
- 测量植骨柱，并根据受区深度，用咬骨钳修整植骨柱（图 20-11）。
- 作者偏好将植骨柱浸泡于骨髓穿刺浓聚物（CBMA）或富血小板血浆（PRP）中（图 20-12）。
- 取骨部位可使用人工骨柱或同种异体骨填充，这样即可为供区提供关节面，还可减少出血以避免关节积血（图 20-13）。

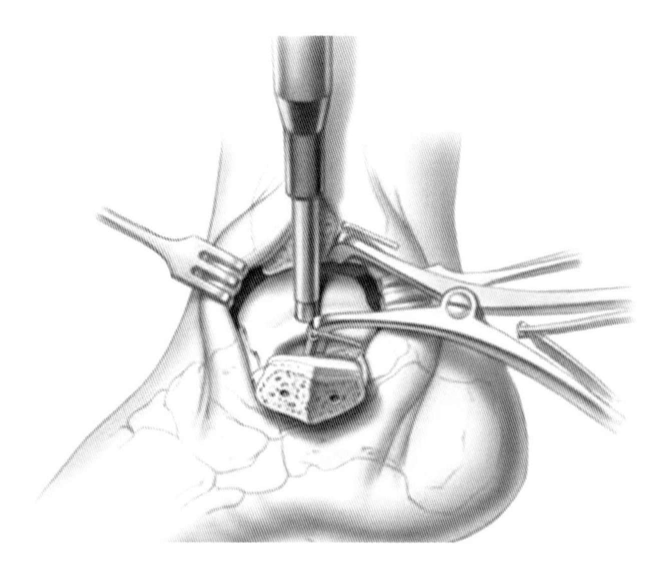

图 20-7 受区环锯插入距骨损伤部（插图版权归 J. G. Kennedy, MD.，并经同意后使用。未经明确的书面许可禁止复制）

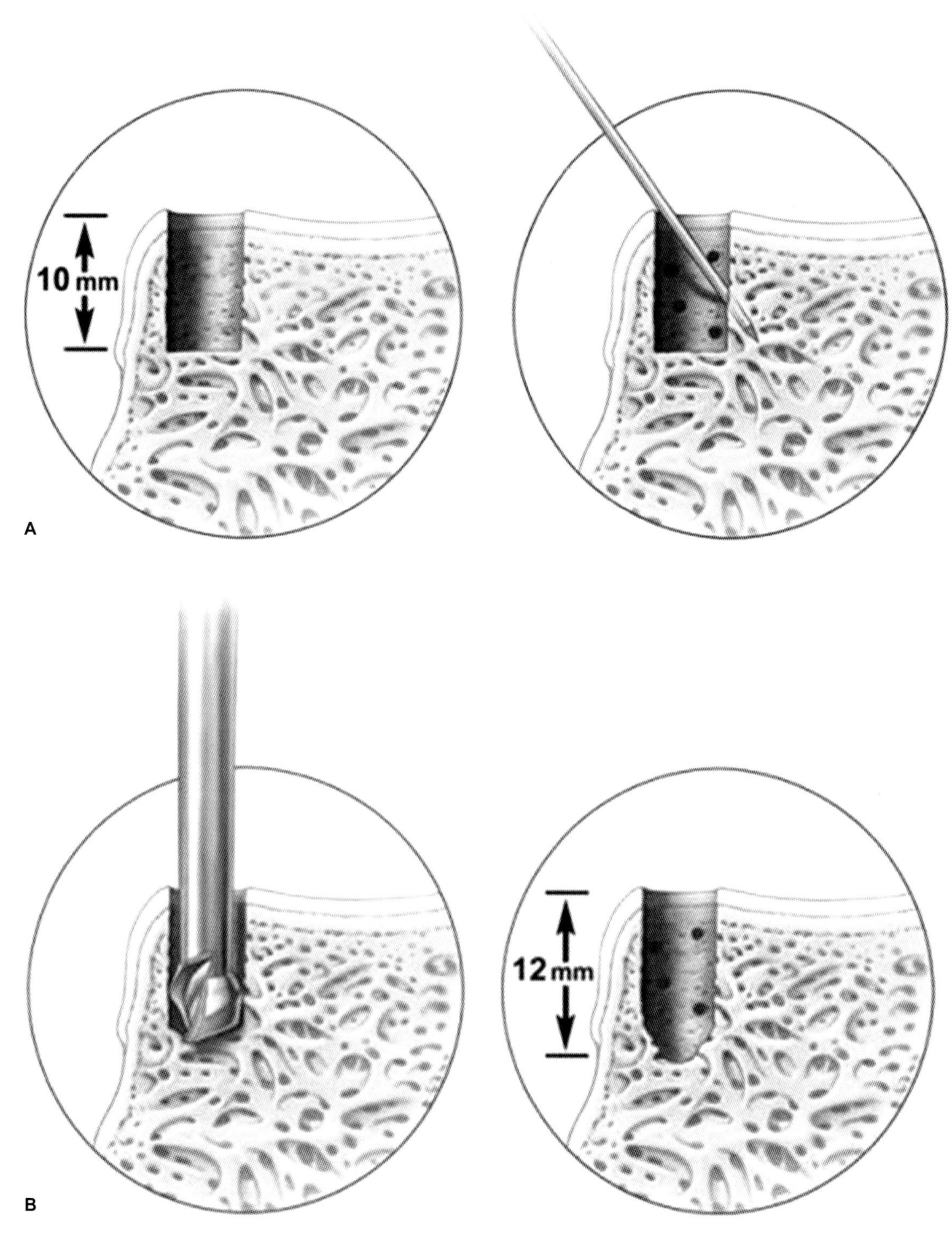

图 20-8 A. 对周围健康骨做骨髓刺激处理。B. 受区钻孔深度较移植骨柱加深 1~2mm（插图版权归 J. G. Kennedy, MD.，并经同意后使用。未经明确的书面许可禁止复制）

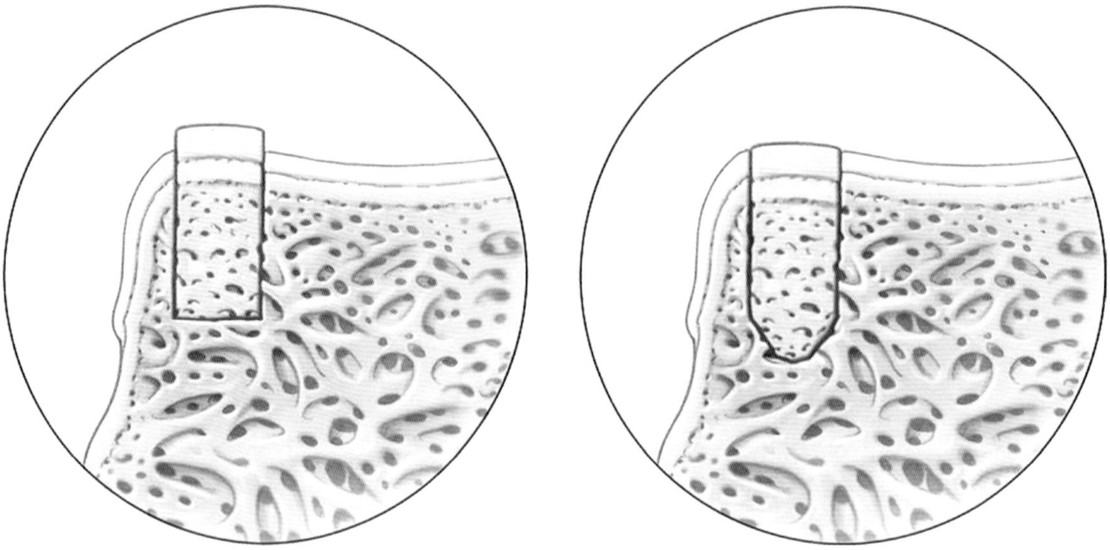

图 20-9 此技术可防止植入过程中出现的植骨柱和自体骨间不匹配（插图版权归 J. G. Kennedy, MD.，并经同意后使用。未经明确的书面许可禁止复制）

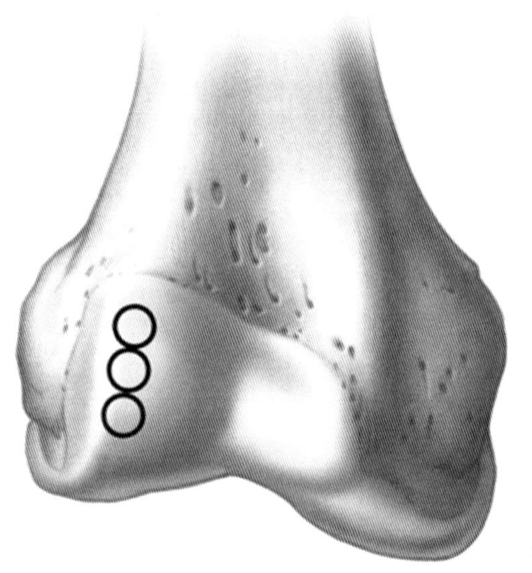

图 20-10 股骨外侧髁非负重区（插图版权归 J. G. Kennedy, MD.，并经同意后使用。未经明确的书面许可禁止复制）

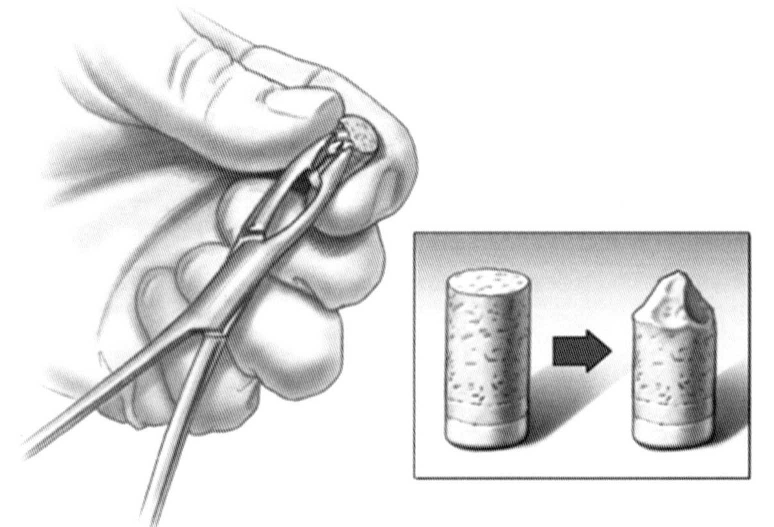

图 20-11 将植骨柱修剪成子弹状（插图版权归 J. G. Kennedy, MD.，并经同意后使用。未经明确的书面许可禁止复制）

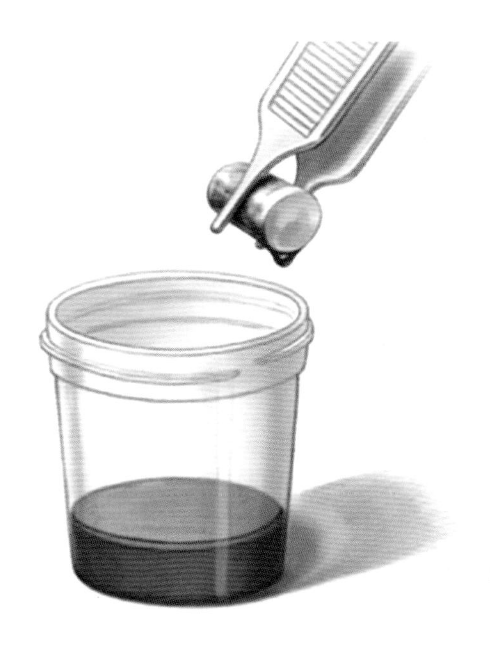

图 20-12 将植骨柱浸泡于骨髓穿刺浓聚物或富血小板血浆中（插图版权归 J. G. Kennedy, MD.，并经同意后使用。未经明确的书面许可禁止复制）

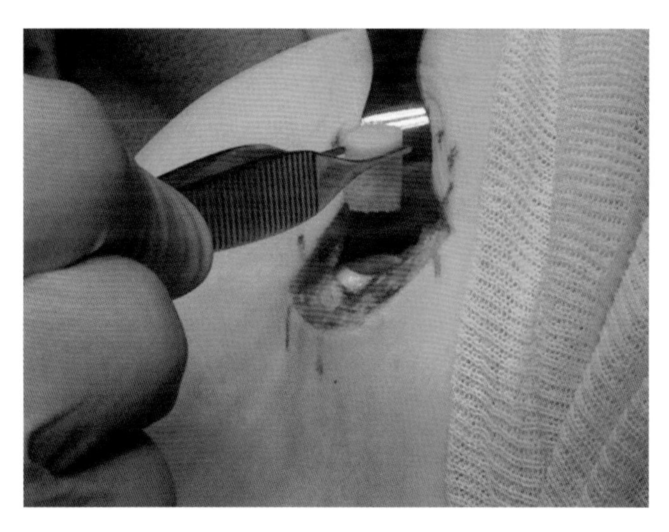

图 20-13 同种异体骨柱植入供区缺损处

植骨柱的植入

- 植入前，受区注入 1ml 的骨髓穿刺浓聚物或富血小板血浆（图 20-14），然后将骨软骨柱移植至受区。此时，移植物的匹配非常重要。为此，可用蚊式钳夹持移植骨柱，并用手术划线笔标记其最高点及周围距骨软骨的最高点，然后将移植骨柱植入缺损区直至两标记线齐平（图 20-15）。
- 最后须检查确认移植骨柱和周围关节面是否齐平（图 20-16）。
- 若由于损伤面积较大而需要 2 个移植骨柱，应采用 8 字形嵌入技术，以减少受区空隙，避免纤维软骨填充（图 20-17）。

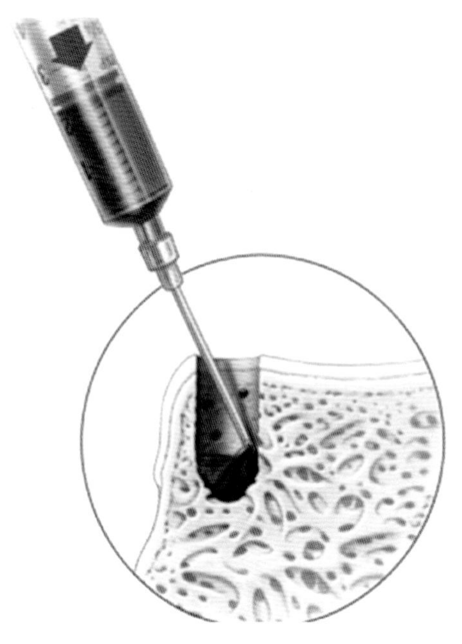

图 20-14　将骨髓穿刺浓聚物或富血小板血浆注入受区（插图版权归 J. G. Kennedy, MD.，并经同意后使用。未经明确的书面许可禁止复制）

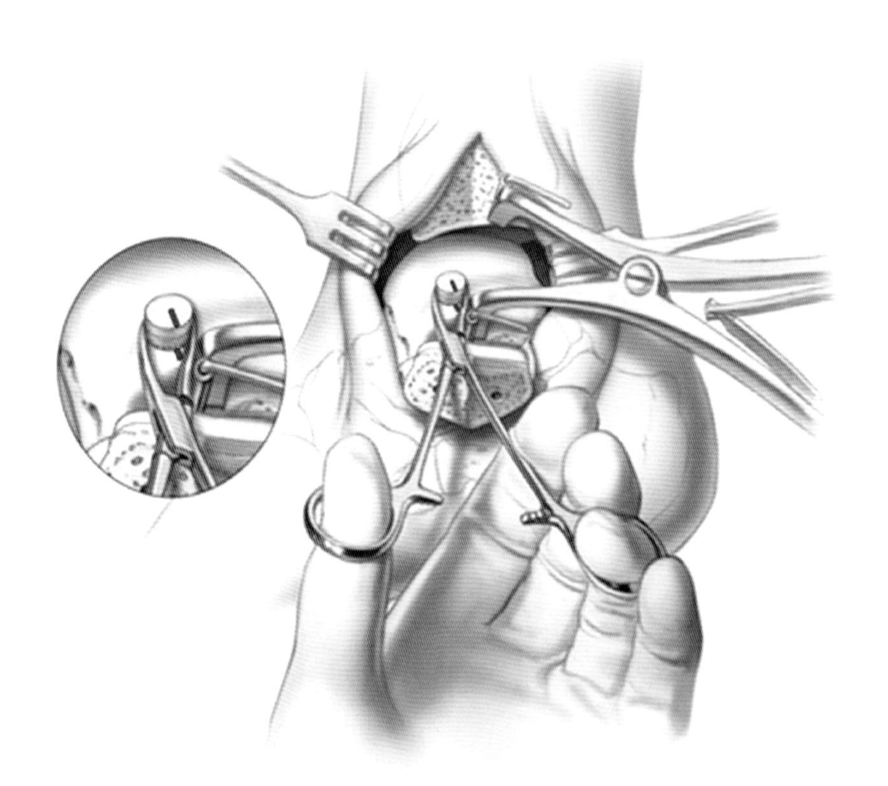

图 20-15　用蚊式钳轻柔旋转移植骨柱，直至两标记线齐平（插图版权归 J. G. Kennedy, MD.，并经同意后使用。未经明确的书面许可禁止复制）

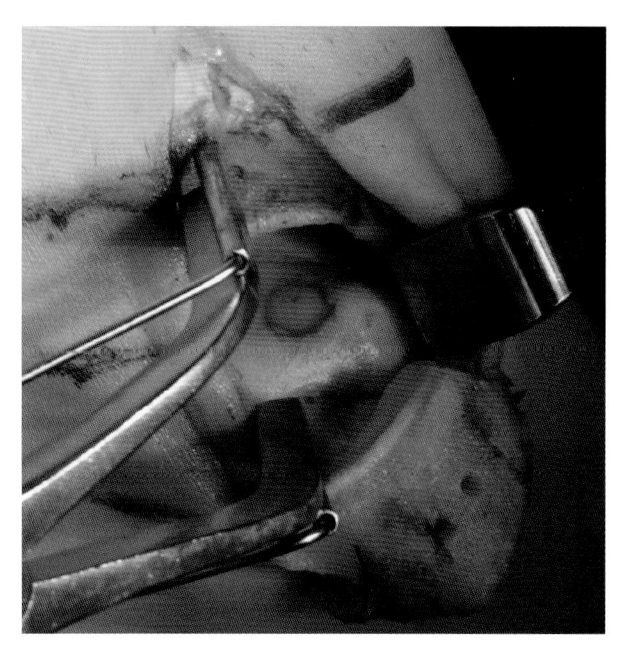

图 20-16 移植物的最终位置

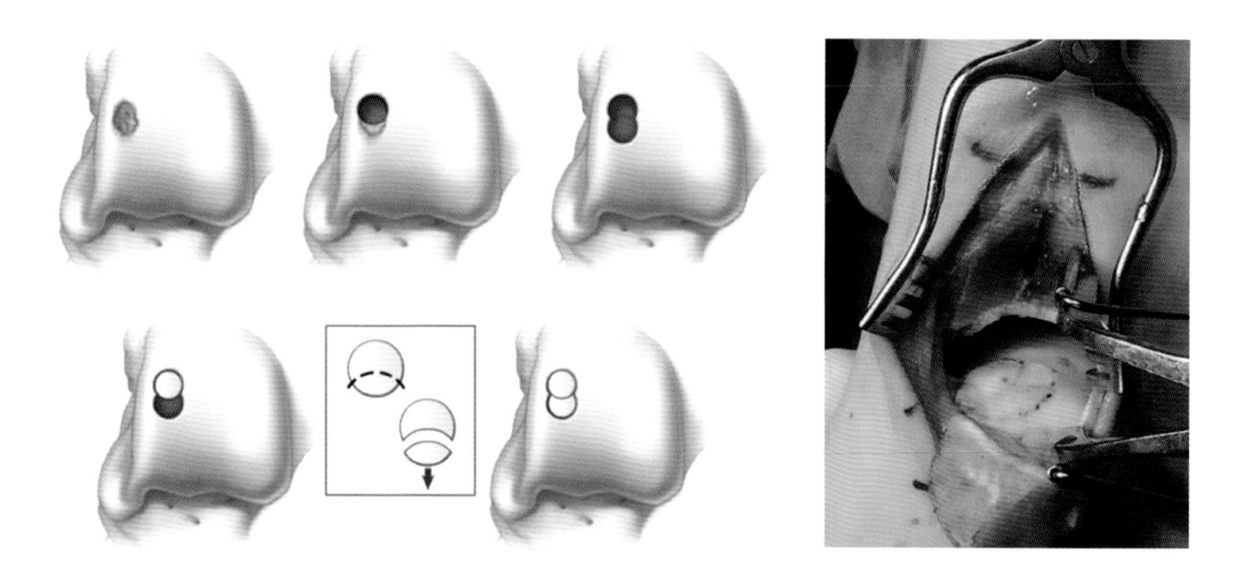

图 20-17 8 字形嵌入技术。两骨柱嵌合良好（插图版权归 J. G. Kennedy, MD.，并经同意后使用。未经明确的书面许可禁止复制）

内踝固定

- 复位内踝截骨块，并用半螺纹松质骨螺钉经预钻孔固定。由于仅用 2 枚螺钉固定，所以仍存在术后移位的可能，可横向置入第 3 枚螺钉，并加用垫圈（图 20-18）。

术后处理

- 术后 0~4 周：穿戴控制踝关节活动的骨折保护靴，免负重。
  - 术后 2 周开始踝关节主动背伸活动度练习。
- 术后 4~6 周：穿戴骨折保护靴逐渐增加负重，每天增加 10%。
  - 约术后 6 周，可完全负重。

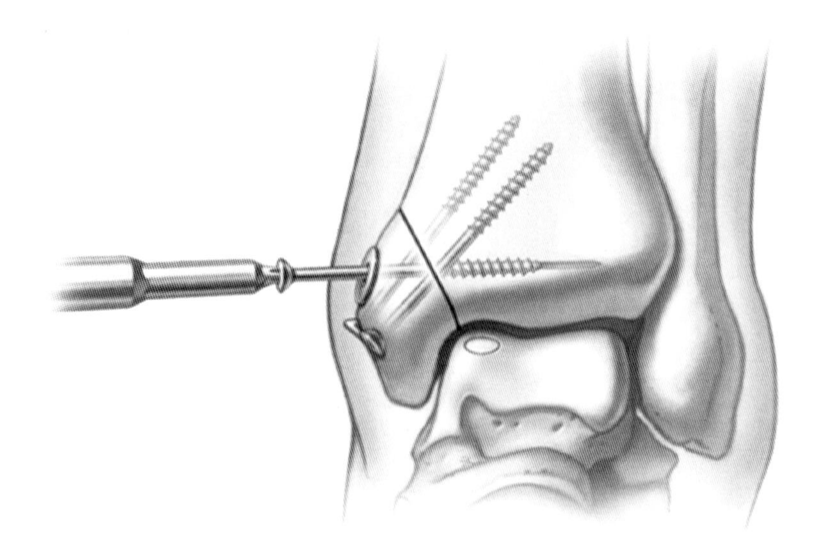

图 20-18 3 枚螺钉固定内踝（插图版权归 J. G. Kennedy, MD.，并经同意后使用。未经明确的书面许可禁止复制）

- 术后 6 周：开始物理治疗。
- 术后 10 周：可考虑进行运动专项物理治疗。
- 术后 4~6 个月：可参加竞技体育，重返赛场。

参考文献

1. Chuckpaiwong B, Berkson EM, Theodore GH. Microfracture for osteochondral lesions of the ankle: outcome analysis and outcome predictors of 105 cases. *Arthroscopy*, 2008,24:106-112.
2. Choi WJ, Park KK, Kim BS, et al. Osteochondral lesion of the talus: is there a critical defect size for poor outcome? *Am J Sports Med*, 2009,37(10):1974-1980.
3. Ramponi L, Yasui Y, Murawski CD, et al. Lesion size is a predictor of clinical outcomes after bone marrow stimulation for osteochondral lesions of the talus: a systematic review. *Am J Sports Med*, 2017,45(7):1698-1705.
4. Yoon HS, Park YJ, Lee M, et al. Osteochondral autologous transplantation is superior to repeat arthroscopy for the treatment of osteochondral lesions of the talus after failed primary arthroscopic treatment. *Am J Sports Med*, 2014,42:1896-1903.
5. Scranton PE Jr, Frey CC, Feder KS. Outcome of osteochondral autograft transplantation for type-V cystic osteochondral lesions of the talus. *J Bone Joint Surg Br*, 2006,88(5):614-619.
6. Kennedy JG, Murawski CD. The treatment of osteochondral lesions of the talus with autologous osteochondral transplantation and bone marrow aspirate concentrate: surgical technique. *Cartilage*, 2011,2(4):327-336.
7. Kock NB, Van Susante JL, Buma P, et al. Press-fit stability of an osteochondral autograft: influence of different plug length and perfect depth alignment. *Acta Orthop*, 2006,77(3):422-428.

第七部分

足踝部应力性骨折

第二十一章
第五跖骨应力性骨折

引言

- 对于专业运动员损伤，能够尽早准确地辨识第五跖骨应力性骨折是早期治疗的关键。
- 这类骨折常由过度使用和外侧超负荷所致。此外，第五跖骨因基底部有肌腱和韧带附着，其活动度增大。
- 对这些患者进行手术干预可以更积极地进行康复练习，更早地恢复运动。
- 这类损伤的高危因素包括高弓足和跖骨内收（图 21-1）。初期并不需要矫正力线；然而，跖骨内收可能会限制置入螺钉的尺寸。
- 在多数运动员中，常可见跖骨内收，且伴有第五跖骨基底部突出（图 21-2）。

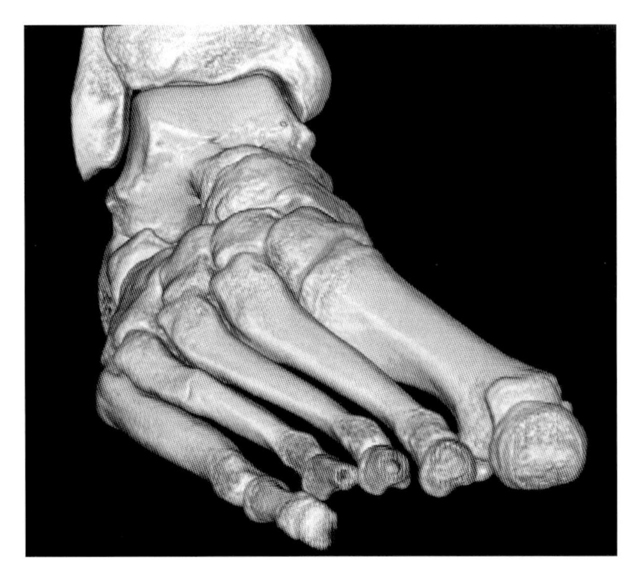

图 21–1　CT 三维重建显示跖骨内收

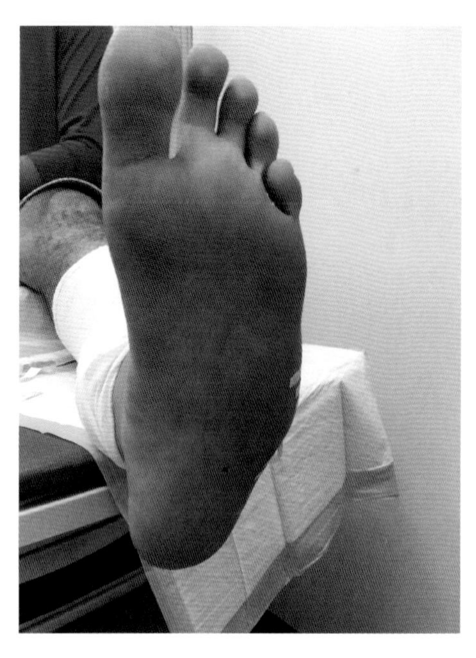

图 21-2 专业篮球运动员的足部可见第五跖骨基底部突出

影像学

- X 线检查：负重 X 线片（正位、侧位和斜位）通常作为常规初步影像学检查手段（图 21-3）。X 线检查可以评估骨髓硬化和骨折形态。此外，还可测量诸如第四与第五跖骨间夹角、第五跖骨外偏角、跟骨倾斜角，以及跖骨内收角等影像学参数。
- 磁共振成像（MRI）：MRI 最擅长于发现骨髓水肿和应力性骨折前可能发生的应力反应（图 21-4）。第五跖骨应力反应的症状与应力性骨折相似，但在 CT 上无明显的骨折线。早期发现这种应力反应，便可采取相应措施以防止应力反应进展为完全性应力性骨折。此外，MRI 具有避免辐射暴露的优点。

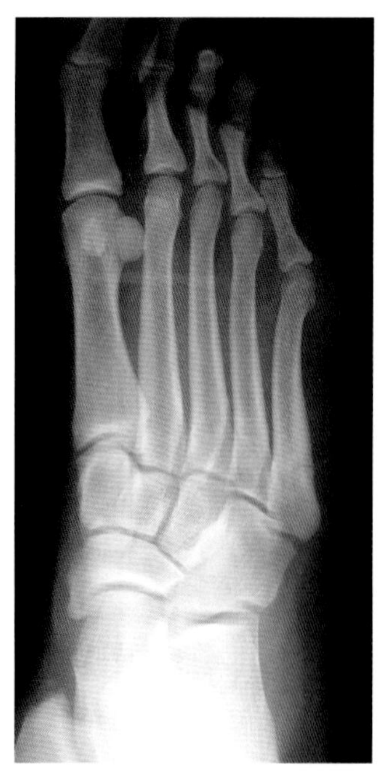

图 21-3 足斜位片示第五跖骨近端骨折

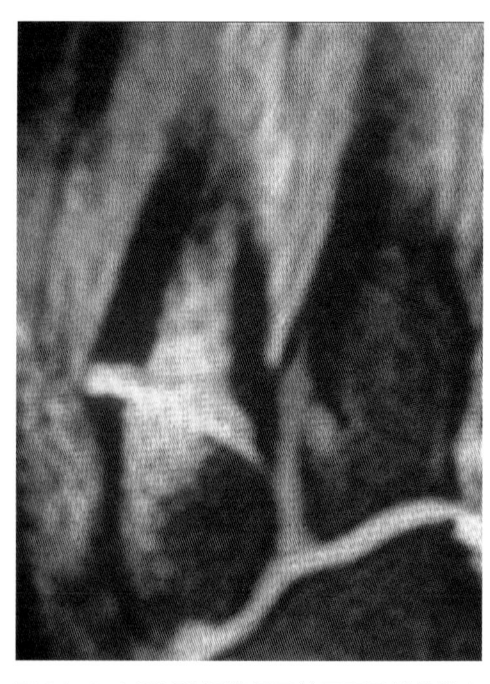

图 21-4 MRI T2 图像显示第五跖骨基骨髓水肿和应力反应

- CT：由于CT对于骨折线的显示效果最佳，因此，在术前计划中发挥着重要的作用。CT有助于术者明确骨折线是否完整，以及是否存在跖侧缝隙。此外，CT还可用于监测骨折愈合情况。需要注意的是，我们推荐定期复查CT和MRI，以确保在恢复运动前发现骨折愈合的阳性表现。

治疗原则

- 标准治疗方法是采用半螺纹实心螺钉经皮内固定，并于骨折端辅助使用骨髓穿刺浓聚物。
- 对于骨不连风险较高的骨折，治疗计划可考虑联合骨折端切开植骨。
- 术后10周时进行CT扫描，目标是100%愈合。

设备

- 止血带
- 头灯
- 22号针头
- 牙科刮匙和Freer剥离器
- 克氏针和电钻
- 带套管针的骨髓穿刺套件
- 内植物
  - Charlotte Carolina螺钉系统（Wright Medical，Memphis，TN）或类似的半螺纹实心螺钉
- 小型C臂透视机

体位

- 仰卧位，同侧髋部下方垫高从而使足内旋。
- 所有骨性突起处均予以衬垫保护。
- 详细描述请参阅第一章。

手术技术

骨髓穿刺

- 若患者采用踝关节阻滞或腰麻，则可在局部麻醉和镇静下行同侧髂嵴穿刺。
- 将中空套管针于髂前上棘后方穿入髂骨前方的松质骨中，以提取骨髓（图21-5）。
- 用标准注射器抽取约60ml骨髓，使用Magellan系统（Arteriocyte，Cleveland，OH）制备并离心，以制备骨髓穿刺浓聚物（BMAC）。
- 制备量为3~4ml浓聚物为佳。

植骨

- 对于需要切开植骨的患者，可在同一进针点用穿刺针取骨。
- 用Magellan套管针从髂嵴处留取5套筒的带三面皮质骨，以备植骨使用。

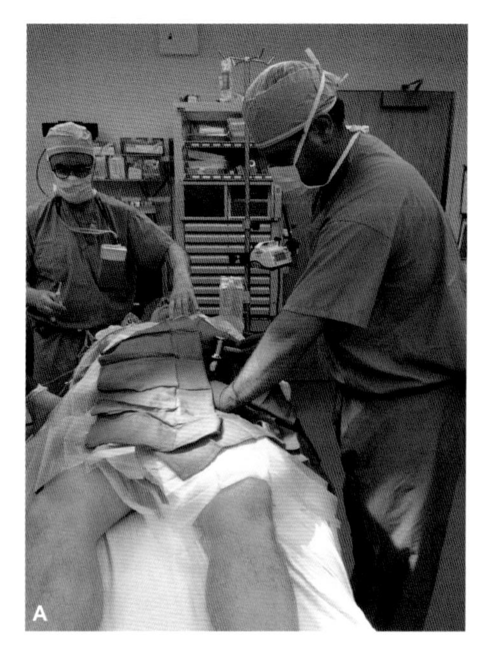

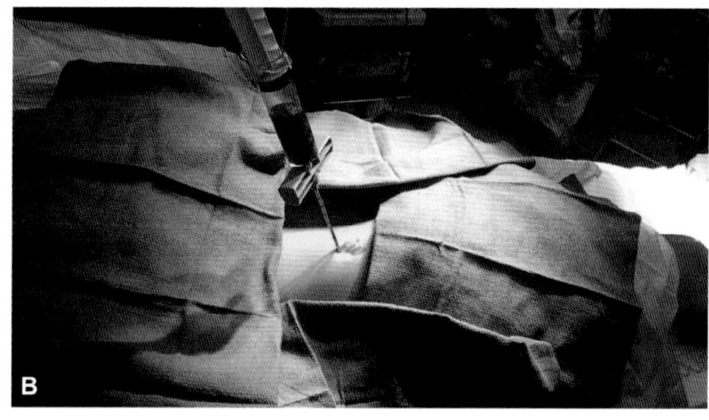

图 21-5 A. 需借助小槌将骨穿针穿过髂骨皮质。B. 用针筒抽取骨髓

- 用 C 臂透视机确定骨折位置，在其外侧做一 3cm 的小切口，以显露骨折端（图 21-6）。
- 然后用牙科刮匙清理骨折端。
- 用克氏针于骨折端钻孔以促进创面渗血。
- 在拧入螺钉之前，将骨髓穿刺浓聚物和髂骨移植骨的混合物填充至骨折端。
- 一旦螺钉穿过骨折端并获得良好的加压效果，可在关闭伤口之前，再向骨折端的外侧及跖侧进行层叠植骨（图 21-7）。

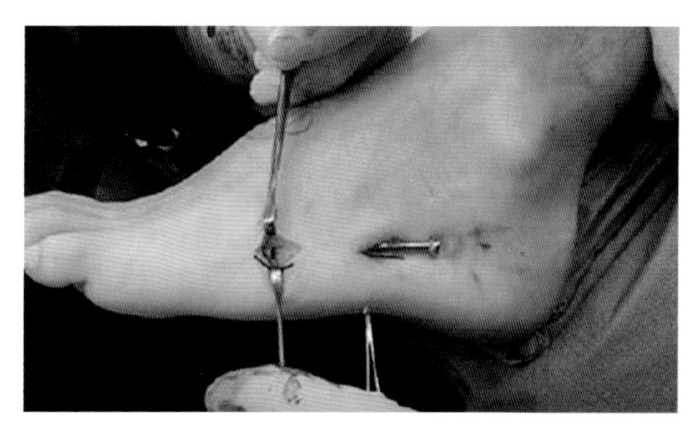

图 21-6 骨折端的显露和准备

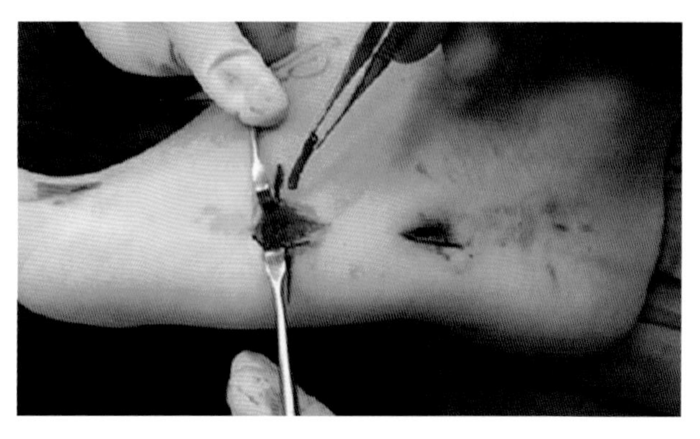

图 21-7 螺钉置入后，于骨折端层叠植骨

骨折固定

- 标记第五跖骨基。
- 腓骨短肌腱的走行起自腓骨尖后方，止于第五跖骨基背外侧皮质。
- 于第五跖骨基近端平行于足底做一长约 2.5cm 的小切口。
- 分离皮下组织，直至腓骨长、短肌腱可向跖侧及背侧牵开。
- 然后将导针在相对于第五跖骨基“高且偏内”的位置沿跖骨干置入（图 21-8），其目的是使导针与第五跖骨的轴线保持一致，其在正位片上常显示偏向背内侧（图 21-9）。
- 导针置入后，用 3.2mm 空心钻沿髓腔钻孔并越过骨折端。
- 然后使用髓内丝攻来确定螺钉尺寸，逐渐增加丝攻尺寸直至前足出现扭转（图 21-10）。
- 目标是尽可能置入最大的螺钉，且螺纹恰好越过骨折线，以免使弧形的第五跖骨变直，而导致骨折端出现裂缝。可以将预计长度的螺钉放置于跖骨旁，通过透视来确定螺钉合适的长度（图 21-11）。

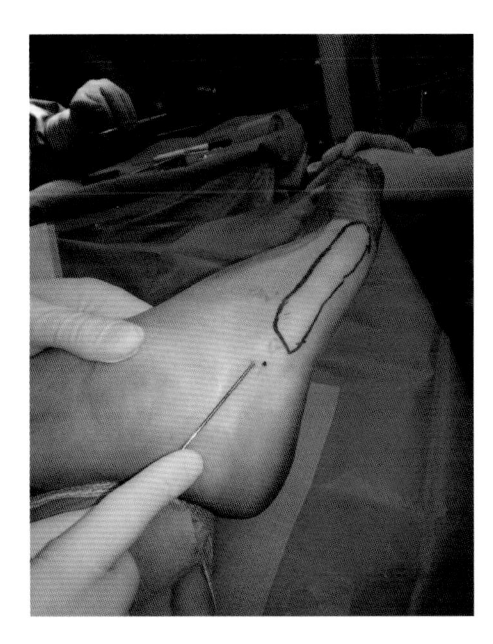

图 21-8 置入导针，准备螺钉固定

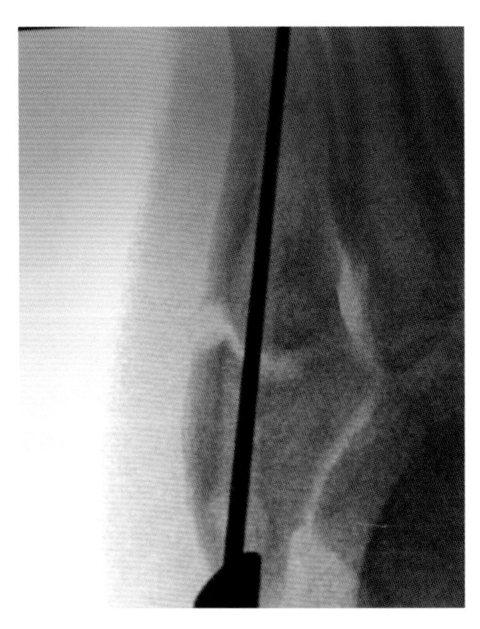

图 21-9 如图示正确的导针位置

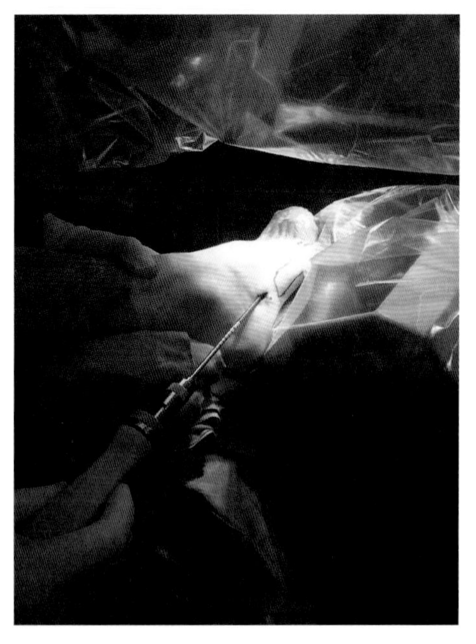

图 21-10 髓内丝攻准备钉道

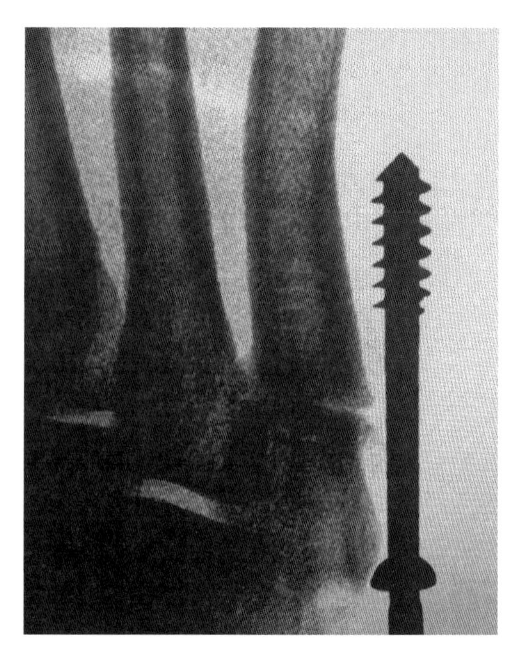

图 21-11 确定螺钉合适的长度

- 一旦确定合适的螺钉尺寸，即可取出导针，并将一半的骨髓穿刺浓聚物经髓内注入。
- 然后将合适尺寸的螺钉拧入髓腔，直至获得加压效果。螺钉应尽量埋入，尽可能降低螺钉突入跖骰关节的风险（图 21-12）。
- 伤口关闭后，用 22 号针头将剩余的骨髓穿刺浓聚物于透视下经皮注入骨折端（图 21-13）。
- 或者可以使用无头加压螺钉，以减少螺钉头部对跖跗关节的激惹（图 21-14）。

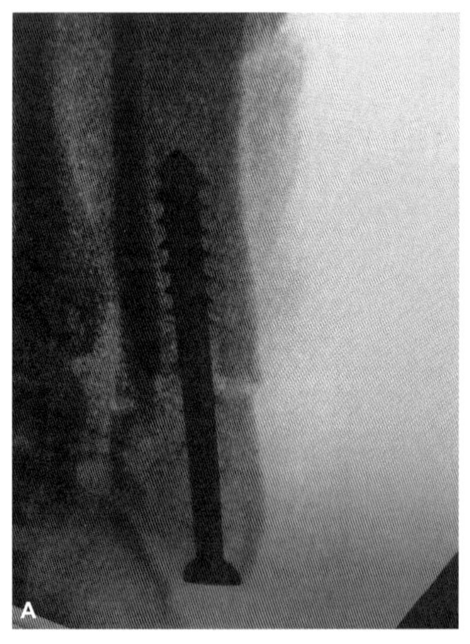

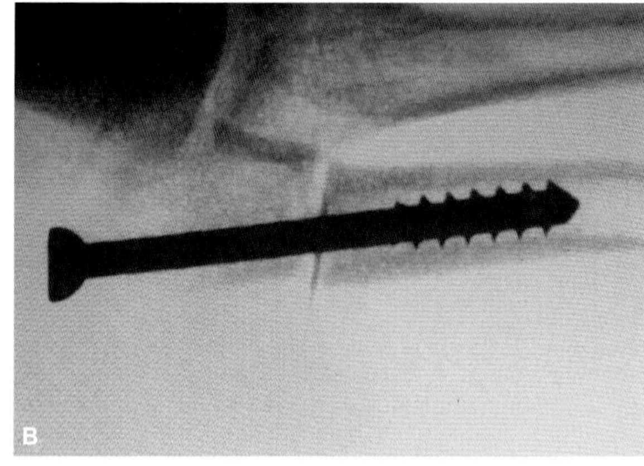

图 21-12 正位（A）及侧位（B）透视显示螺钉位置良好

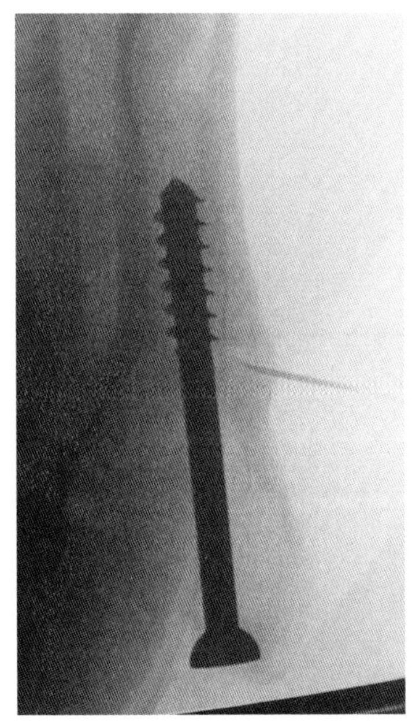

图 21-13 骨折端注入骨髓穿刺浓聚物

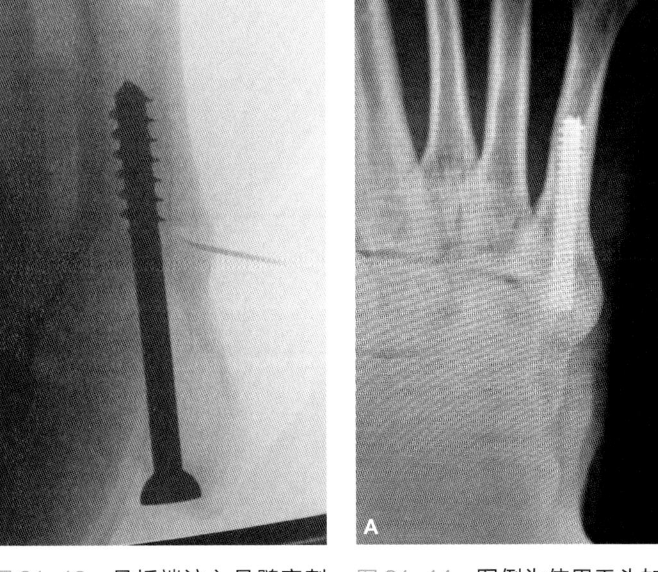

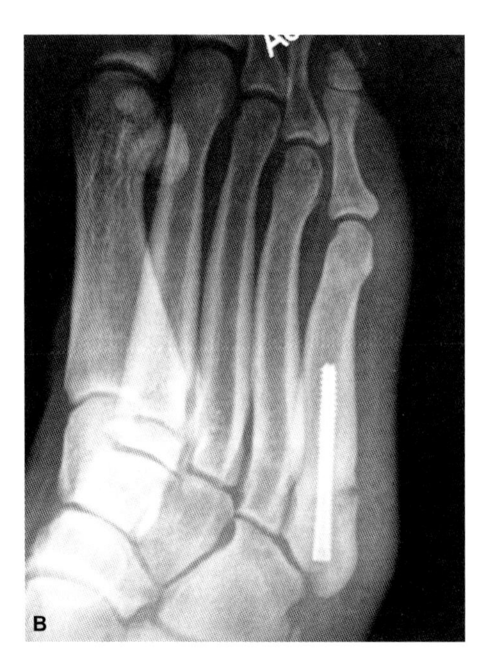

图 21-14 图例为使用无头加压螺钉固定第五跖骨近端骨折的正位（A）及斜位（B）X线片

推荐阅读

1. Lee KT, Kim KC, Park YU, et al. Radiographic evaluation of foot structure following fifth metatarsal stress fracture. *Foot Ankle Int*, 2011,32:796–801.
2. Aiyer AA, Shariff R, Ying L, et al. Prevalence of metatarsus adductus in patients undergoing hallux valgus surgery. *Foot Ankle Int*, 2014,35:1292–1297.

第二十二章
足舟骨应力性骨折

引言

- 足舟骨应力性骨折的主诉不明确，通常表现为足背部，甚至是踝关节疼痛，其表现往往隐匿。
- 症状可以通过休息或制动改善，但一旦恢复活动就会复发。
- 患者体征常较明显，而 X 线检查常为阴性结果。因此，常延误诊断。
- 第二跖骨长和第一跖骨短的患者患病风险高。
- 伴有高弓足和跖骨内收的患者也存在风险。
- 由于踝前撞击而导致踝关节背伸受限的患者在轴向负荷下具有更高的接触应力，可能会导致应力性骨折。因此，反复承受轴向负荷的运动员，如篮球、足球或田径运动员，都存在患病风险。
- 这些患者的距舟关节背侧常有骨赘形成。

分型

- Ⅰ型：背侧皮质骨折（图 22-1）。
- Ⅱ型：骨折自背侧皮质延伸至足舟骨体部（图 22-2）。
- Ⅲ型：贯穿两层皮质的完全骨折（图 22-3）。

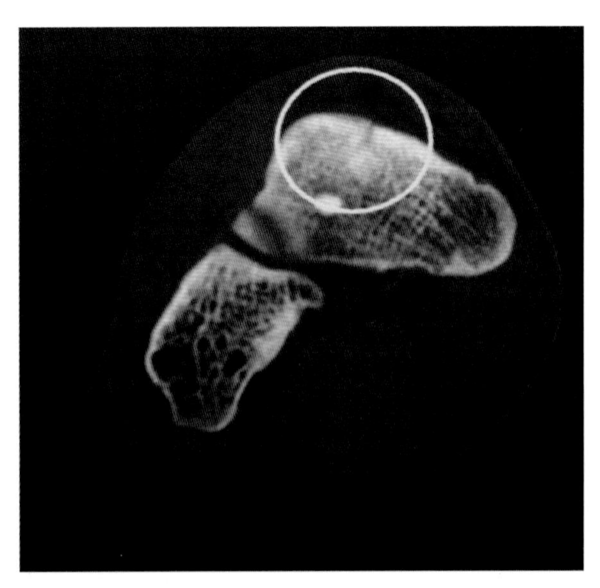

图 22-1　Ⅰ型足舟骨骨折

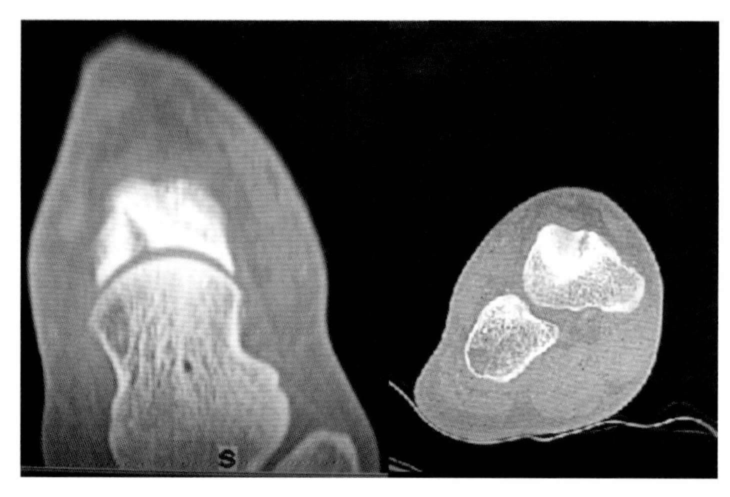
图 22-2 Ⅱ型足舟骨骨折

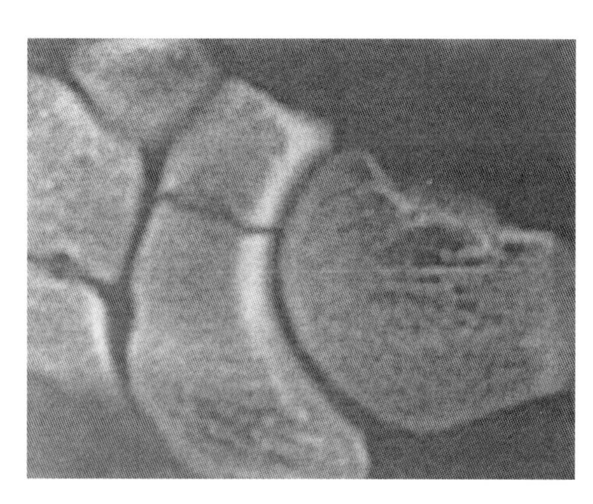
图 22-3 Ⅲ型足舟骨骨折

影像学

- X 线检查：常规负重 X 线片（正位、侧位和斜位）通常作为首选影像学检查。然而，由于 X 线检查对足舟骨应力性骨折的诊断灵敏度非常低，因此不应只进行 X 线检查。此外，大多数足舟骨骨折并不累及跖侧皮质，以至于直至破骨吸收，都很难在 X 线平片上发现骨折。准确地说，X 线是用于排除导致足内侧和踝关节疼痛的其他潜在因素，如力线不佳、距骨颈骨赘或关节囊撕脱骨折（图 22-4）。
- 三相骨扫描：鉴于其诊断骨折的高灵敏度和高阳性预测值，骨扫描可用于筛查足舟骨应力性骨折。尽管其具有灵敏度高的特点，但是阳性骨扫描表现对于足舟骨应力性骨折却无特异性。此外，骨扫描缺乏解剖学分辨能力，并且不能准确描述特定的骨折类型。因此，该检查已经在很大程度上被磁共振成像（MRI）取代。
- MRI 检查：由于 MRI 对于骨髓水肿和应力性骨折发生前的应力反应探测效果最佳，因此，被认为是诊断的金标准。足舟骨应力反应与应力性骨折的表现类似，但在 CT 上无明显骨折线表现。通过早期发现这类应力反应，可以采取相应措施，以防止应力反应进展为完全性应力性骨折（图 22-5）。MRI 还具有低辐射暴露的优点。

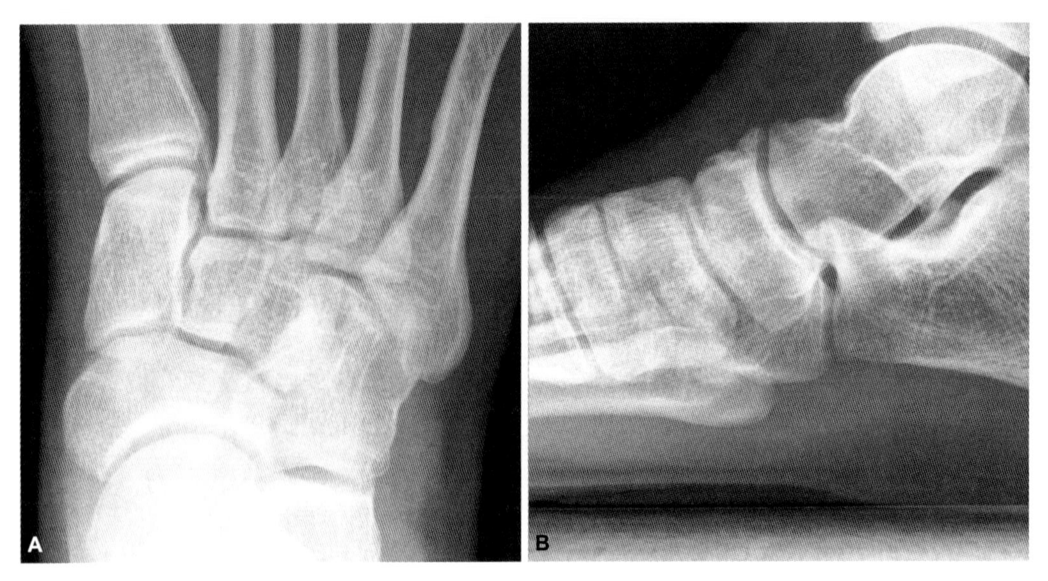

图 22-4　正、侧位片示距舟关节背侧骨赘

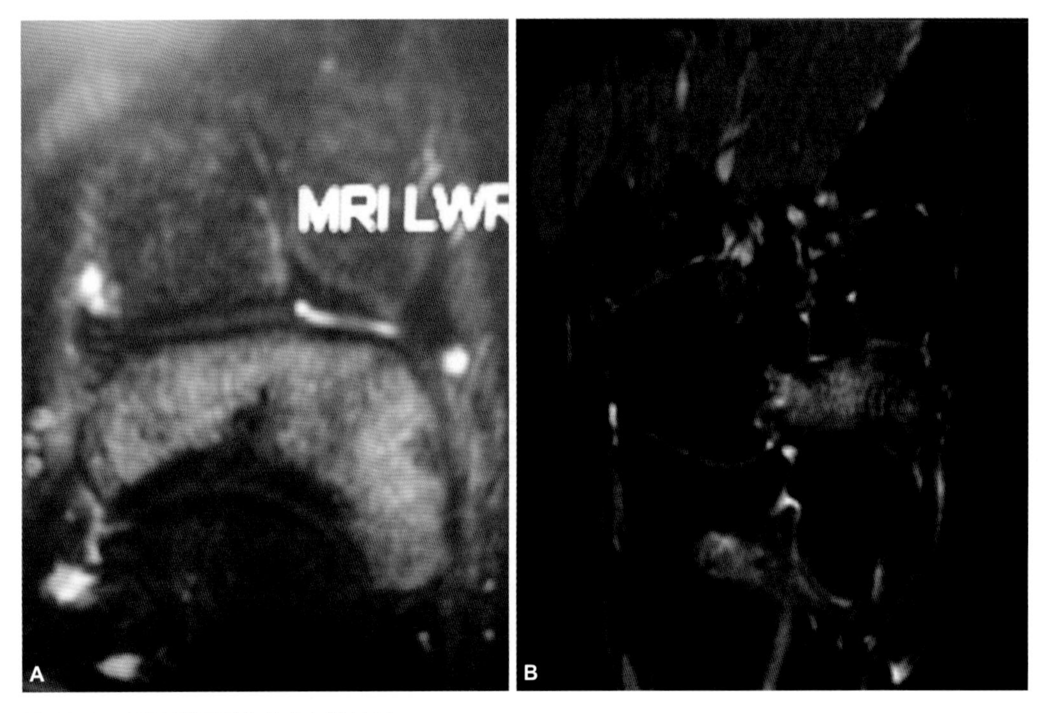

图 22-5　MRI 显示足舟骨应力性骨折

- CT 检查：由于 CT 显示骨折线的效果最佳，因此，其在术前计划中发挥着重要的作用（图 22-6）。采用由 Saxena 等 [1] 基于 CT 表现提出的分型系统，可将足舟骨应力性骨折分为若干独立组别，并可选择相应的治疗方案。此外，CT 还可用于监测愈合情况。背侧皮质增生通常是愈合的第一影像学表现，该表现最早于伤后 6 周通过 CT 检查可见。骨性坚固愈合出现更晚，一般要等到伤后 3~4 个月。需要注意的是，通常建议定期复查 CT 和 MRI，以确保在恢复运动前发现骨愈合的阳性表现。

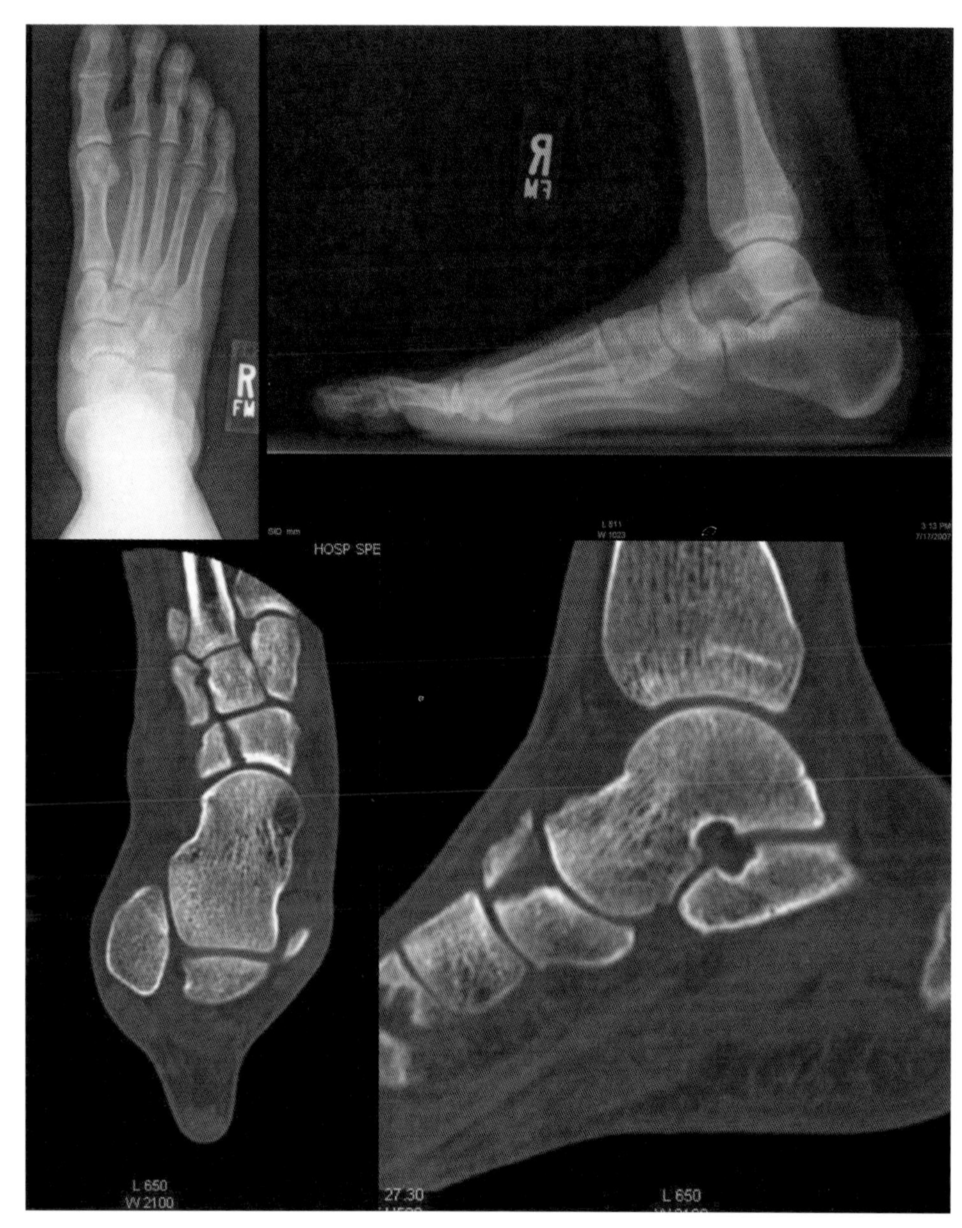

图 22-6 X 线检查和 CT 检查显示足舟骨体部骨折

治疗原则

- Ⅰ型：这类骨折可采取保守治疗，严格禁止负重 6 周；或用单枚 3.5mm 螺钉经皮固定，并可更早地进行性负重。
- Ⅱ型和Ⅲ型：这类骨折需行切开复位内固定治疗，使用 1 枚或 2 枚 3.5mm 螺钉固定，联合髂骨骨髓穿刺浓聚物（BMAC）和同侧自体髂骨植骨。
- 因为踝前撞击会限制踝关节的活动度，并增加足舟骨骨折部位的应力，因此，术中应同时予以处理。
- 最早 10 周后 CT 确认骨折愈合后，运动员患者可恢复所有运动。
- 术后患者严格禁止负重 6 周，但需活动踝关节和小腿。如果可以，可使用骨刺激仪和冲击波治疗，并补充维生素 D，确保用量超过 50ng/ml。
- 术后 10 周复查 CT，目标是 100%愈合。

相关解剖

- 足舟骨的血供来源于足背（足舟骨背侧）和胫后（足舟骨跖侧）动脉。
- 该动脉血管网经其非关节面进入足舟骨，并于内侧和外侧发出分支，致使足舟骨中部 1/3 相对供血不良。
- 一项尸体研究在一亚组标本中发现了该缺血区，并认为具有该解剖变异的患者，其足舟骨应力性骨折的风险增加。
- 足舟骨有限的血管分布具有重要的临床意义：由于血供有限，若不进行治疗，足舟骨应力性骨折将难以愈合。
- 由于血供减少，常导致足舟骨应力性骨折的患者延迟愈合、骨不连的可能性增加，以及长时间无法参加运动。

设备

- 止血带
- 头灯
- 18 号和 22 号针头
- 牙科刮匙和 Freer 剥离器
- 克氏针及电钻
- 带套管针的骨髓穿刺套件
- 内植物
  - 3.5mm 螺钉
- 小型 C 臂透视机

体位

- 仰卧位，同侧髋部下方垫高，使脚尖朝上。
- 所有骨性突起处均予以衬垫保护。
- 详细描述请参阅第一章。

手术技术

骨髓穿刺

- 若患者采用踝关节阻滞或腰麻，则可在局部麻醉和镇静下行同侧髂嵴穿刺。
- 将中空套管穿刺针于髂前上棘后方穿入髂骨的松质骨中，以提取骨髓（图 21-5）。
- 用标准注射器抽取约 60ml 骨髓，使用 Magellan 系统（Arteriocyte，Cleveland，OH）制备并离心，以制取骨髓穿刺浓聚物。
- 3~4ml 浓聚物为佳。

植骨

- 对于需要切开植骨的患者，可在同一进针点用穿刺针取骨。
- 用 Magellan 套管针从髂嵴处留取 5 套筒的带三面皮质骨，以备植骨使用。

骨折固定

- 透视辅助下于骨折端正上方做一纵行直切口，为足舟骨的背侧入路切口。

- 分离至关节囊时，注意保护腓浅神经和深部血管神经束。
- 用 18 号针头确认骨折位置（图 22-7）。
- 剥离骨折边缘周围的骨膜，但注意不要将足舟骨的骨膜全部剥离。
- 用手术刀和牙科刮匙清除骨折端纤维组织（图 22-8）。
- 可以用 1.2mm 克氏针对骨折边缘的硬化部分钻孔，以显露正常的骨组织。
- 清理成功后，骨折端常存在数毫米间隙，因此可以移植添加或未添加骨髓穿刺浓聚物的自体骨以促进愈合。
- 置入导针，并在透视下检查其位置（图 22-9）。
- 自外侧向内侧经皮置入一枚 3.5mm 全螺纹皮质骨拉力螺钉（图 22-10）。
- 鉴于骨折线常很细微，标准透视下很难甚至无法看见，因此术中 CT 扫描可明确导针相对于骨折线及在足舟骨内的位置是否良好（图 22-11）。
- 对于旋转不稳定的完全骨折，可另外再置入一枚 3.5mm 皮质骨螺钉（图 22-12）。

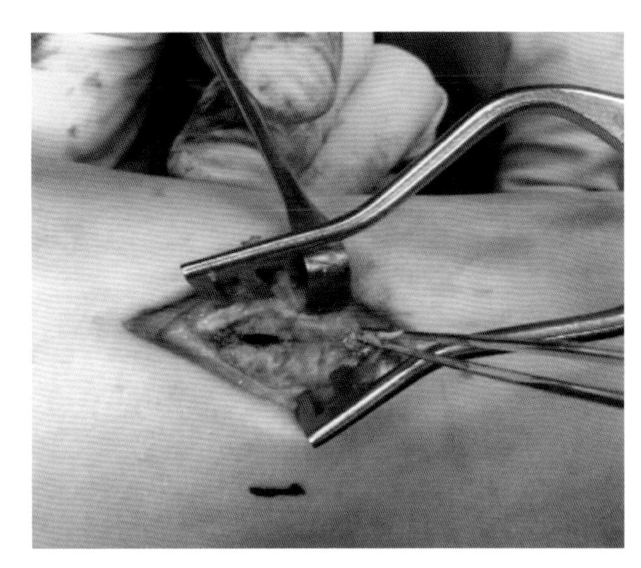

图 22-7 用 18 号针头确认骨折位置

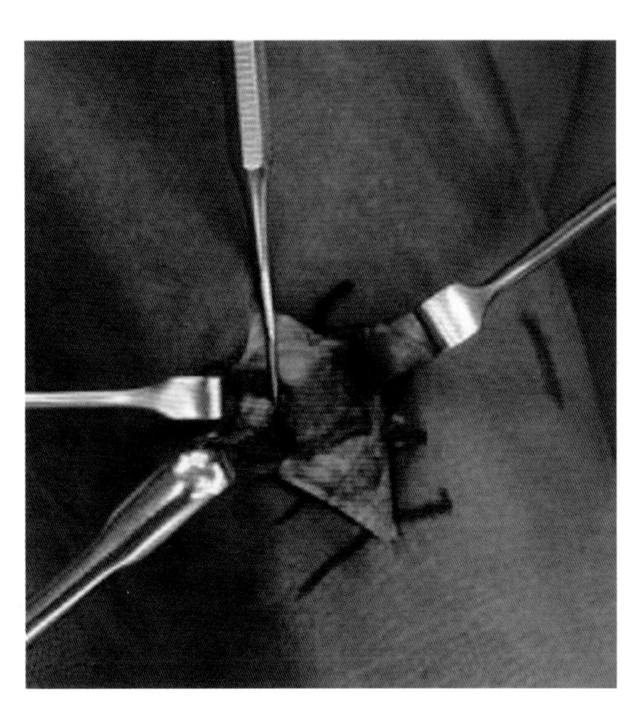

图 22-8 清除骨折端嵌塞的软组织

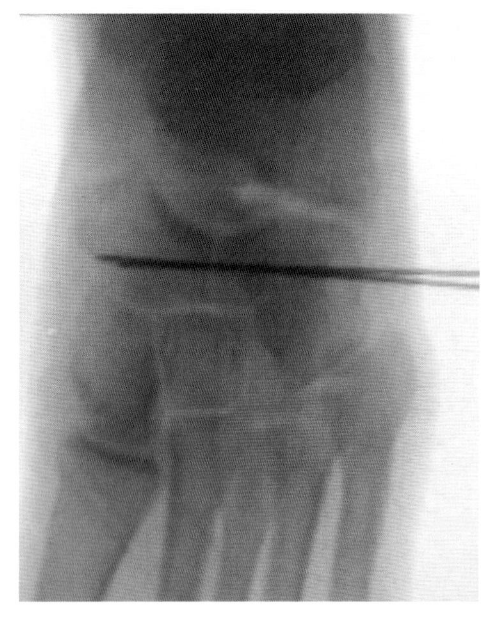

图 22-9 置入导针穿过骨折端

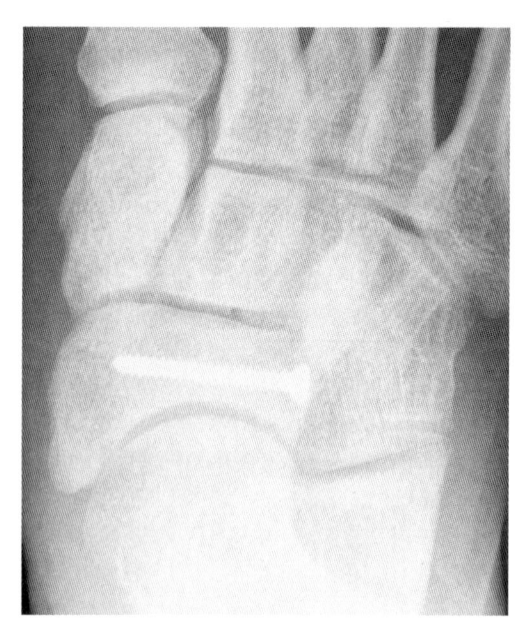

图 22-10 X 线示拉力螺钉穿过骨折端

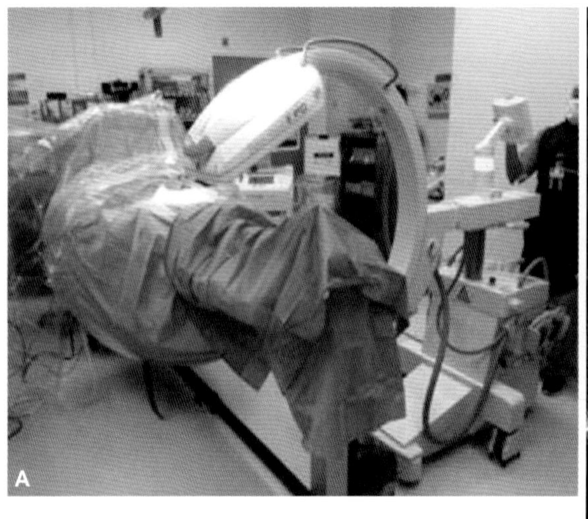

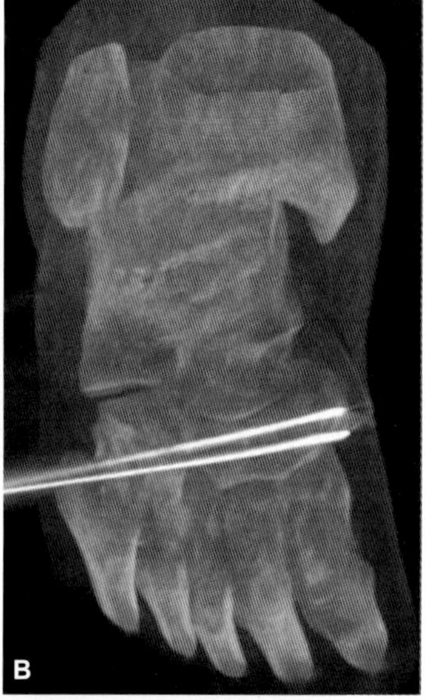

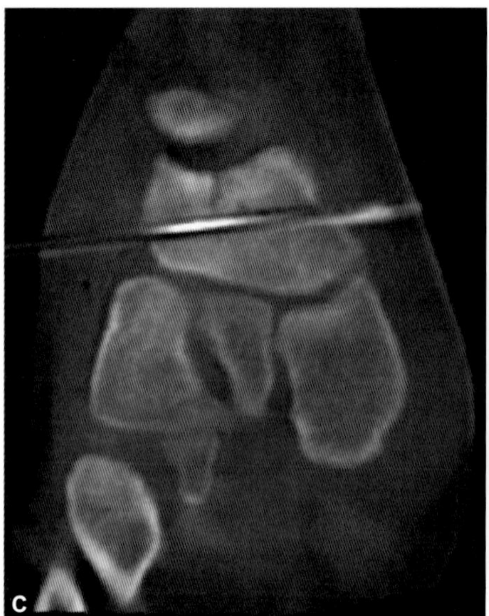

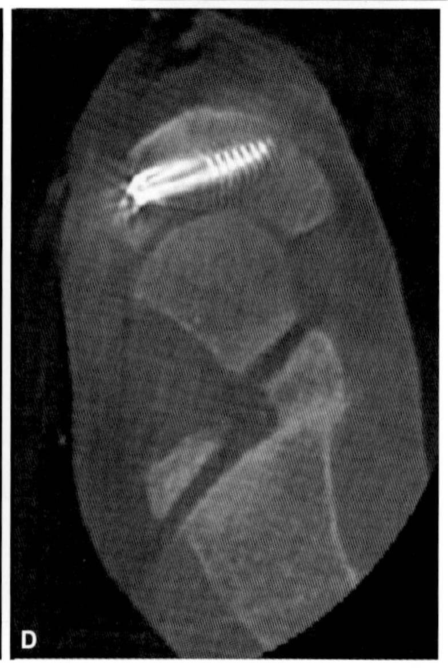

图 22-11 术中 CT 明确内固定位置良好

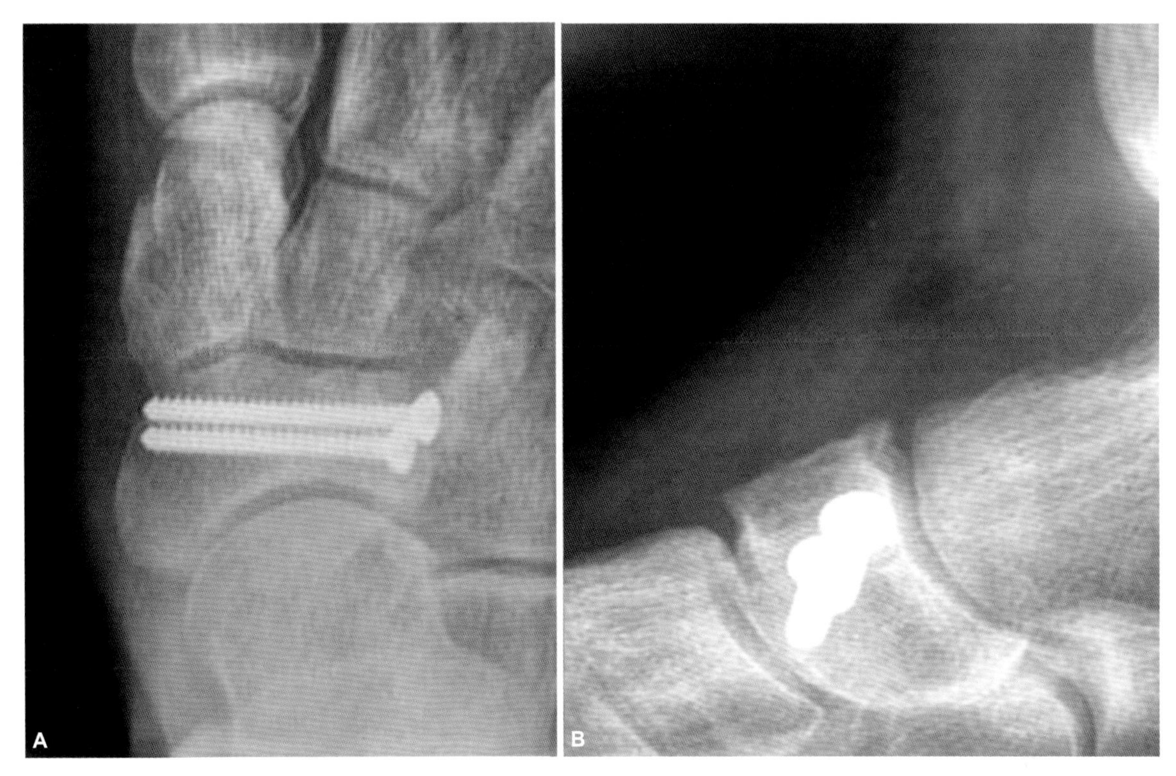

图 22-12 对于不稳定的骨折，另加一枚螺钉控制旋转

参考文献

1. Saxena A, Fullem B, Hannaford D. Results of treatment of 22 navicular stress fractures: a new proposed radiographic classification system. *J Foot Ankle Surg*, 2000,39:96–103.

第二十三章
内踝应力性骨折

简介

- 内踝应力性骨折属于非常少见的损伤，在所有下肢应力性骨折中仅占 0.6%~4.1%。
- 这种损伤主要出现在需要反复跑跳的运动员群体中，如篮球运动员和田径运动员。
- 运动员通常表现为非特异性的疼痛，影像学表现正常。
- 手术治疗可以确保更快的愈合和更低的骨不连发生率。

影像学

- X 线检查：大多数内踝应力性骨折都是垂直骨折，骨折通常从胫骨远端关节面和内踝的连接处向近端延伸。然而，很多运动员表现为非特异性的踝关节疼痛，影像学表现却为阴性。临床医师在对跳跃类的运动员踝关节疼痛进行诊断时不要忽略这种骨折，须考虑进一步的影像学检查。
- 磁共振成像（MRI）检查：MRI 可协助发现骨髓水肿和发生于应力性骨折之前的应力反应（图 23-1）。内踝应力反应和应力性骨折的症状类似，但是 CT 上缺乏骨折线。如果早期发现应力反应的话，可以采取措施预防应力反应最终演变成完全性应力性骨折。术前行 MRI 检查的话，也可以协助发现骨软骨缺损。MRI 检查还有个好处就是可以减少放射暴露。

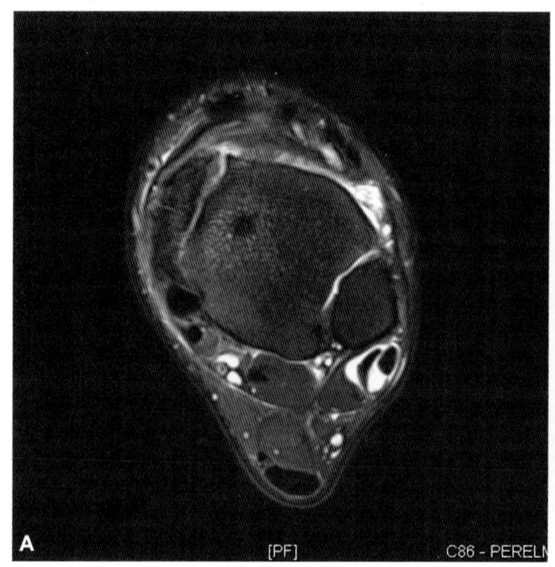

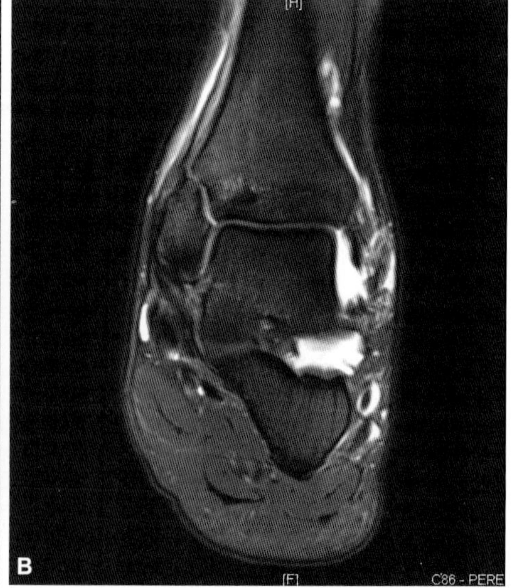

图 23-1　轴位（A）和冠状位（B）T2 加权 MRI 图像显示了内踝应力反应。注意骨髓水肿

- CT 检查：CT 检查有助于了解骨折形态，因此所有患者术前都要行 CT 检查。大多数情况下，骨折线是垂直的，起自胫骨远端关节面和内踝连接处的前下方，后方皮质则是完整的（图 23-2）。除了骨折，CT 检查还有助于发现胫骨和距骨的骨赘。

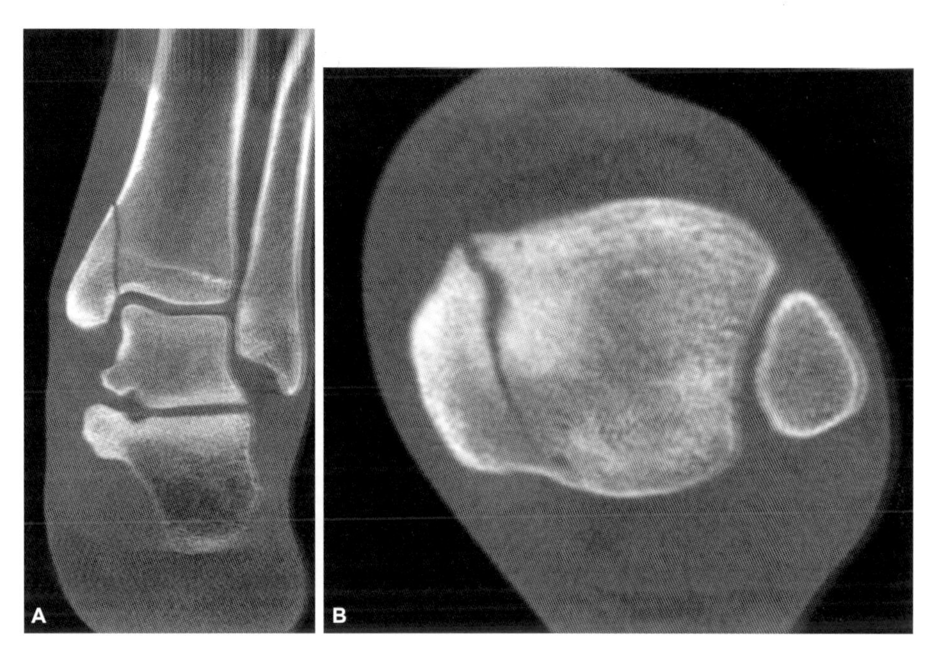

图 23-2 冠状位图像（A）显示了经典的内踝应力性骨折。轴位（B）CT 图像显示了经典的内踝应力性骨折，后方皮质完整

治疗策略

- 内踝应力性骨折既可以采取制动并限制负重活动的保守治疗，也可以手术治疗。然而，保守治疗会导致愈合时间延长甚至骨不连的发生。采用保守治疗，骨折愈合并回归正常活动的时间长达 6~8 个月。
- 手术治疗，术后 3 个月即可回归体育活动。如前述，保守治疗会延长治疗时间，因此对于这类骨折推荐手术治疗。
- 就像标准的内踝横行骨折一样，以前也是使用 2 枚斜行的半螺纹松质骨螺钉固定内踝应力性骨折。生物力学研究证实垂直骨折线的拉力螺钉比斜行螺钉对骨折端的加压作用更大。
- 更推荐垂直骨折线的拉力螺钉，因为斜行螺钉会导致骨折向近端移位。
- 因为是垂直骨折，相比单独使用两枚螺钉固定，使用钢板结合 2 枚螺钉可以更好的抵消轴向应力。将钢板压在骨折线的顶端可以防止骨折向近端移位，提供了更稳定的固定，防止局部的微动（图 23-3）。
- 因此，相较其他手术和非手术方法，切开复位使用钢板结合 2 枚螺钉固定可以带来更快和更成功的骨折愈合。
- 手术时处理前内侧的撞击。

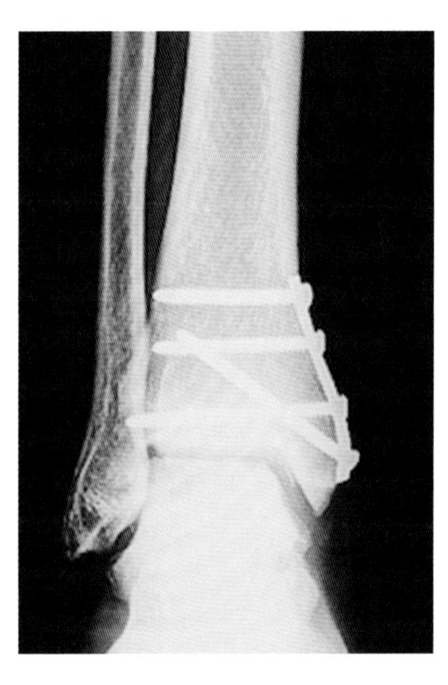

图 23-3 应用钢板治疗内踝应力性骨折

设备

- 止血带
- 头灯
- 克氏针和克氏针动力
- 带有套管针的骨髓抽吸工具
- 内植物
    - 1/3 管型钢板
    - 3.5mm 松质骨螺钉
    - 4.0mm 空心螺钉
- 6mm 和 12mm 骨刀
- 窄咬骨钳
- 小型 C 臂透视机
- 22 号针头

体位

- 仰卧，同侧髋部下方垫高，确保足趾朝上。
- 注意衬垫好所有的骨性突起。
- 参见第 1 章的具体描述

技术

抽吸骨髓

- 若患者采用踝关节阻滞麻醉或腰麻，则可在局麻及镇静下从同侧髂嵴抽取骨髓。
- 在髂前上棘的后方，使用套管针置入前方髂骨的松质骨内，准备抽取骨髓。
- 使用标准注射器抽取 60ml 骨髓液，使用 Magelan 系统（Arteriocyte，克利夫兰，俄亥俄）制备及离心，以制取骨髓穿刺浓聚物（BMAC）。

- 制备量为 3~4ml 的浓聚物为佳。

骨折固定

- 标记内踝的前后方和内踝尖。
- 经内踝前后缘中点做一长约 8cm 切口，从骨折线近端 1cm 处开始延伸至内踝尖部以远 1cm。
- 如果影像学上发现有撞击或骨赘，切口的远端要更往前一点。
- 将皮瓣向内侧游离，保护好大隐静脉。大隐静脉通常位于内踝前方，隐神经伴随大隐静脉走行。
- 如存在前内侧骨赘，可在前方打开关节囊，探查关节前内侧。使用咬骨钳或 6mm 和 12mm 弧形骨刀去除骨赘。
- 锐性剥离至内踝，劈开三角韧带并行骨膜下剥离，提供钢板固定位置。小心不要向后剥离太多，以免影响到胫骨后肌腱。
- 不要打开骨折端。
- 将塑形后的 1/3 管型钢板的最近端一孔置于骨折线近端，钢板的远端孔靠近内踝尖。
- 经钢板置入 3.5mm 双皮质骨螺钉，1 枚螺钉位于骨折线的近端，另 2 枚螺钉垂直穿过骨折线（图 23-4）。

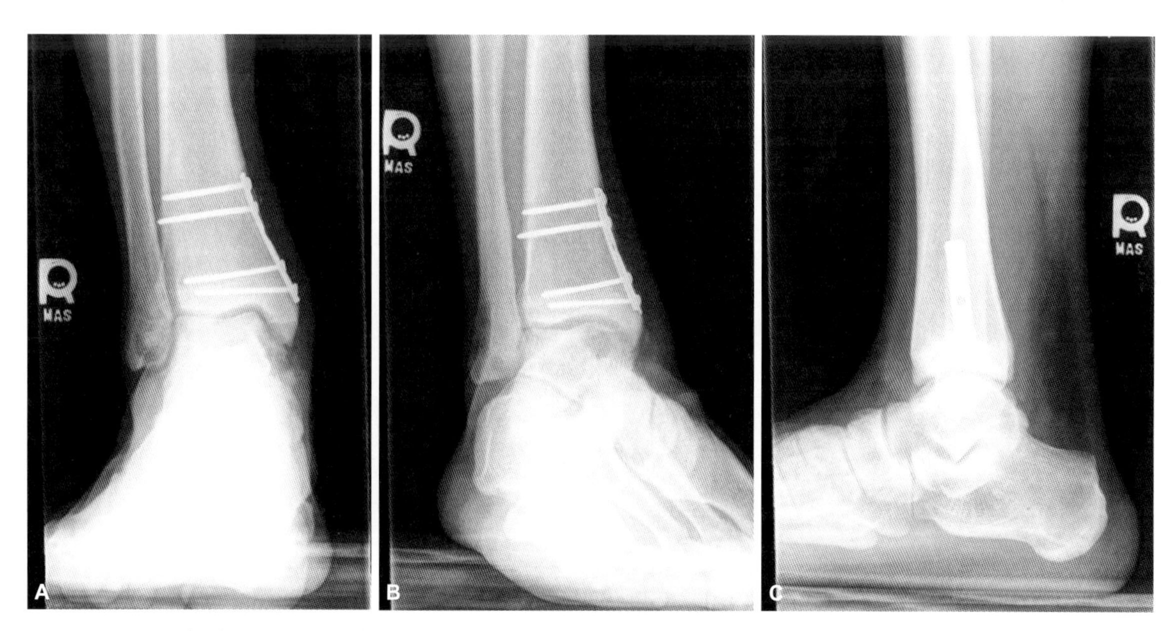

图 23-4 正位（A），踝穴位（B）和侧位（C）展示了使用抗滑钢板固定，远端螺钉垂直骨折线

- 确保跨过骨折线的螺钉没有进入胫骨远端的腓骨切迹，以免造成下胫腓联合的增宽。
- 钢板最远端的孔可以拧入 1 枚短螺钉固定内踝，小心不要穿出对侧皮质造成螺钉突入内侧沟。
- 也可以将最远端的螺钉朝向关节内侧肩部近端的方向固定，跨过骨折线（图 23-5）。

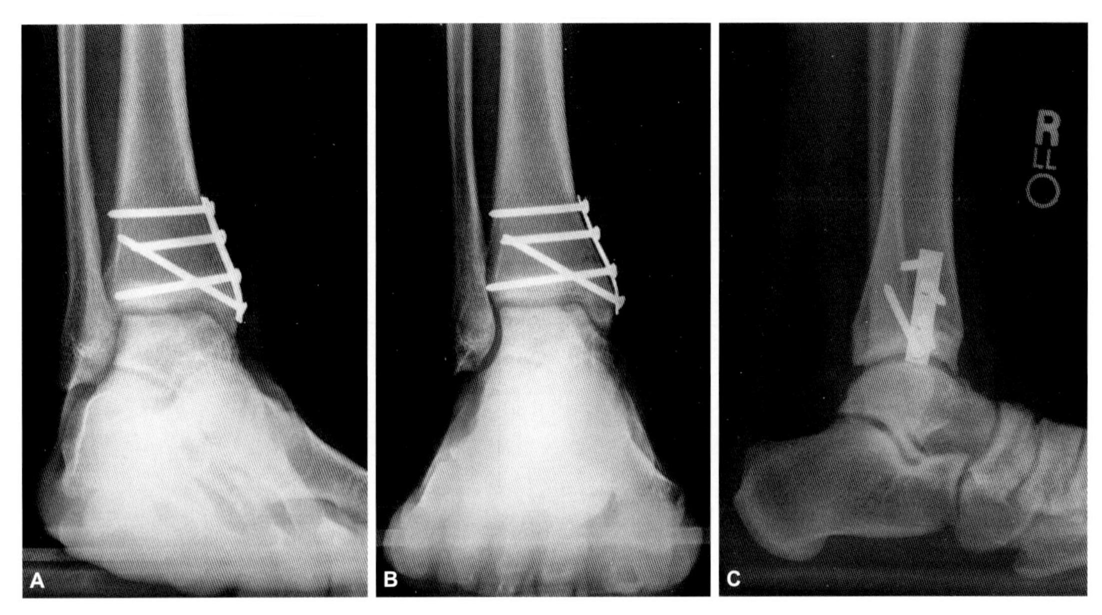

图 23-5 另一种螺钉固定方式，正位（A）、踝穴位（B）和侧位（C）影像

- 如需要增加额外的固定，可使用 4.0mm 空心钉前后固定内踝。导针经内踝前后丘置入。导针必须是平行的或轻度分散的。确保空心钉没有穿入内踝肩部。经导针扩孔后拧入单皮质松质骨螺钉（图 23-6）。
- 切口一旦关闭后，可使用 22 号针头将 BMAC 注入骨折端。

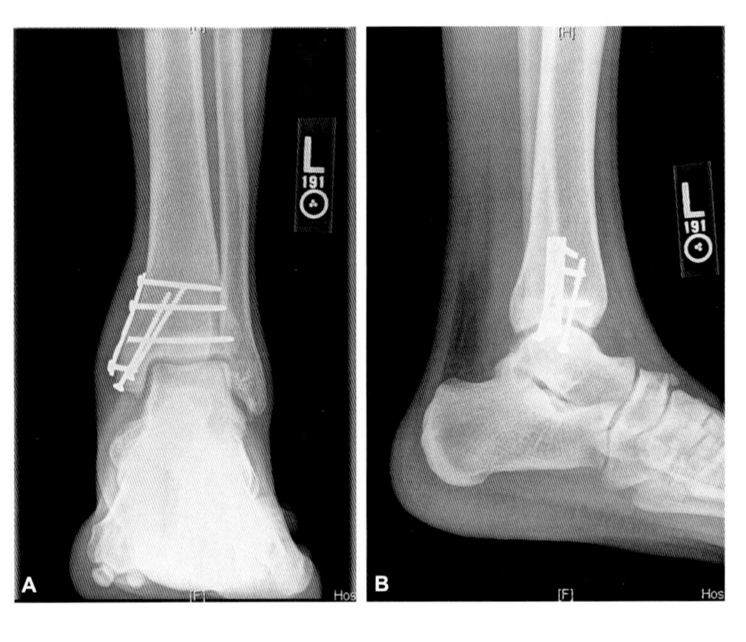

图 23-6 正位（A）和侧位（B）显示了置入半螺纹松质骨螺钉联合钢板固定以加强固定的稳定性

术后处理

- 患者避免负重 2 周。
- 2 周以后，患者在可承受的范围内，使用 CAM 骨折保护靴保护下负重。
- 术后 4 周患者可以使用固定自行车锻炼，并且可开始脱卸骨折保护靴。

第八部分

踝部创伤

第二十四章
Pilon 骨折

无菌器械与设备

- 止血带
- 内植物
  - 胫骨远端关节周围锁定和非锁定钢板系统
  - 管型钢板
  - 小骨折块钢板和螺钉
  - 微型钢板和螺钉
  - 植骨的计划——自体骨、异体骨、DBX 或其他替代物
- 大型外固定支架
- 细克氏针
- 克氏针动力 / 钻
- 大号通用撑开器
- 点状和锯齿状复位钳
- 小、大骨刮匙和骨钩
- 泡沫垫或其他可透光患肢托架
- 厚 Jones 夹板材料
- 术中透视设备

体位 / 准备

- 术前 CT 检查以便于术前计划的制订。
- 和麻醉医师讨论控制疼痛的麻醉方法，推荐区域神经阻滞。
- 仰卧位，在患侧髋部下方垫高，以保持足部的旋转中立位。如需要暴露后踝则必须选择侧卧位。
- 用泡沫或垫子将患肢相对于健侧垫高。
- 衬垫好骨性突起部位（如对侧足跟）。
- 将止血带置于大腿远端，用绷带固定。
- 预防性使用抗生素（1~2g 头孢唑啉或同类抗生素）。
- 用常规方式消毒手术侧肢体。术野内的外固定支架钉也要良好消毒。
- 使用 1~2 块 U 形单和 1 块肢体单铺单，使整个小腿暴露于无菌台上。

手术入路

根据骨折类型选择最终固定时的手术入路。前方入路可为胫骨远端关节面的充分重建提供良好视野，但是否选择这个入路通常取决于骨折粉碎的部位。

直接前方入路

- 切口起于关节近端 10cm，位于胫骨嵴外侧 2cm，跨过走行于内、外踝间，止于关节远端 5cm 处（图 24-1）。
- 浅层切开时注意不要损伤腓浅神经的分支。辨认腓浅神经，沿其走行进行分离和保护。
- 顺着切口走行切开深筋膜。近端区分胫骨前肌（TA）和踇长伸肌（EHL）的分隔平面。
- 辨认神经血管束，包括胫前动脉和腓深神经。
- 将神经血管束和胫骨前肌一起向内侧牵开，或者和踇长伸肌一起向外侧牵开（图 24-2）。
- 顺着皮肤切口打开关节囊。
- 顺着关节囊下方分离暴露整个踝关节（图 24-3）。

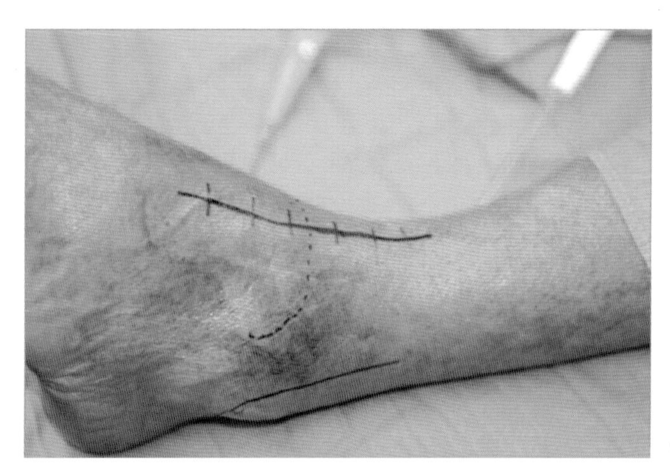

图 24-1 前方入路——在胫骨前肌外侧做一个 10cm 的纵行切口

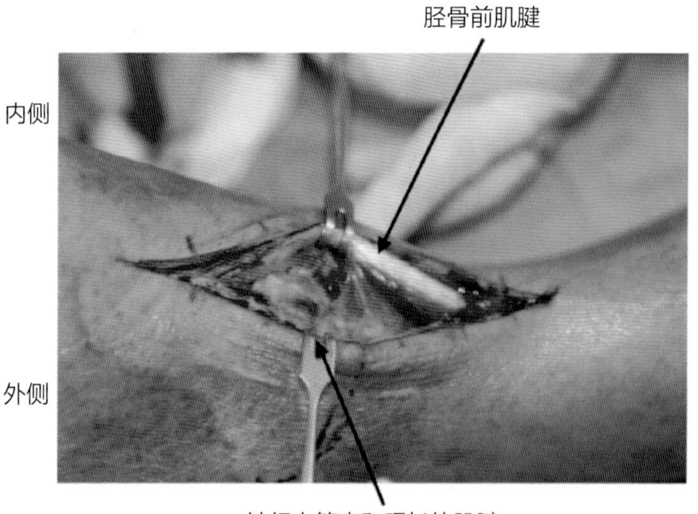

图 24-2 轻轻牵拉神经血管束，胫骨前肌向内侧牵开，踇长伸肌向外侧牵开

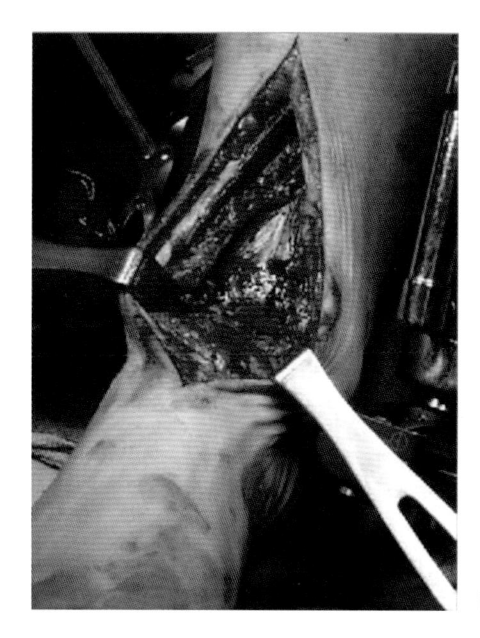

图 24-3 前方入路及踝关节的暴露情况

改良前内侧入路

改良前内侧入路在踝关节处有弧向内侧，提供了更好的关节显露。如果内侧粉碎严重的话，这个入路非常有用。

- 切口近端起自胫骨嵴的外侧 1cm 处，沿着胫骨前肌到达踝关节水平，呈 110° 弧向内侧，止于内踝远端 1cm。
- 辨别胫骨前肌腱的内侧缘。理想情况下，尽量不要损伤腱周膜。
- 沿着胫骨前肌腱的内侧缘切开至骨面，尽量保留全厚皮瓣，减少坏死的风险（图 24-4）。
- 顺着皮肤切口打开关节囊，沿着关节囊下方分离暴露踝关节。

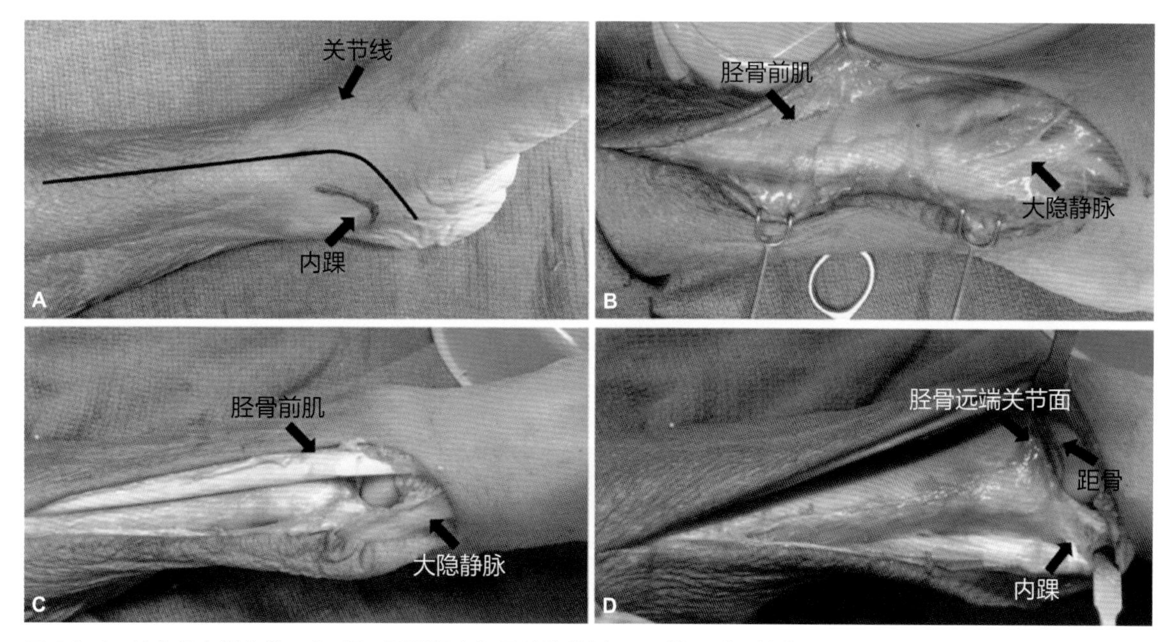

图 24-4 扩大前内侧入路。A. 切口近端起自胫骨嵴的外侧 1cm 处，于踝关节水平呈 110° 弧向内侧，止于内踝远端 1cm。B. 保留全厚皮瓣，显露胫骨前肌腱和伸肌支持带。保护好大隐静脉和隐神经。C. 纵行切开伸肌支持带，保留胫骨前肌的腱周膜。D. 将胫骨前肌往外侧拉开，全厚皮瓣则向内侧拉开，从内踝到前外侧边缘广泛显露前方关节面

前外侧入路

前外侧入路避免了内侧软组织的剥离，有助于前外侧骨折块的复位，但是如果内侧有严重的粉碎性骨折的话，则此入路暴露不够充分。

- 切口近端位于胫骨和腓骨的中点，远端向第四跖列延长，距离关节线不要超过7cm（图 24-5）。

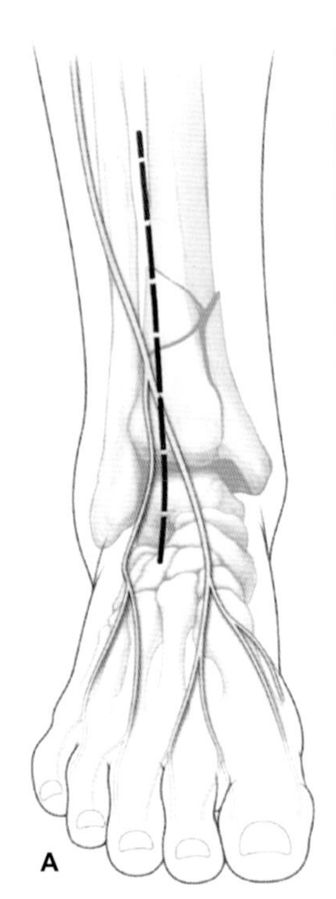
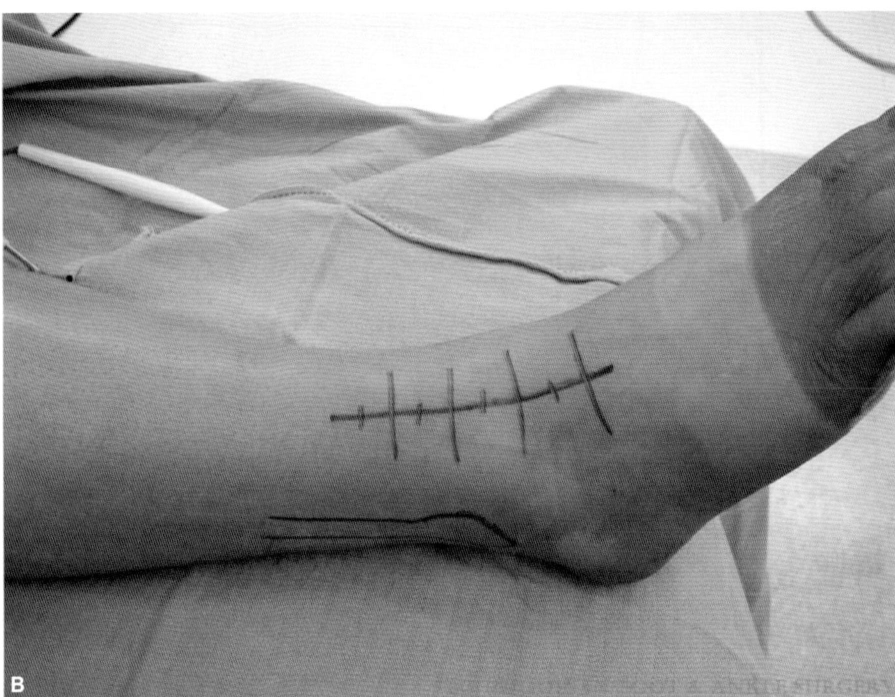

图 24-5 A. 这张示意图展示了前外侧入路切口。切口从踝关节的中点指向第四跖骨。切口近端由于前筋膜间室肌肉的存在通常不能向近端延伸很多。B. 典型的切口位置和长度。这个切口允许暴露并复位关节面，并在胫骨远端干骺端的位置完成固定。需要在近端额外增加一个切口，来完成近端钢板的放置和固定，增加几个小切口更多见，以完成内外侧螺钉的植入。可在远端暴露距骨颈，并经其放置踝关节撑开器

- 小心辨认腓浅神经和其分支，游离以后可向内或向外牵开（图 24-6）。
- 在趾伸肌和第三腓骨肌的外侧沿着皮肤切口切开上下伸肌支持带，进一步向近端切开前筋膜间室的深筋膜。
- 向内侧牵开整个前筋膜间室（图 24-7）。
- 纵行切开关节囊。会遇到一些横行的血管，予以电凝处理。

后外侧入路

如果后方有粉碎性骨折的话，此入路非常有用，可经其复位 Volkmann 骨块和腓骨（图 24-8）。

- 于腓骨后缘与跟腱之间的中线标记切口。
- 浅层分离时，注意保护好腓肠神经。
- 纵行切开深筋膜。
- 向内侧游离牵开腓骨长、短肌暴露腓骨的后外侧面。
- 钝性分离踇长屈肌与腓骨长、短肌之间的间隙，将踇长屈肌拉向内侧，暴露后踝，抵达 Volkmann 骨块。小心不要游离下胫腓后下韧带，以避免后踝骨块的缺血坏死。

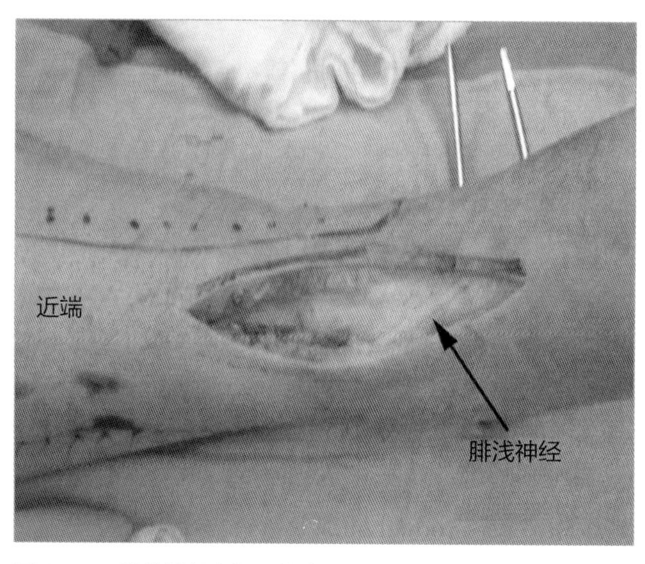

图 24-6 腓浅神经在切口的走行方向不一，在手术全程中要保护好

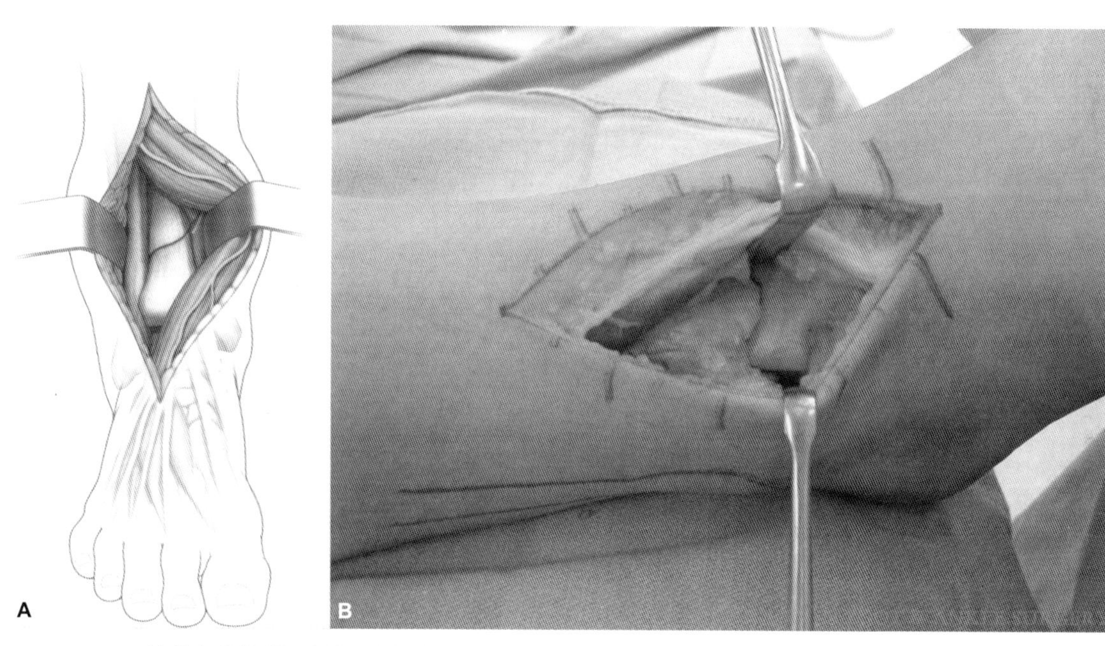

图 24-7 A. 将整个前筋膜间室的肌肉拉向内侧后，深部分离以显露胫骨远端干骺端。B. 打开踝关节囊后，暴露胫骨远端和距骨颈。下胫腓前韧带附着在前外侧关节骨块上

复位和固定技术

Pilon 骨折的治疗目标是恢复关节面的解剖结构，同时避免造成软组织的严重损伤。通常需要分期治疗达到这样的治疗目标，首先是外固定结合或不结合腓骨骨折的切开复位内固定（ORIF），直至软组织消肿，再行最终切开复位内固定术。

外固定

外固定治疗的目标是维持胫距关节的正常对位和恢复长度，维持足部于解剖中立位（图 24-9）。

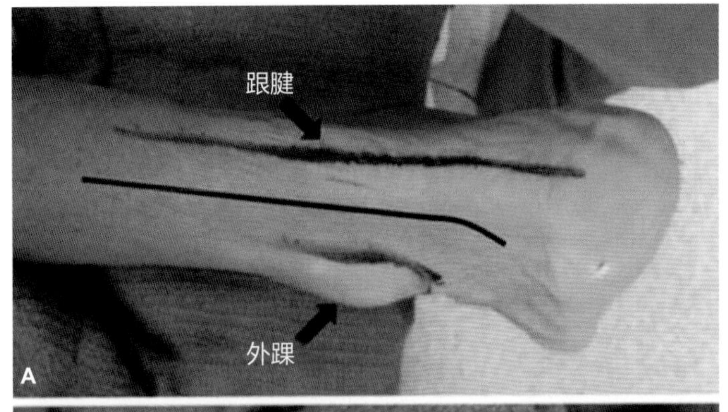

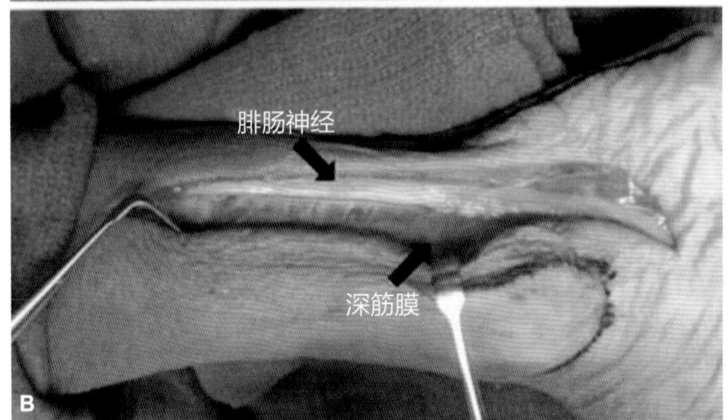

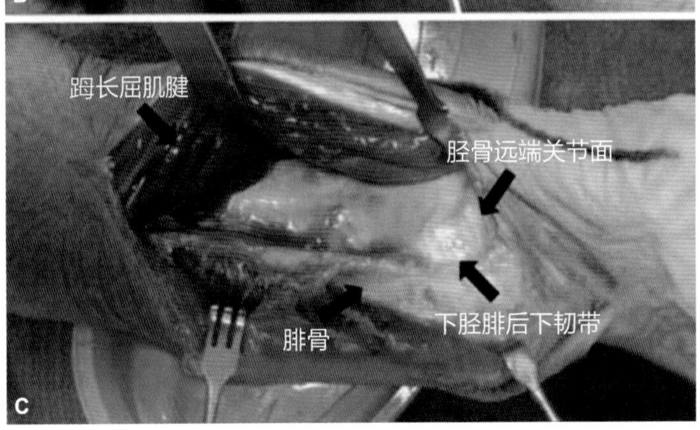

图 24-8 后外侧入路。切口位于跟腱外侧缘及外踝内侧缘的中心（A）。分离皮下组织可见腓肠神经及深筋膜（B）。游离踇长屈肌腱及腓骨肌腱间的间隙以显露腓骨后缘及胫骨远端后外侧关节面（C）。PITFL，下胫腓后下韧带

- 首先确定胫骨骨折线的近端位置，然后使用双平面超关节外固定支架。
- 在非最终固定的区域置入 5mm 斯氏针。
- 经跟骨置入中央有螺纹的 5mm 斯氏针。
- 经中足向内侧、中间、外侧楔骨置入 4mm 斯氏针。
- 将横穿跟骨的斯氏针和胫骨上的斯氏针连接固定，可以恢复胫距关节的正常对位和大致长度。硬币征的恢复有助于判断牵开是否已经足够。将中足的斯氏针和胫骨的斯氏针连接固定有助于维持足的背伸位。

切开复位内固定

胫骨切开复位内固定的目标是胫骨远端关节面的解剖复位。如果不能将负荷从关节面传递到胫骨干，即使恢复了关节面的解剖结构也是没有任何意义的。在完成这些目标的时候一定要保护好软组织。因此，使用 X 线检查和轴位 CT 检查来进行术前计划对于 Pilon 骨折的治疗非常重要（图 24-10）。

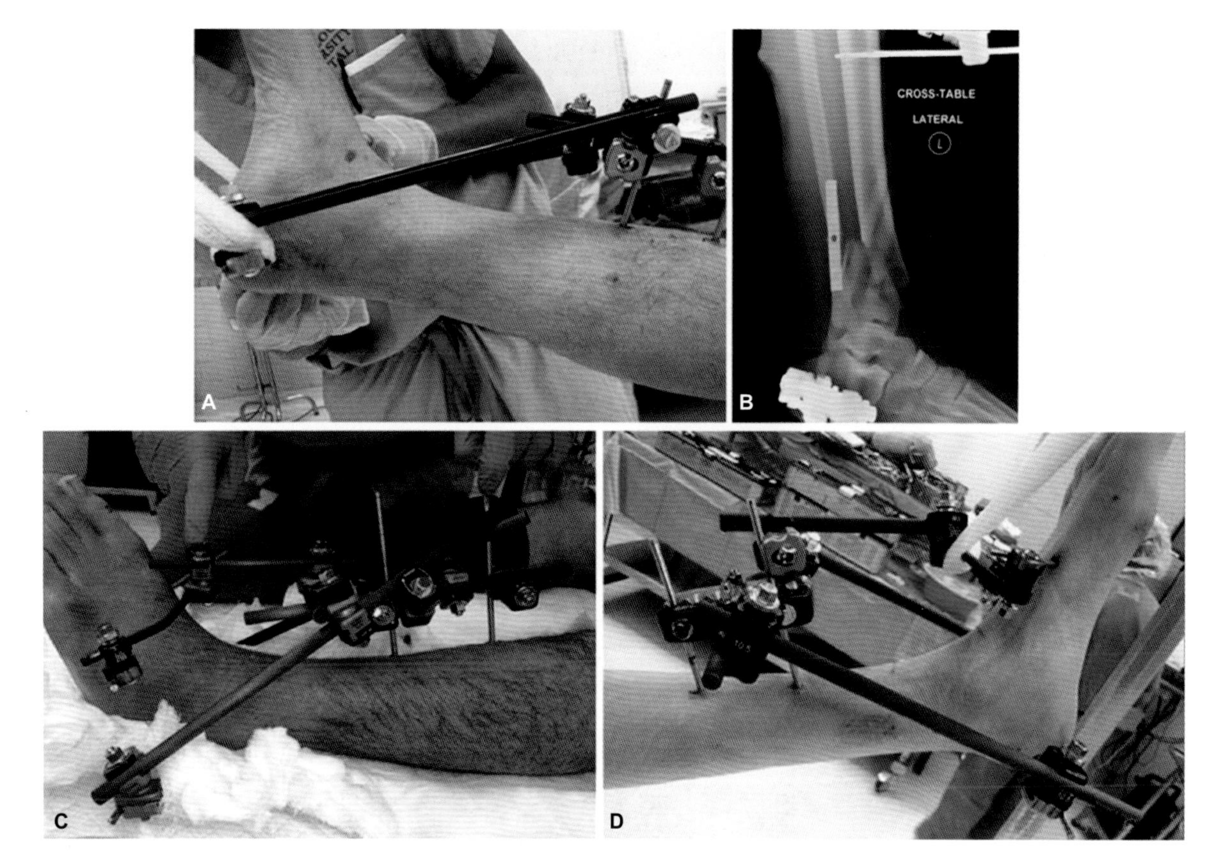

图 24-9 A. 超踝关节外固定支架，具有单独的连接杆，未固定前足。B. 随着夹块“慢慢滑动”，重力的影响将导致足部或骨折块向后移位，使前方软组织的压力增加，将延缓软组织的修复。X 线检查证实，即使腓骨已经固定，外固定杆也以连接固定，远端骨块仍向后方移位，并沿跟骨的斯氏针旋转。注意近端骨块顶到了前方软组织。C. 带有前足固定的外固定架有助于维持骨折的对位，有利于软组织的修复。D. 出现皮肤皱褶提示可以进一步手术治疗

腓骨的切开复位内固定

应用外固定架时可以完成腓骨的切开复位内固定，从而提供前外侧骨块和 Volkmann 骨块的间接复位。高能量损伤导致了 Pilon 骨折的发生，与此相关的腓骨骨折通常伴随有压缩，较为粉碎，这在旋转损伤中较为少见，因而需要更为坚强的固定（图 24-11）。

- 使用后外侧入路。
- 整个小腿都垫高，避免向后成角。
- 使用直接和间接复位技术复位腓骨。
- 用点式复位钳或克氏针维持复位。先使用外固定架可以恢复腓骨长度，有助于复位，再固定腓骨。
- 使用克氏针和小的持骨钳将预塑形的腓骨远端钢板或者 3.7mm 或 3.5mm 动力加压钢板固定到外踝上。
- 确保恢复腓骨长度，然后用另一把持骨钳将钢板固定到近端腓骨上。
- 进一步调整钢板的位置直到透视确认恢复腓骨的解剖力线后，使用螺钉固定钢板。
- 使用尼龙线采用 Allgower-Donati 的半褥式缝合法关闭伤口。

胫骨的切开复位内固定

Pilon 骨折切开复位内固定的目标是解剖复位并获得稳定的胫骨远端关节面。可

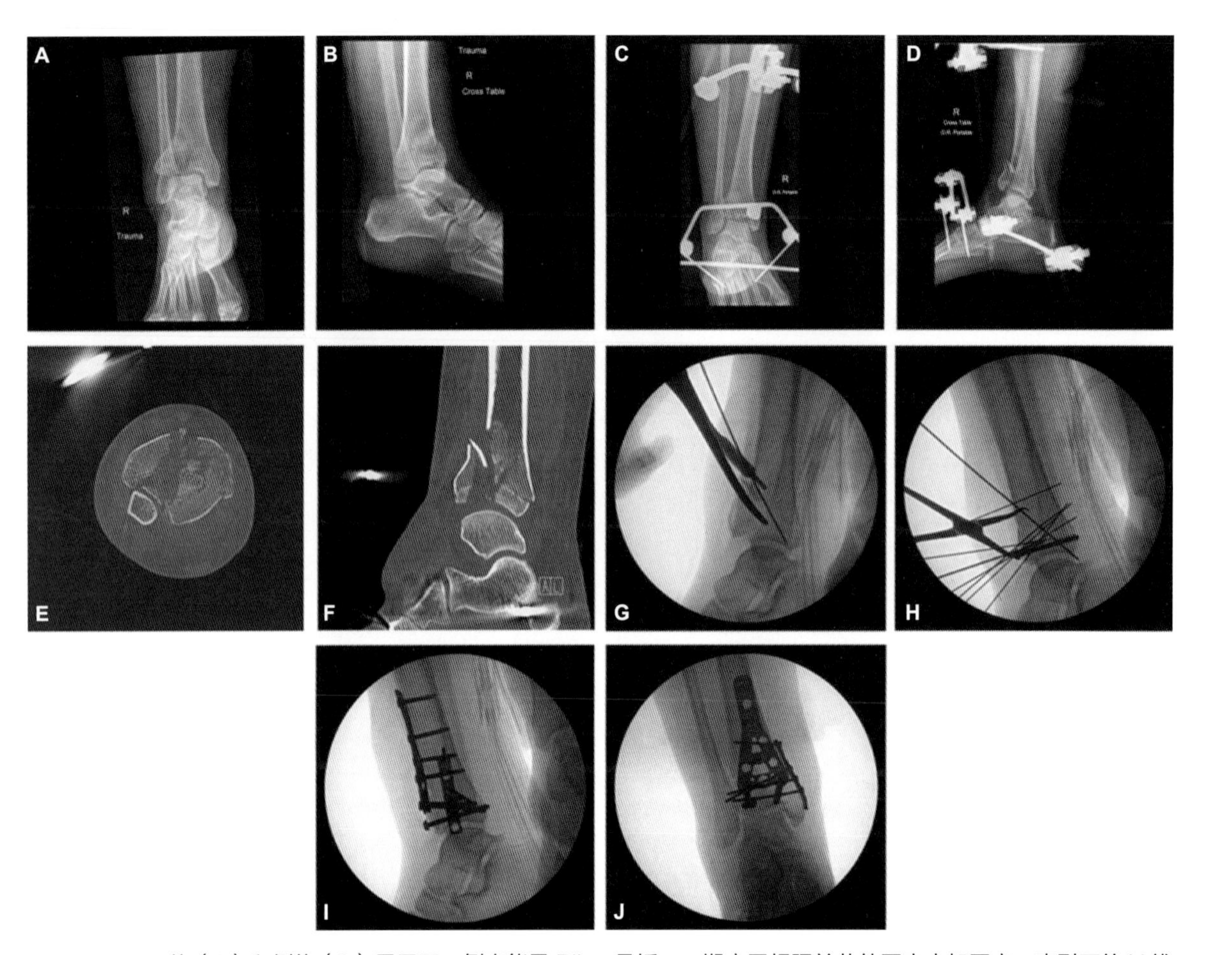

图 24-10 正位（A）和侧位（B）显示了一例高能量 Pilon 骨折。一期应用超踝关节外固定支架固定。牵引下的 X 线（C）和 CT（D）检查可为最终固定的术前计划提供参考。腓骨是完整的，原始的致畸因素包括短缩和向前移位。E. 主要骨折线从前内侧穿出，经过了后踝和中央塌陷骨块。F. 矢状面重建显示后关节面屈曲，软骨下骨的骨量足以维持复位。G. 通过前内侧入路，由后向前复位，后方关节面已复位并用克氏针固定。然后复位中央塌陷骨块，并且行植骨以支撑。H~J. 最后复位并固定前外侧骨块和内踝骨块

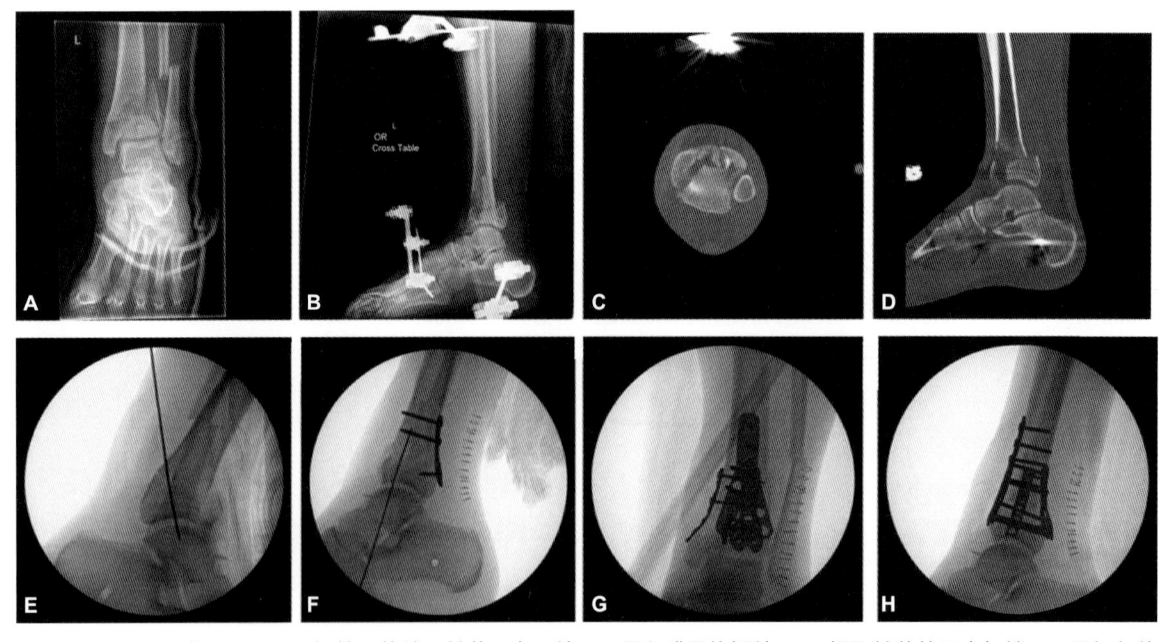

图 24-11 A. 高能量 Pilon 骨折的正位片。关节面有压缩，胫骨和腓骨均短缩。B. 超踝关节外固定架撑开，骨折部位长度恢复。C、D. 有明显的后踝骨折。可以通过后方复位。首先通过俯卧位的后外侧入路，根据距骨的形态，复位后踝并固定至胫骨干（E）。注意不要干扰前方的内固定（F）。G、H. 然后将患者翻身，通过前内侧入路复位固定前方关节的骨折。并且支撑固定内踝骨折块

经皮植入钢板近端处的螺钉。

根据以下情况调整术前计划。

- 确定主要关节内骨折块。
- 确定干骺端骨折支撑钢板放置的位置。
- 根据关节内骨折固定和支撑钢板放置的位置选择手术入路。
- 确定提供足够稳定固定所需内固定的数量。
- 根据固定需要和软组织的情况选择暴露方式。
- 通过合适的入路暴露胫骨远端区域。
- 使用外固定支架或通用撑开器撑开关节。
- 根据以下典型的顺序从解剖关系最恒定的骨块开始复位
  - 根据腓骨复位后外侧 Volkmann 骨块。
  - 将后内侧骨块复位到 Volkmann 骨块上。
  - 复位 / 撑开中央压缩骨块。
  - 复位内踝 / 前方关节面。
  - 复位前外侧骨块。
- 利用克氏针临时固定复位的骨折块，注意不要影响内固定的植入。
- 通过透视确认骨折的复位情况。
- 复位干骺端骨折，恢复各个平面的解剖力线。
- 钢板最终固定，使用关节周围钢板及其他辅助钢板维持复位，采用克氏针和持骨钳临时固定钢板。
- 透视确认骨折的复位情况和内固定的位置。
- 若可能的话，采用加压方式固定，经皮植入近端螺钉。
- 透视确认复位满意。
- 去除临时固定。
- 仔细逐层缝合，使用支具固定，将足部维持在中立位。

术后处理

- 术后镇痛——必要时可在股神经和坐骨神经处置管。
- 2~3 周拆线后去除厚敷料。
- 除非影像学证实骨折开始愈合，否则不允许负重，一般需免负重 12 周。
- 拆线后开始主动和被动的关节功能锻炼。
- 无负重阶段使用踝足支具维持正常的足背伸。

第二十五章
踝关节骨折

无菌器械与设备

- 根据需要准备止血带，除非存在禁忌证
- 小型自动撑开器（Weitlaner）
- 小 Hohmann 拉钩
- 小点式复位钳（Weber 钳）
- 小型锯齿状复位钳
- 牙科刮匙
- Freer 或 Cobb 骨膜剥离子
- 内植物：解剖型锁定板或非锁定关节周围腓骨板（外侧或后外侧）、1/3 管型板，微型接骨板与螺钉
- 3.5mm 或 4.0mm 长皮质骨螺钉用于下胫腓联合固定
- 3.0mm、3.5mm 或 4.0mm 长皮质骨、松质骨或空心钉用于内踝 / 前丘固定
- 微型螺钉、接骨板用于腓骨拉力螺钉和后踝或内踝粉碎性骨折的固定
- 克氏针、电钻及钻头

体位

- 患者体位取决于骨折类型和术前计划。
- 仰卧位，同侧髋关节垫高适用于大多数外踝、双踝或三踝骨折。
- 髋部无需垫高，可以方便外旋患肢，利于暴露后内侧。
- 小腿 4 字位可增加后内侧的暴露。
- 侧卧位或俯卧位对于暴露后踝骨折是必要的。
- 尽管是非常规方法，亦可在俯卧位下行内踝和外踝切开复位内固定。
- 充分外旋髋关节，侧卧位下亦可固定内踝。

入路

- 直接外侧和后外侧入路。
  - 皮肤切口直接位于腓骨上方或后缘。
  - 需要保护腓浅神经（图 25-1）。
  - 从腓骨后缘和腓骨肌腱之间进入。
  - 更有利于下述操作。
    - 腓骨外侧或后外侧钢板固定。

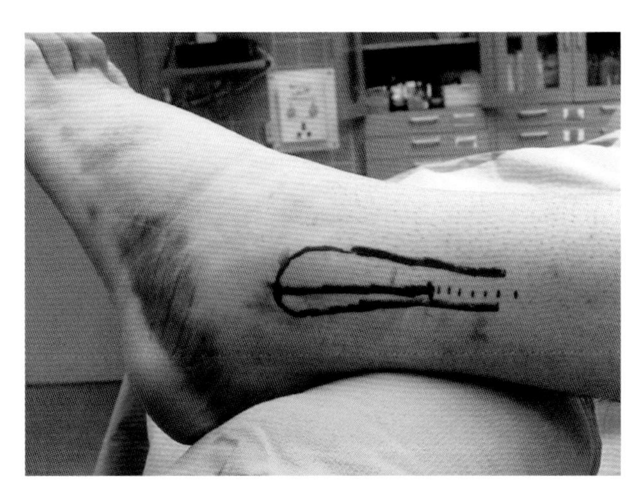

图 25-1 腓骨外侧入路切口，用于外侧或后外侧钢板固定［图片引自 Easley ME, Wiesel SW. Operative Techniques in Foot and Ankle Surgery. 1st ed. Philadelphia, PA: Wolters Kluwer Health/Lippincott Williams & Wilkins; 2010. Chapter 135 Figure7A，已获授权］

    – 从踇长屈肌腱与腓骨肌腱之间的间隙进入后踝。
    – 允许单独做前外侧入路处理 Pilon 骨折。
- 后内侧入路。
    - 可用于暴露内踝后方，亦可从胫骨后肌腱前方，或胫骨后肌 / 趾长屈肌腱后方显露后踝。
    - 将踇长屈肌腱连同胫后神经血管束一起向后外侧牵开。
- 前内侧入路。
    - 平行于大隐静脉和隐神经的弧度较小的皮肤切口。
    - 暴露内踝和内侧关节间隙。

复位和固定技巧

腓骨骨折——旋转机制

克氏针

- 克氏针用于复位后的临时固定，并应从前向后置入，以避免妨碍外侧或后外侧钢板的放置（图 25-2）。

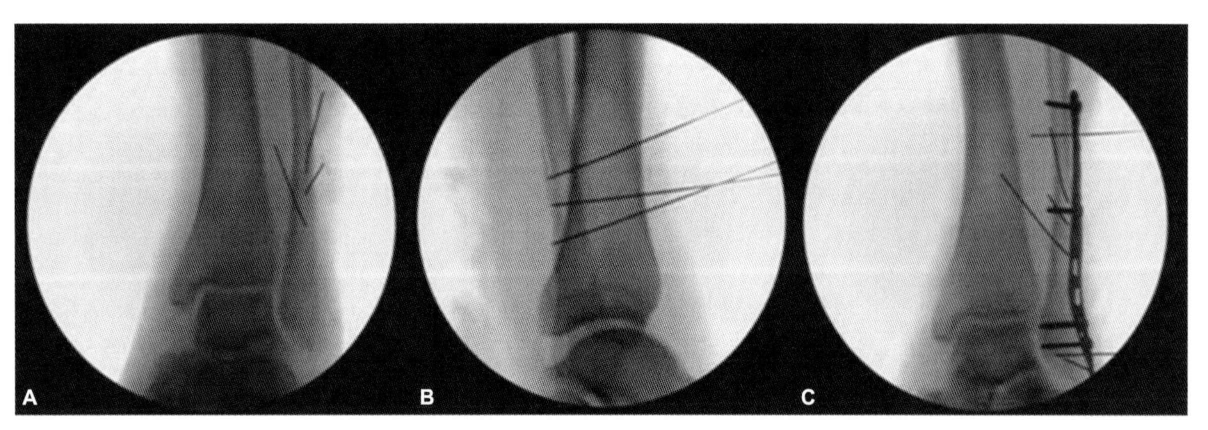

图 25-2 矢状面上使用克氏针临时固定，以避免妨碍钢板的放置

拉力螺钉

- 除了钢板固定，大多数腓骨螺旋型骨折可得益于拉力螺钉固定。
- 拉力螺钉可在外侧钢板放置前置入，或在后外侧抗滑钢板放置后经钢板由远端向近端置入固定，以加强骨折端的加压效果（图 25-3）。

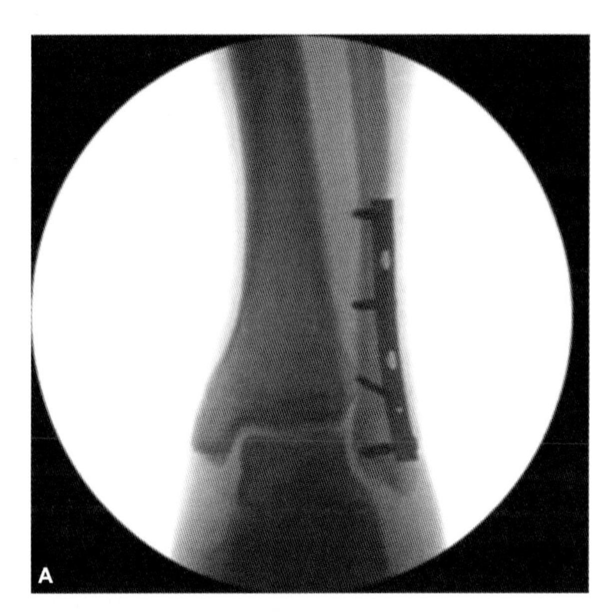

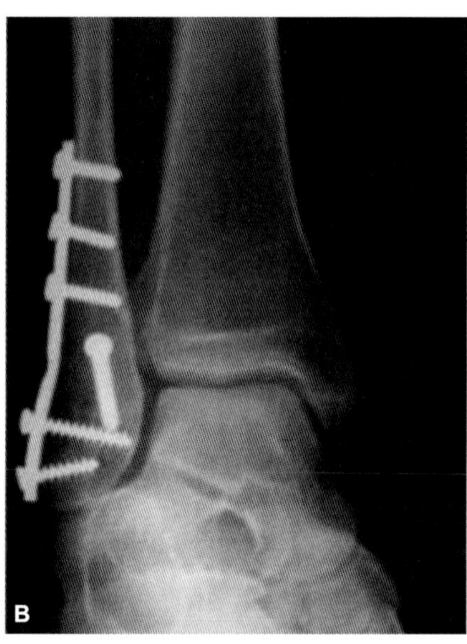

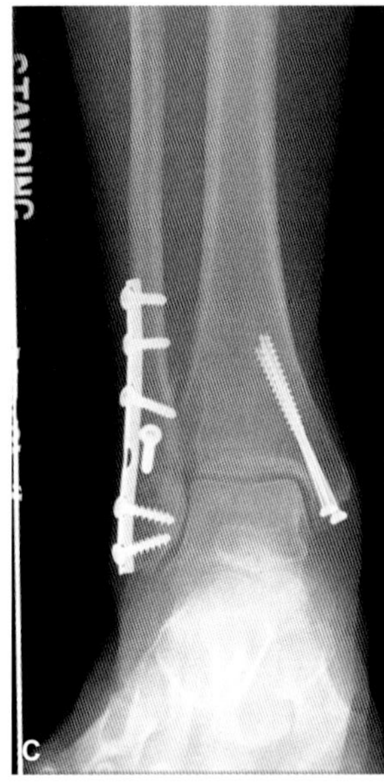

图 25-3 正位 X 线片示拉力螺钉联合保护钢板固定腓骨骨折［图片引自 Easley ME, Wiesel SW. Operative Techniques in Foot and Ankle Surgery. 1st ed. Philadelphia, PA: Wolters Kluwer Health/ Lippincott Williams & Wilkins; 2010. Chapter 135 Tech Figure 7A and B，已获授权］

- 从后向前置入拉力螺钉，可避免前方软组织剥离。
- 2.0mm、2.4mm 或 2.7mm 螺钉可提供充分固定，使用低切迹螺钉可减少对钢板放置的干扰或造成腓骨肌腱激惹的可能性。
- 如果固定效果不可靠，使用微型拉力螺钉固定时可再略加大螺钉尺寸。

钢板

- 外踝后外侧钢板可由后向前置入远端螺钉，由于螺钉更长且是双皮质固定，因而远端固定效果更佳。

- 置于骨折尖端的抗滑钢板具有生物力学方面的优势。
- 后方放置钢板可避免内植物突出，降低内植物取出率。
- 对于骨质疏松性骨折，可考虑通过远端螺钉尖的汇聚而使螺纹交锁，或使用锁定钢板，以提高固定稳定性。
- 外侧板远端应使用单皮质松质骨螺钉，以避免腓骨切迹撞击。

髓内钉

- 腓骨髓内钉技术日趋流行，可提供微创固定且无内植物突出的问题。
- 设计的改良降低了退钉发生率，并允许经髓内钉置入下胫腓螺钉。
- 只要踝穴复位良好，2~3mm 的皮质错位亦可接受。
- 明显移位可能需要经皮手法复位或经小切口复位。
- 导针沿髓腔方向正确置入对于防止复位不良至关重要。

腓骨骨折——外展机制

- 外展导致腓骨在下胫腓联合以上处的横行粉碎性骨折。

腓骨长度

- 骨块有助于确定腓骨长度、力线和旋转情况。
- 可拍摄对侧踝关节 X 线片用于对照。
- 腓骨长度和距腓关节亦需要与对侧比较是否对称。
- 圆币征和腓骨 Shenton 线亦有助于判断腓骨复位效果。

腓骨直接复位

- 如果是粉碎的骨块，可用小螺钉固定。
- 为增加粉碎区域的固定强度，可重叠放置 1/3 管型板（图 25-4）。
- 如果存在明显的粉碎，可用前方微型腓骨板加强固定。

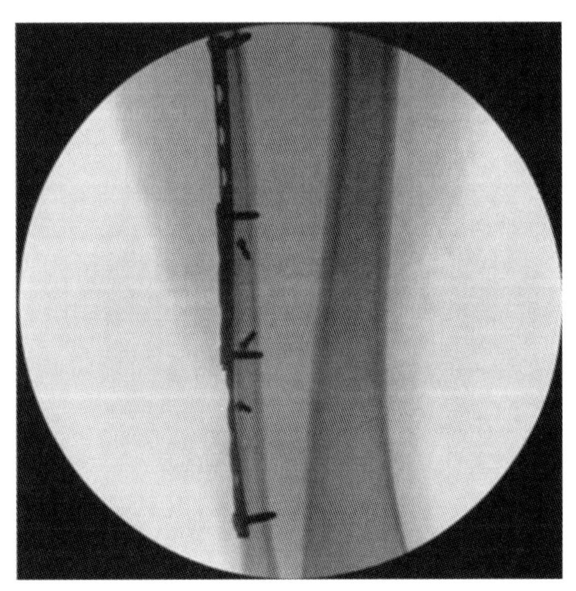

图 25-4 粉碎性骨折的情况下，重叠放置 1/3 管型板可以为骨折端提供更强的固定

间接恢复腓骨长度

- 首先使用多枚克氏针和（或）螺钉固定钢板远端。
- 钢板近端拧入1枚双皮质螺钉作为推钉。
- 在钢板近端末端与推钉之间使用椎板撑开器撑开，以恢复腓骨长度（图25-5）。
- 用齿状复位钳控制钢板，维持钢板近端在腓骨上的良好位置。
- 对于骨质疏松性骨折，由于牵开可能使干骺端空洞化，因此，仅通过螺钉撑开可能会影响远端螺钉最终固定的可靠性。

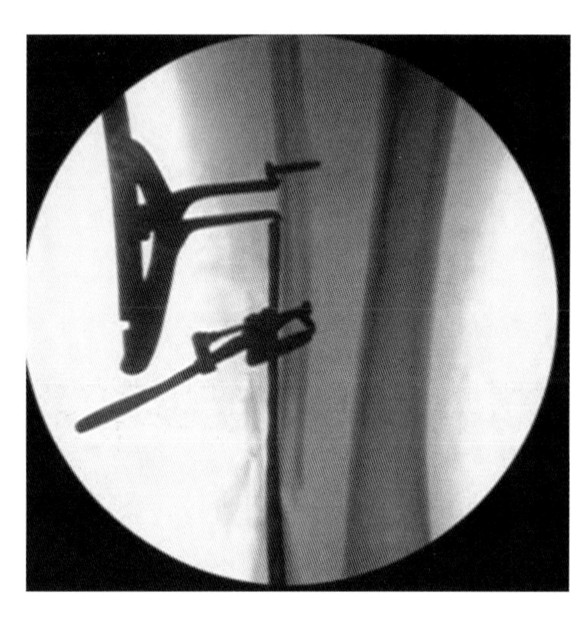

图25-5 通过钢板近端推钉和椎板撑开器跨骨折端撑开骨折间隙以间接恢复腓骨长度

腓骨骨折——内收机制

- 这种机制造成下胫腓联合或以下平面的腓骨远端横行或短斜行骨折。
- 张力板可为小的撕脱性骨折提供充分的旋转稳定性（图25-6）。

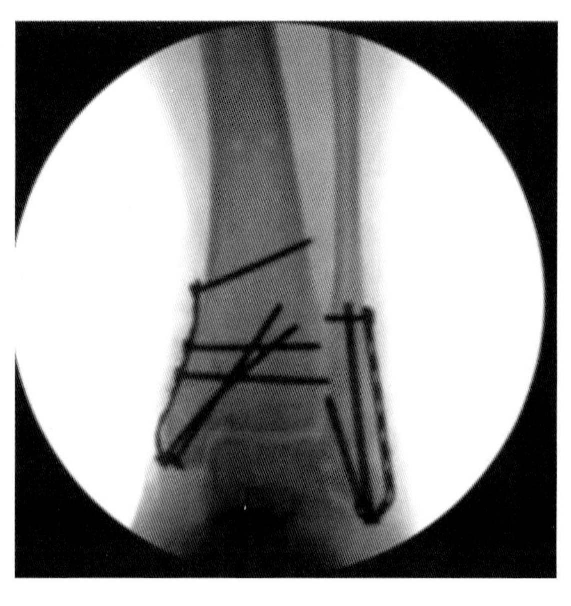

图25-6 张力板应用于腓骨远端撕脱性骨折

髓内螺钉固定

- 若要该固定方法有效，骨折类型应为旋转稳定性骨折。
- 关键的技术要点为：进钉点位于腓骨正位及侧位的中心，并平行于腓骨髓腔。
- 用更大的 3.2mm 或 3.5mm 钻头对进钉点扩孔。
- 用 2.5mm 长刻度钻准备腓骨髓内隧道。
- 如果胫骨远端内侧缘关节面存在压缩，必须及时发现，须抬起压缩的关节面并予以植骨支撑（图 25-7）。

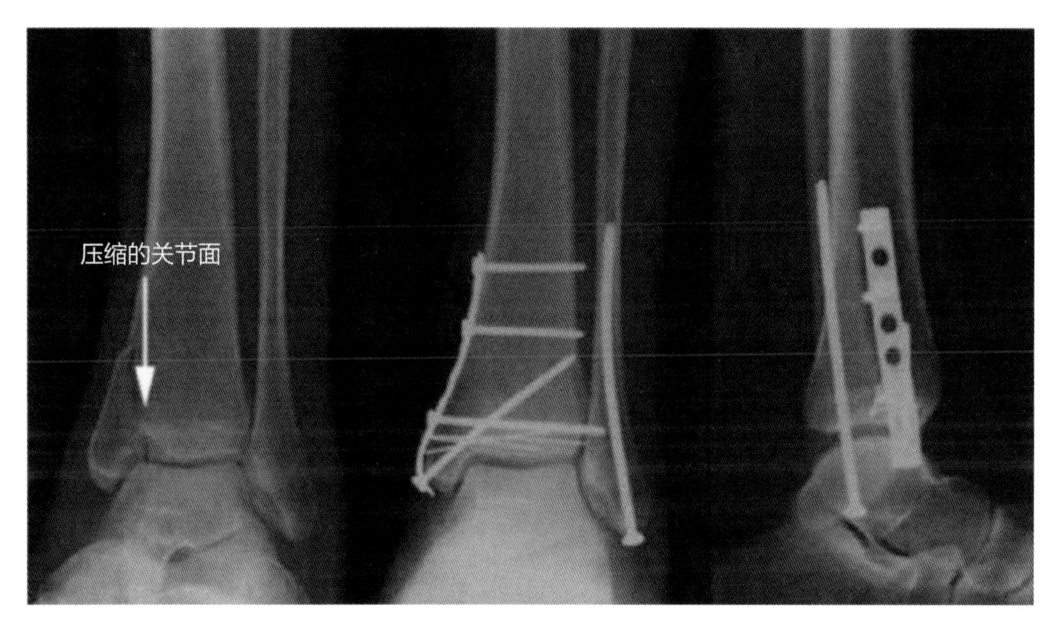

图 25-7 在旋后内收机制的损伤中，必须怀疑存在胫骨远端关节面的压缩。缺损处应予以植骨，并使用钢针固定

内踝骨折

- 无论采用何种固定方法，自踝关节前方至胫骨后肌腱，包括其皮质面的充分显露有助于确保解剖复位。
- 对于粉碎性或丘部撕脱性骨折，可考虑使用微型钢板或螺钉。
- 用 2 枚 3.5mm 或 4.0mm 松质骨拉力螺钉或皮质骨螺钉固定较大的骨折块（图 25-8）。
- 对于骨质疏松性骨折，内踝双皮质拉力螺钉可提高固定强度，但必须避免过度加压。
- 平行螺钉方向预置入克氏针，但须避开进钉点，以作为外部参照。
- 亦可经导针置入空心钉。

Chaput(或 Tillaux-Chaput)骨折和（或）Wagstaf-Lefort 撕脱性骨折

- 如果腓骨入路足够靠后而保留了充分的皮桥距离，则可单独做一前外侧入路。
- 前方放置微型直板或小钩板固定（图 25-9）。

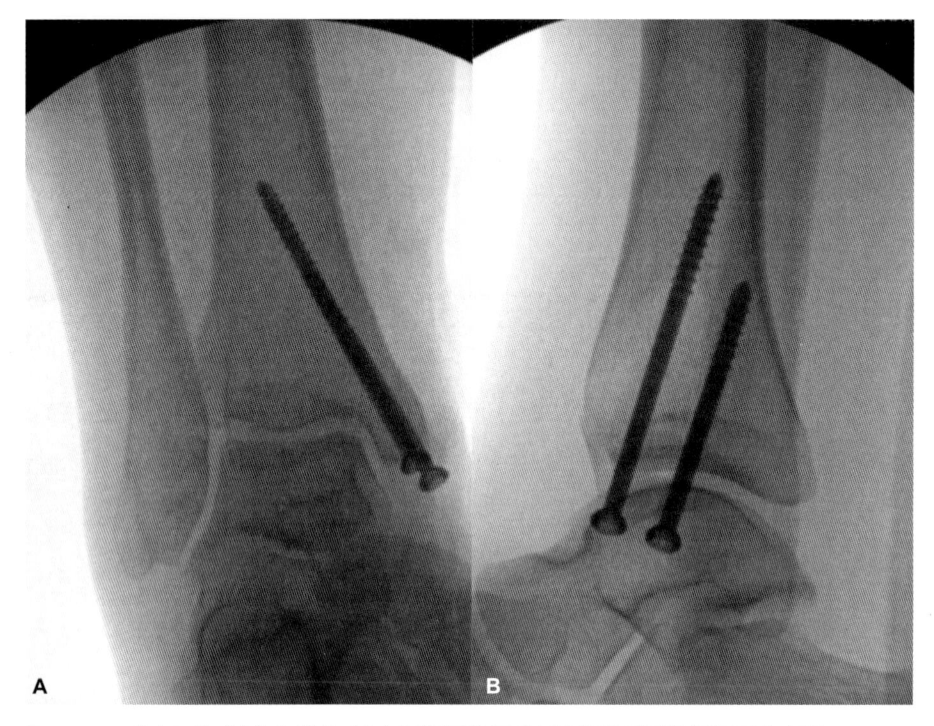

图 25-8　术中正位（A）和侧位（B）透视图像示使用半螺纹松质骨螺钉固定内踝

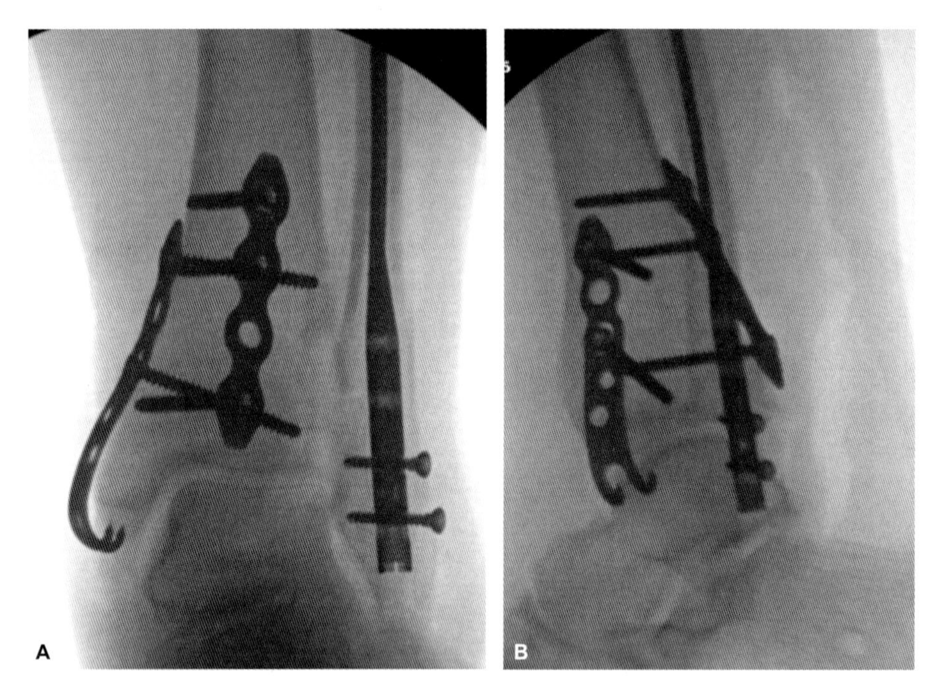

图 25-9　正位（A）与侧位（B）透视示使用抗滑钢板固定后踝 [图片引自 Gardner MJ, Dunbar R, Henley MBHarborview Illustrated Tips and Tricks in Fracture Surgery. 1st ed. Philadelphia, PA: Wolters Kluwer Health/Lippincott Williams & Wilkins; 2010. Figure 22-15. 已获授权]

后踝

- 侧位 X 线片会低估后踝骨折块的大小和关节面受累情况。
- 30° 外旋位片可提供骨折线切线位图像。
- 考虑行术前 CT 检查以明确骨块情况、骨折线方向和关节面压缩情况。

- 通过后外侧或后内侧入路行切开复位内固定。
  - 必须解剖复位关节面。
  - 使用 1/3 管型板或小钢板作为抗滑钢板固定，无论是否再使用拉力螺钉，通常已可获得充分稳定的固定效果（图 25-9）。
  - T 形板可考虑作为支撑钢板使用(图 25-10)。

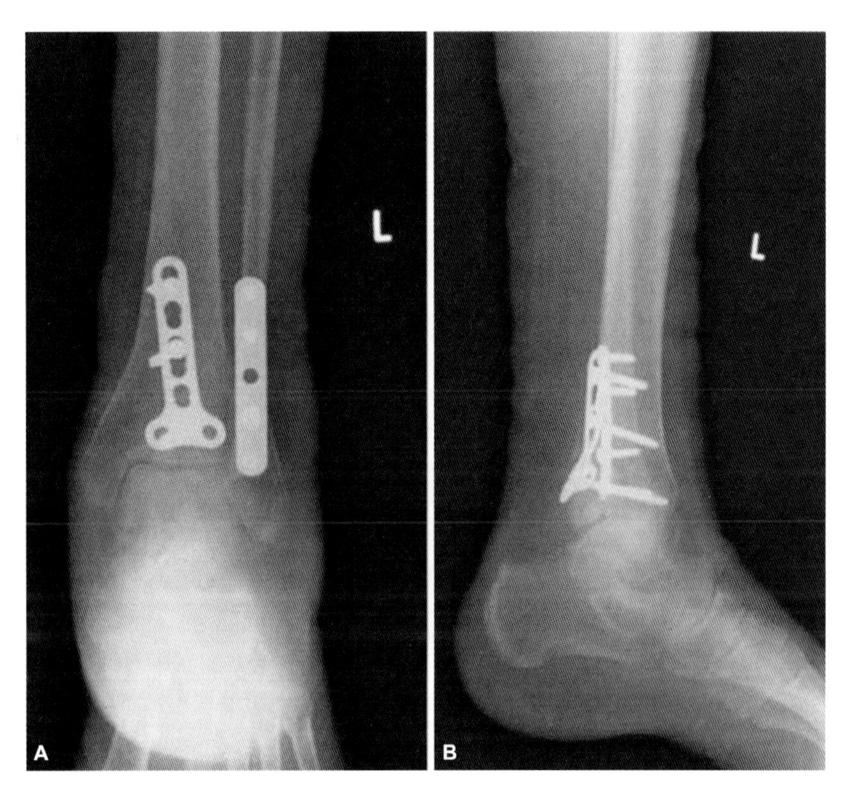

图 25-10 正位（A）和侧位 (B) X 线片示 T 形钢板固定后踝骨折

- 后外侧入路。
  - 可显露骨折上方及后内侧，由于下胫腓后韧带的存在，因而无法显露外侧。
  - 体位和入路如前所述。
  - 必须小心切勿损伤距腓后韧带或踇长屈肌肌腹深部的腓动脉。
  - 部分后踝骨折块有时可经内踝骨折或腓骨骨折窗进行清理及复位。
- 后内侧入路。
  - 体位和入路如前所述，可采用俯卧位或仰卧患肢“4”字位。
  - 与后外侧入路相比，可无阻碍地显露骨折平面。
- 间接复位和经皮固定。
  - 允许使用仰卧位处理三踝骨折。
  - 腓骨解剖复位可间接复位后踝。
  - 大点式复位钳或牙科刮匙可辅助复位。
  - 固定腓骨的钢板可能会妨碍后踝复位的影像学评估。
  - 克氏针临时固定或拉力螺钉固定可避免上述情况。
  - 由前向后置入空心拉力螺钉固定后踝骨块（图 25-11）。

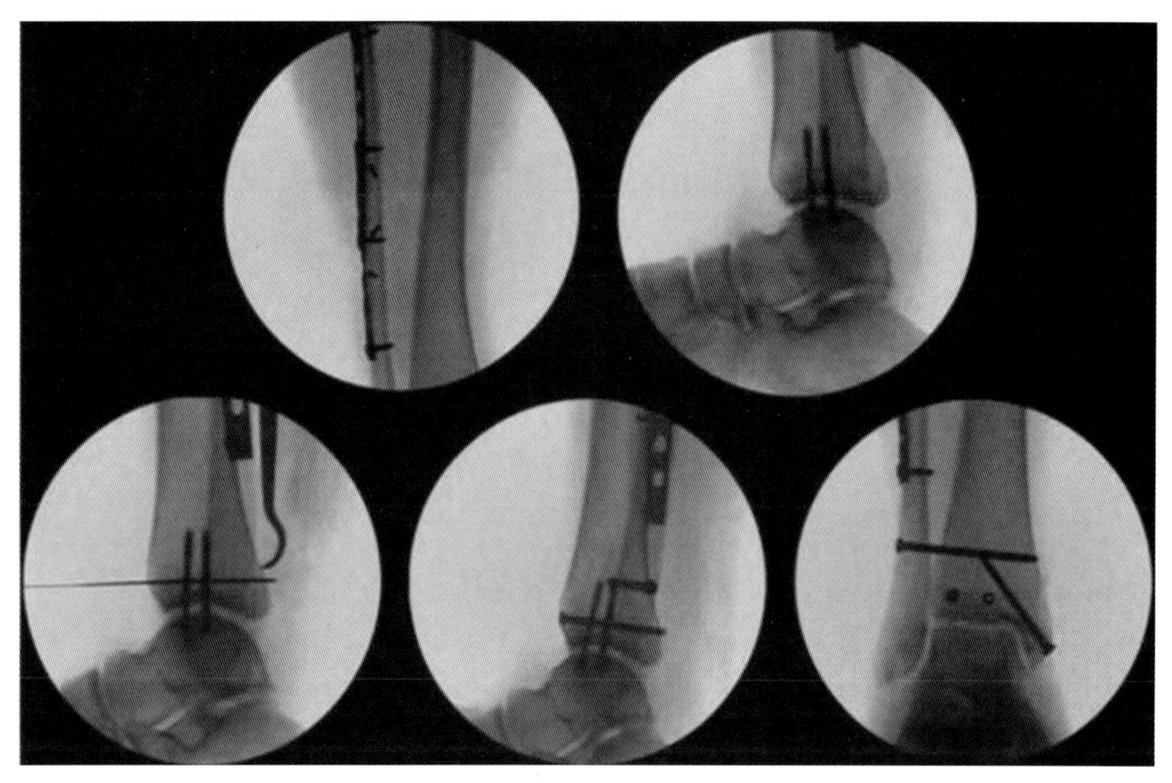

图 25-11 术中透视示腓骨与内踝固定后，后踝骨折已接近完全复位。后方使用刮匙维持复位。由前向后经皮置入克氏针临时固定，然后用空心钉固定。注意更远端的腓骨钢板会增加后踝骨折影像学评估的难度

下胫腓联合

- 复位。
  - 不管采用何种固定方法，下胫腓复位不良很常见，因此，应放宽切开复位的适应证。
  - 可经外侧入路，向前方牵开软组织进行切开复位；若皮桥距离足够，亦可经一单独的前外侧入路进行操作。
  - 用关节周围复位钳和克氏针临时固定。
- 固定。
  - 可用螺钉、缝线、骑缝钉或螺栓固定下胫腓联合。
  - 固定应垂直于腓骨切迹，因此，可经外侧腓骨板置入螺钉（图 25-12）。
  - 若临时固定不可靠，经后外侧或后侧腓骨板固定可能导致腓骨前方移位。
  - 自腓骨钢板置入的螺钉突入腓骨切迹可导致复位不良。
  - 下胫腓螺钉是位置螺钉，应避免过度加压（图 25-13）。
  - 对于累及下胫腓联合的胫骨撕脱性骨折，如 Chaput 骨块，如前所述，有必要行切开复位内固定。

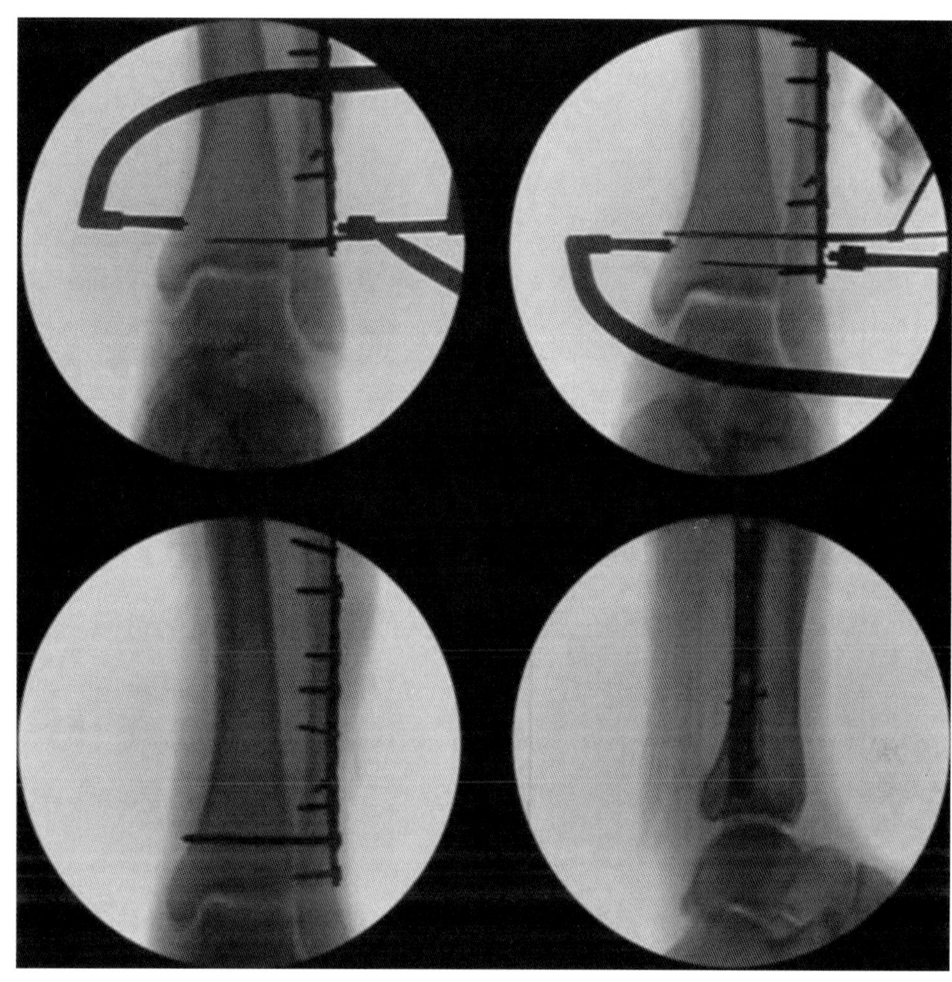

图 25-12 透视图像示使用关节周围复位钳复位下胫腓联合，然后平行于胫骨远端关节面置入位置螺钉固定。克氏针临时固定的位置应平行于拟置入的螺钉，有助于防止在螺钉置入过程中出现腓骨移位

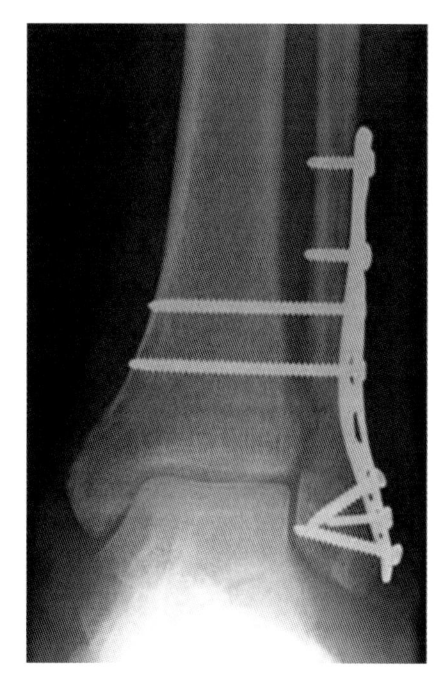

图 25-13 下胫腓螺钉是位置螺钉，而非拉力螺钉，因此，必须注意切勿过度加压下胫腓联合

第二十六章
距骨骨折

无菌器械与设备

- 可透光手术台
- 骨膜剥离子（牙科探针、Cobb 剥离子、Freer 剥离子等）
- 小、中号复位钳
- 微型 / 小号椎板撑开器
- 小号牵开器
- 外固定支架
- 小皮质骨螺钉（3.5mm）
- 2.7mm 或 2.0mm 螺钉或钢板
  - 加长型 2.7mm 或 2.0mm 微型螺钉，最长至 60mm
- 钛制内植物，允许术后磁共振成像（MRI）检查评估骨坏死情况
- 可吸收棒
- 无头螺钉
- 根据需要配置头灯

体位

- 可透光手术台，床脚无附件（图 26-1）。
- 仰卧位，患侧髋关节下方垫高，直至患者踝关节处于中立位。
- 后内侧或后外侧入路时须用俯卧位。
- 侧斜卧位便于由后向前固定。
- 患足置于手术台末端。
- 使用 U 形铺巾（1~2 块）和下肢专用铺巾。
- 根据需要提前放置 C 臂透视机。
- C 臂透视机自对侧垂直于足踝部放置，以便术中透视。
  - 踝关节正位（AP）、踝穴位与侧位。
  - 足正斜位。
  - 足最大限度背伸，向远端 15° 投射透视足跟 Canale 位。

手术入路

- 内侧和前外侧双切口入路技术（图 26-2）。

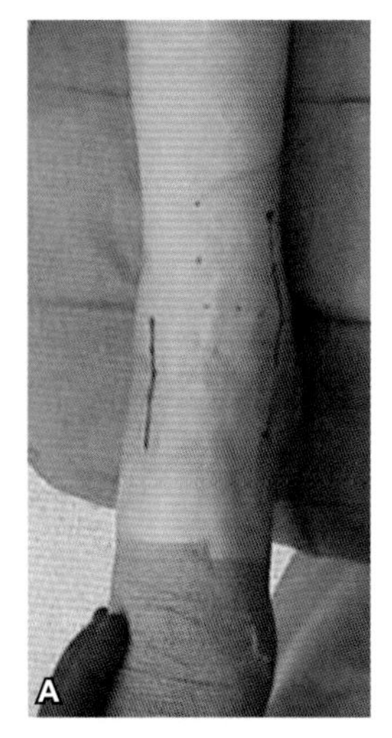

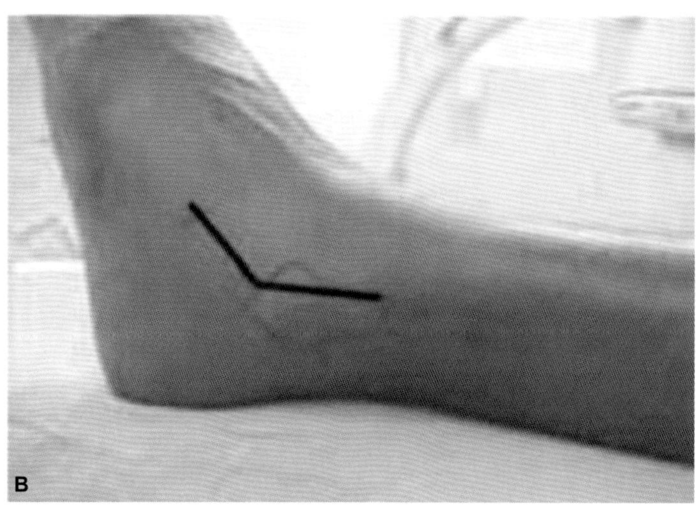

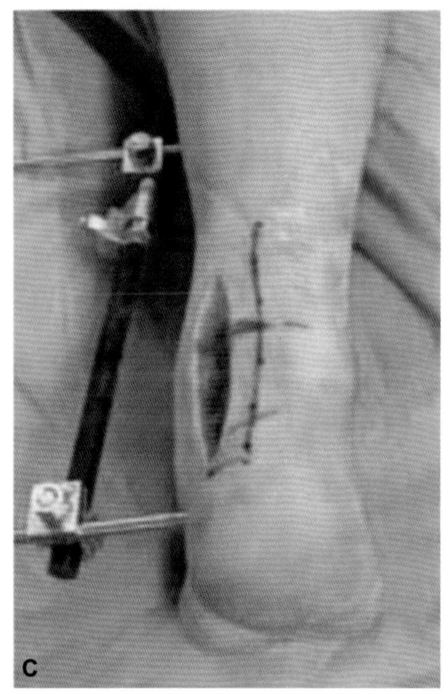

图 26-1 A. 仰卧位，行内侧及前外侧入路。B. 仰卧位，直接外侧入路。C. 俯卧位行后侧入路

- 内侧切口。
  - 解剖标志：自内踝尖背内侧，平行于足底延伸至足舟骨。
    - 胫骨后肌腱背侧 5mm。
    - 远端延伸至足舟骨结节。
- 前外侧切口。
  - 解剖标志：平行于内侧切口，位于其外侧 5~6cm 处。
- 于下胫腓联合处或其内侧显露外侧距骨颈。
- 显露粉碎的距骨外侧突骨折时，切口需更偏外侧。
  - 深部分离。
    - 损伤危险：腓浅神经的外侧分支。
    - 切开外侧支持带。
    - 向内侧牵开趾伸肌腱，显露趾短伸肌。
    - 将趾短伸肌以近端起点处为合页掀开其远端，以显露距骨外侧关节囊。
    - 沿距骨颈轴线切开外侧关节囊。

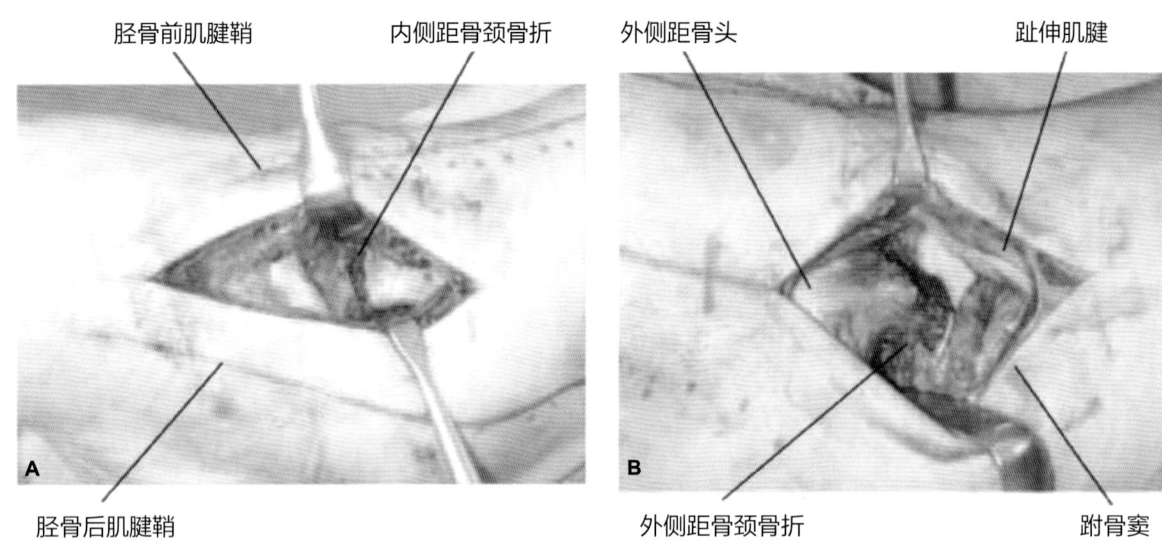

图 26-2 A. 内侧入路。B. 前外侧入路

- 经踝入路。
  - 适应证：距骨体移位或复杂的距骨颈骨折。
  - 皮肤切口。
    - 解剖标志：自内踝尖背内侧，平行于足底延伸至足舟骨。
      - 胫后肌腱轴线背侧 5mm。
      - 远端延伸至足舟骨结节。
      - 沿内踝轴线纵向延伸至踝上区域近端。
  - 内踝截骨（图 26-3）。
    - 显露内踝；保持骨膜完整。
    - 内踝尖远端逆行钻孔及攻丝。
    - 使用超薄锯片摆锯向踝穴内侧肩部做斜行截骨。
      - 截骨深度至软骨下骨水平。
    - 使用薄而宽的骨刀轻柔撬开内侧皮质以完成最终截骨。
    - 切开内踝前方和部分后关节囊（以允许掀开内踝骨块）。
    - 轻柔牵开，以保护灌注内侧距骨体的三角韧带血管。
    - 复位后平行置入 2 枚 3.5mm 或 4.0mm 半螺纹松质螺钉固定。
- 后侧入路（图 26-4）。
  - 适应证：单纯的距骨体后部骨折及移位的 Hawkins Ⅲ型骨折。
  - 皮肤切口。
    - 解剖标志：跟骨中点，跟腱内侧或外侧一指处，向上延长 6~8cm。
  - 深部分离。
    - 切开后深筋膜间室的筋膜。
    - 小心牵开胫后血管神经束。
    - 向外侧牵开踇长屈肌腱（距骨体后方的解剖标志）。
- 外侧入路（图 26-5）。
  - 适应证：距骨外侧突骨折。

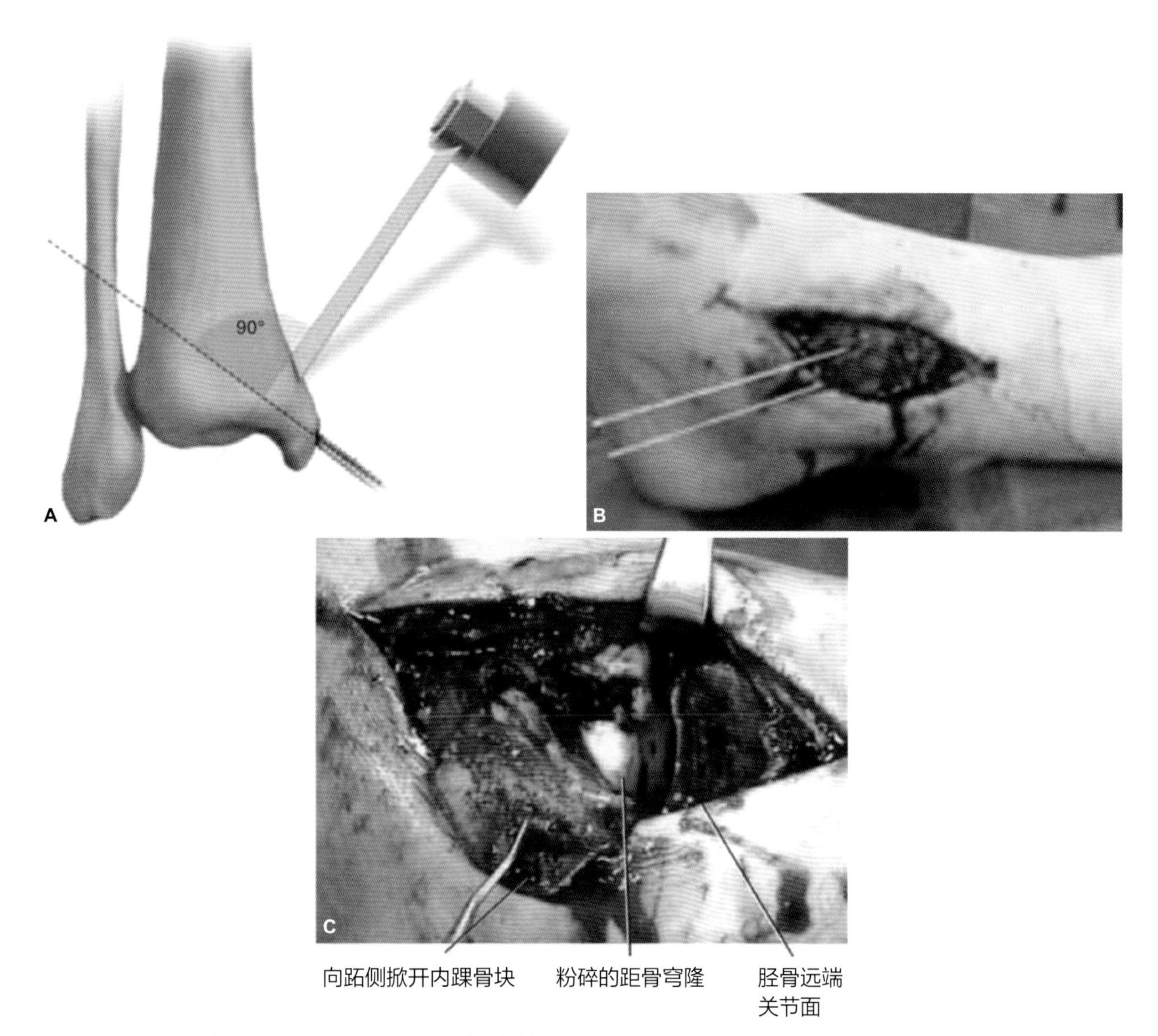

图 26-3 A. 内踝截骨。B. 内踝预钻孔。C. 完成内踝截骨

- 皮肤切口。
  - 解剖标志：起自外踝尖近端 3cm 处，纵向延长约 6~8cm，远端沿足底水平弧向前方。
- 深部分离。
  - 纵向切开外侧支持带及距下关节囊。

复位和固定（图 26-6 和 26-7）

- 距骨颈骨折。
  - 闭合复位。
    - 跖屈前足，纵向牵引的同时，由背侧向跖侧施加压力。
  - 切开复位。
    - 采用内侧和前外侧入路。
    - 沿内侧距骨颈及距骨头锐性分离，以显露距骨体、距骨颈、距骨头及距舟关节。

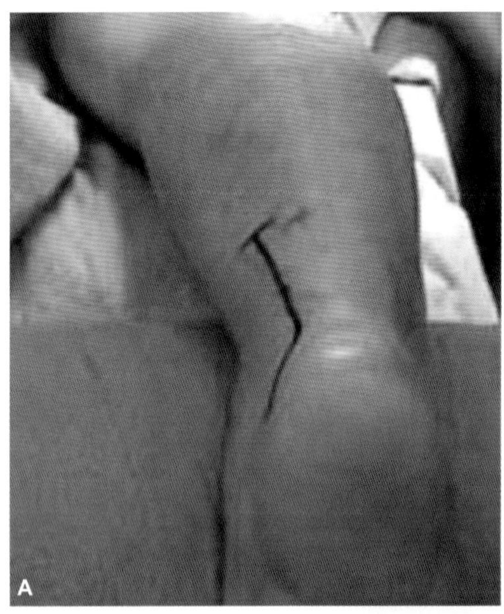

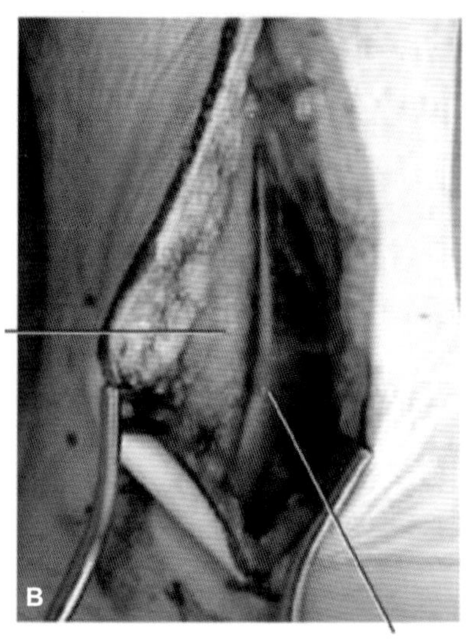

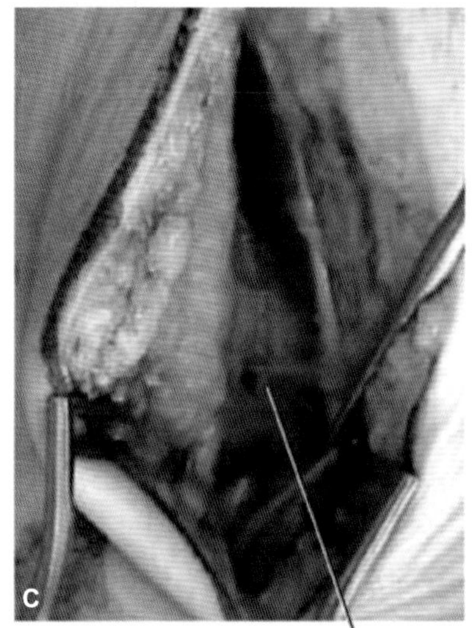

图 26-4　A. 后内侧切口。B. 踇长屈肌腱覆盖于距骨后方。C. 后关节囊积血

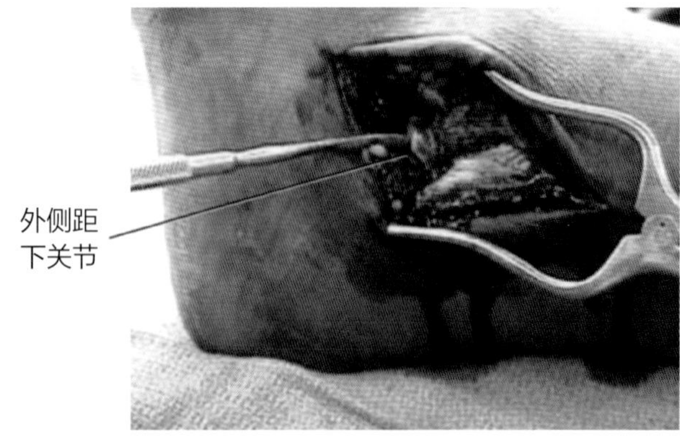

图 26-5　使用 Freer 剥离子复位距骨外侧突

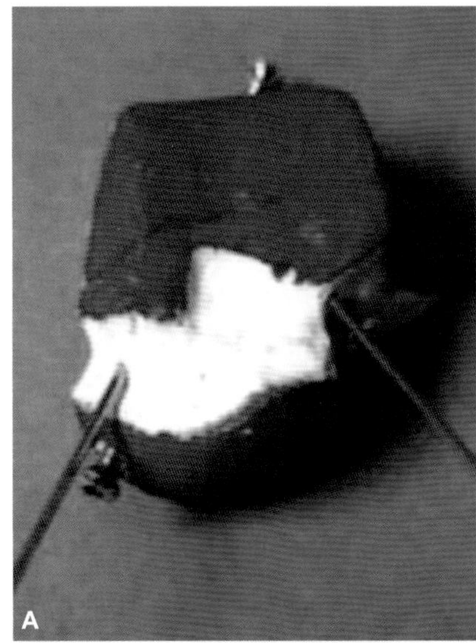

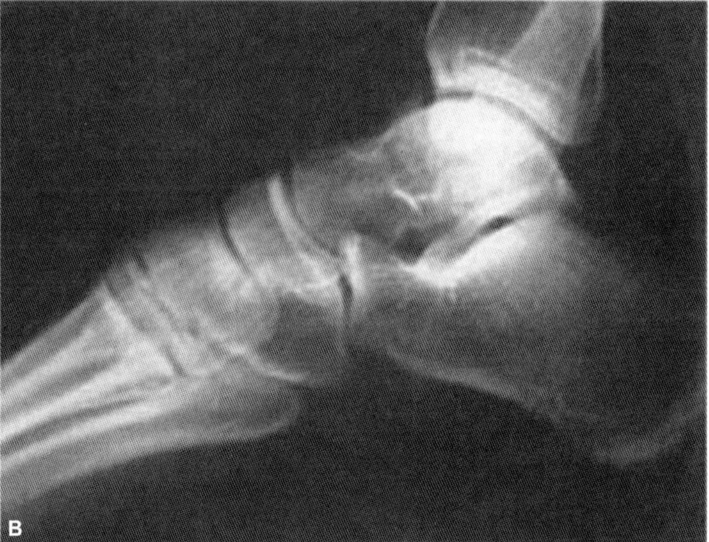

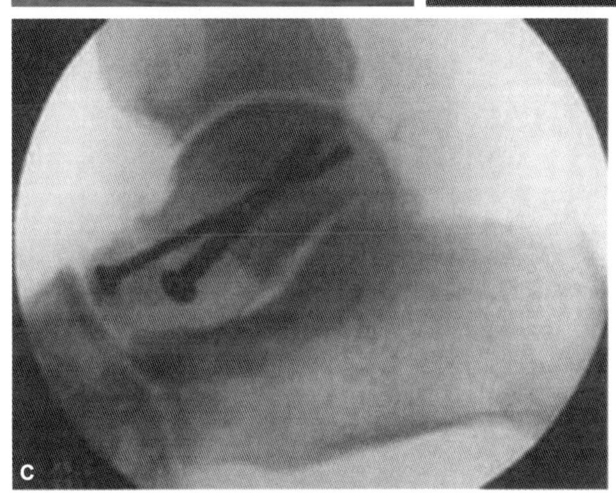

图 26-6 A. 骨折模型显示内侧关节内、外侧关节外及后方的螺钉固定。B. Hawkins Ⅱ型骨折。C. 术后固定

- 使用椎板撑开器解压嵌塞的内侧距骨颈，恢复内 / 背侧距骨颈的长度及力线。
- 将 1 枚 4.0mm 外固定支架钉由后外侧经皮置入距骨体骨块，以复位旋转移位的距骨体骨块（常为屈曲、旋转移位）。确保延伸至距骨距下关节内的骨折解剖复位。

- 临时固定。
  - 复位后使用克氏针临时固定，克氏针自距骨头逆行穿入，经骨折端进入距骨体后部。
  - 如果内侧骨折较粉碎，在克氏针固定复位前，于骨折间隙内插入椎板撑开器。
  - 透视明确内侧距骨颈长度和解剖力线已恢复。
  - 显露外侧距骨颈骨折线，其通常位于距骨穹隆的外侧肩部。
  - 绕内侧克氏针旋转骨块以复位骨折。
  - 透视距骨颈 Canale 位评估最终复位效果。
- 最终固定。
  - 半脱位内侧距舟关节以显露距骨头关节面。

  - 将 1 枚 3.5mm 螺钉经距骨头向后外侧逆行置入至距骨体后部，并做埋头处理。
  - 外侧，沿距骨颈近端向后内侧拧入第 2 枚螺钉。
  - 如果距骨颈较粉碎（尤其是外侧距骨颈），可使用 4 孔或 5 孔 2.0mm 微型接骨板跨骨折线桥接固定。钢板置入前需折弯以获得解剖复位及固定。
- 距骨颈临时外固定。
  - 适应证：开放性骨折、距骨体脱出、创口严重污染、广泛的软组织损伤。
  - 用于维持距骨长度，便于软组织的处理和恢复整体力线。
  - 分别于跟骨、第一跖骨置入外固定钉，如有必要，可再置入 1 枚外固定钉至距骨体。经第四、五跖骨置入外固定钉，增加外侧连接杆，以获得更佳的稳定性。

- 距骨体脱出。
  - 损伤机制。

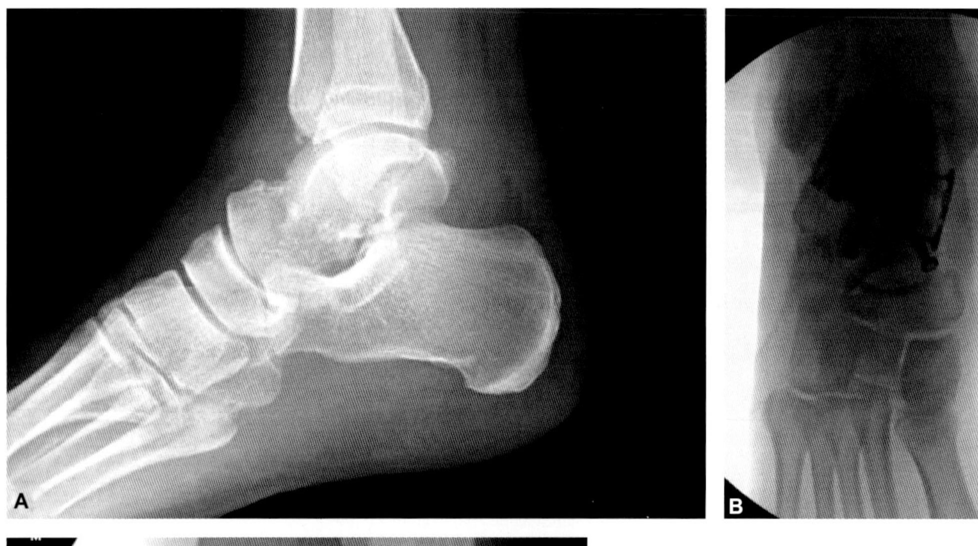

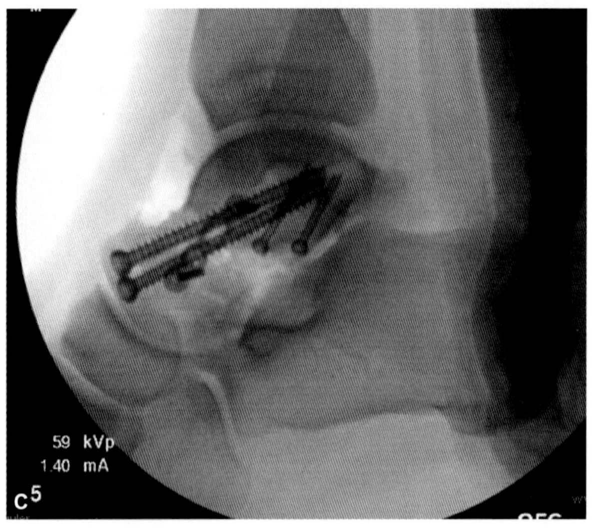

图 26-7 A. 侧位片示移位的距骨颈骨折。B、C. 足正侧位片显示固定情况。内侧置入 2.4mm 钢板 (Arthrex, Naples, FL, USA) 桥接固定，以防止骨折短缩和内翻塌陷。然后置入 2 枚 4.5mm 全螺纹螺钉 (Arthrex，Naples, FL, USA) 进一步稳定骨折。将 2 枚 3.0mm 半螺纹空心钉 (Arthrex, Naples, FL, USA) 置入同样发生骨折的距骨外侧突（感谢 Andrew Rosenbaum, MD. 提供图片）

    - 距骨体受过度背伸的轴向暴力使距骨体向后内侧脱位。
      - 与深层三角肌韧带相连（通常是距骨体仅存的血供）。
  - 骨折复位。
    - 皮肤切口。
      - 开放骨折脱位，常伴较大的内侧伤口，可经伤口显露距骨体骨块。
      - 可经后内侧或后外侧切口处理闭合脱位。
    - 闭合复位。
      - 跖屈后足以打开胫距关节间隙。
      - 轴向牵引患足后跟以牵开距下关节。
      - 对脱位的距骨体用手法施加由前向后的压力。
      - 完整的三角韧带深层犹如距骨体上的栓绳，可能会阻碍复位。
    - 经皮复位。
      - 经跟骨结节后方沿其长轴置入 1 枚 4mm 钢针，至跟骨前突软骨下骨。
    - 允许牵引撕裂的踝关节后关节囊。
      - 将 1 枚 4mm 钢针由内向外穿过胫骨远端两层皮质。
      - 将 1 枚 4mm 钢针经 1.5cm 纵行切口穿入距骨体。
      - 通过手法牵引或撑开器牵开胫骨和跟骨的钢针，以牵开后足关节。摇杆技术复位距骨体。
    - 切开复位。
      - 通过内侧切口，如前所述再置入 1 枚 4mm 钢针。
      - 通过胫骨和跟骨的钢针维持牵引。
      - 经内侧切口，使用椎板撑开器撑开胫距关节与距下关节。
      - 摇杆技术复位距骨体。
      - 螺钉或微型钢板最终固定前，先用克氏针临时固定复位。
- 距骨体骨折。
  - 损伤机制。
    - 23% 的距骨骨折可累及距骨体。
    - 骨折类型：冠状面、矢状面、水平面剪切骨折，负重面的压缩粉碎性骨折。
  - 复位固定。
    - 入路：内侧经踝入路。
    - 将距骨体后部骨块复位至距骨体前部骨块上。
    - 经内、外侧入路用克氏针临时固定距骨体骨块。
    - 使用 2.0mm 或 2.7mm 埋头螺钉固定。
- 距骨体后部骨折。
  - 损伤机制。
    - 移位的关节内距骨体后部骨折多发生于冠状面。
  - 入路：后内侧入路。
    - 于跟骨内侧和胫骨远端 1/3 分别置入 4mm 钢针，安装股骨牵开器。
      - 可牵开踝关节和距下关节。
    - 用 Hohmann 拉钩向内侧轻柔牵开胫后神经和动脉，并将踇长屈肌腱牵向外侧。

        - 使用牙科探针复位骨折。
        - 前、后向克氏针临时固定。
        - 使用预折弯成弧形的后侧微型钢板固定，以稳定支撑距骨后部。
- 外侧突骨折。
    - 损伤机制。
        - 暴力内翻。
        - 可因撕脱性损伤机制发生，或表现为单纯骨折或粉碎骨折。
- 入路：外侧入路。
    - 牵开骨折块以检查距下关节。
    - 清除小骨折块，保留大骨折块以恢复外侧突解剖结构。
    - 使用光滑克氏针临时固定前、后方骨软骨块。
    - 克氏针临时固定外侧突的最外侧骨折块。
    - 单纯距骨外侧突骨折可用微型螺钉固定，并可用钢板及螺钉固定支撑距骨外侧突粉碎性骨折。
        - 支撑板可抵抗作用于外侧突骨块的轴向载荷。

术后处理

- 用无菌敷料连同抗菌凡士林纱布、4 × 4 纱布及绷带包扎伤口。
- 使用有厚衬垫保护的 Jones 夹板制动，应绝对避免负重。
- 夹板固定 2 周直至复查。
- 复查影像学（踝关节和足正侧位、距骨 Canale 位）。
- 使用夹板或控制踝关节活动的保护靴制动，避免负重 6~8 周。
- 一旦伤口完全愈合，骨折固定可靠，即可开始被动关节活动度练习。
- 一旦影像学检查证实骨痂形成及骨愈合，患者即可过渡至物理治疗，并逐渐增加负重。

第九部分
足部创伤

第二十七章
跖骨颈骨折

无菌器械与设备

- 止血带
- 内植物
  - 微型螺钉与钢板
  - 可考虑自体骨移植、同种异体松质骨移植及脱矿骨基质（DBM）
- 1.5mm 克氏针
- 克氏针钻 / 钻头
- 小点式复位钳或巾钳
- 摆锯
- 厚 Jones 夹板材料
- 术中透视设备

体位 / 术前准备

- 选择用以控制疼痛的麻醉方式：推荐区域神经阻滞麻醉。
- 患者仰卧位，用手术巾垫于臀下，维持足部中立位。
- 患者足部置于手术台的末端。
- 骨性突起部位加衬垫保护（如对侧足跟）。
- 放置止血带，并以丝带固定。
- 主刀医生和助手可以站立或坐于凳子上。
- 预防性应用抗生素（1~2g 头孢唑啉或同类抗生素）。
- 使用 1~2 块 U 形单和 1 块大单进行铺巾，使整个足部置于无菌区中；足趾也要进行消毒处理。

手术入路

手术入路取决于跖骨骨折类型。一般来说，可将跖骨分为 3 个纵列：第一跖骨、第二 ~ 第四跖骨和第五跖骨，每一部分均有相应的手术入路及固定方法。

第一跖骨

- 因为在步态周期中起到重要的负重作用，因此需要解剖复位。
- 沿第一跖骨的背侧或内侧，从内侧楔骨至第一趾骨近节做纵行切口。尽量避开软组织损伤部位，必要时可将皮肤缺损区域延伸至手术切口。

- 背侧切口（图 27-1~ 图 27-3）。
  - 锐性分离，形成全厚皮瓣。

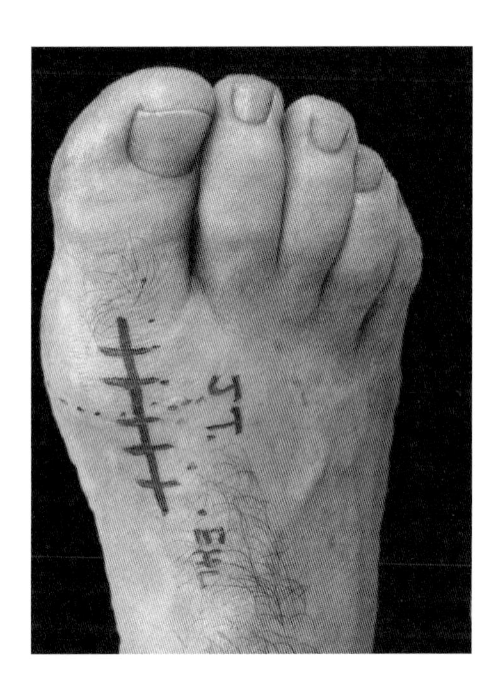

图 27-1 切口位于蹈长伸肌腱内侧；避开背内侧皮神经。沿着骨与关节的内侧边界，在皮肤切口内侧切开关节囊［图片引自 Miller SD. Interposition resection arthroplasty for hallux rigidus. Tech Foot Ankle Surg. 2004;3(3):158−164. doi:10.1097/01.btf.0000135271.60598.d5. 已获授权］

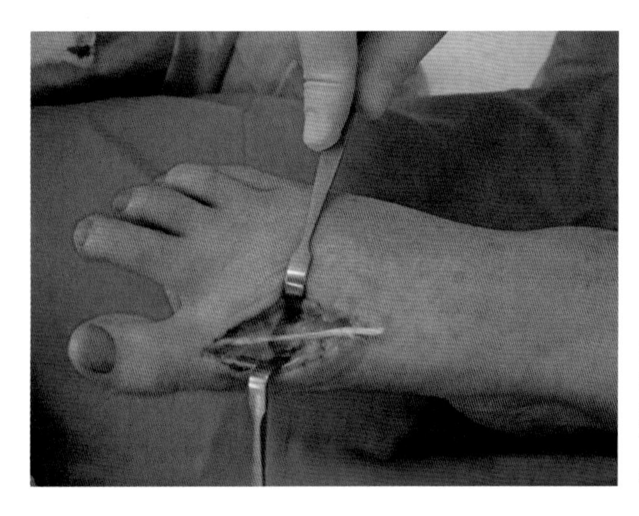

图 27-2 显露跖趾关节的背侧视图，蹈短伸肌已在切口远端辨别确认［图片引自 Ortiz C, Wagner E. Hallux varus and plantar plate repair. Tech Foot Ankle Surg. 2017;16(3):99−107. doi:10.1097/BTF.0000000000000151. 已获授权］

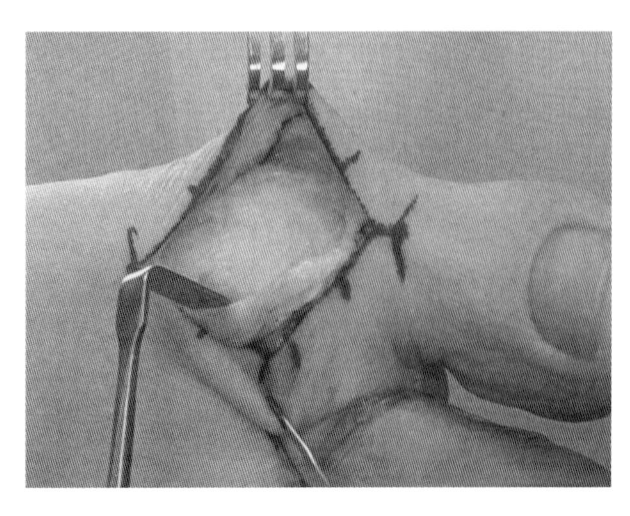

图 27-3 术中图片显示切口位置、关节囊暴露及牵开的蹈长伸肌腱［图片引自 Hasselman CT, Shields N. Resurfacing of the first metatarsal head in the treatment of hallux rigidus. Tech Foot Ankle Surg. 2008;7(1):31−40. doi:10.1097/BTF.0b013e318165c356. 已获授权］

- 当足背浅静脉越过第一跖骨时，可将其结扎；保护和牵开纵行血管。
- 确认跗长伸肌腱，牵向内侧；将跗短伸肌腱牵向外侧。
- 保护位于跖骨干两侧的背内侧与背外侧皮神经；于外侧保护腓深神经和分布至第二跖骨的趾神经（分布至第一趾蹼间隙）。
- 切口近端显露并保护足背血管束。
- 内侧切口（图 27-4~ 图 27-6）。
  - 推荐用于单纯的第一跖骨骨折的治疗。
  - 切口长度应与跖骨长度相同，与背侧入路相似，位于第一跖骨内侧缘。
  - 切口沿足背平面向脊侧成角，确保位于跖骨干的中心，向远端延伸。
  - 显露并牵开跗外展肌背侧缘。
  - 如必须显露第一跖跗关节，可沿跖骨近端掀起胫骨前肌腱的远端纤维。

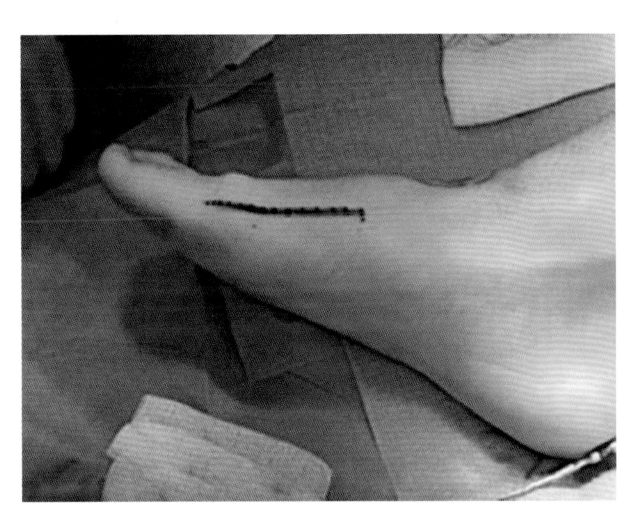

图 27-4 延伸至远端的第一跖骨内侧切口［图片引自 Klein J, Zachwieja E, Donnally C III, Aiyer A, Baitner A. A modified technique for the treatment of severe adolescent hallux valgus: a modification of the first metatarsal double osteotomy. Tech Foot Ankle Surg. 2018;17(2):90-102. doi:10.1097/BTF.0000000000000169. 已获授权］

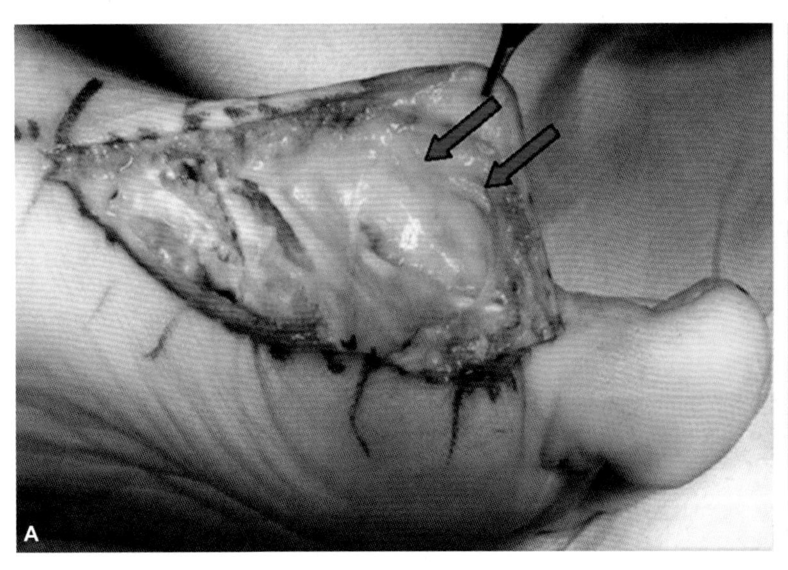

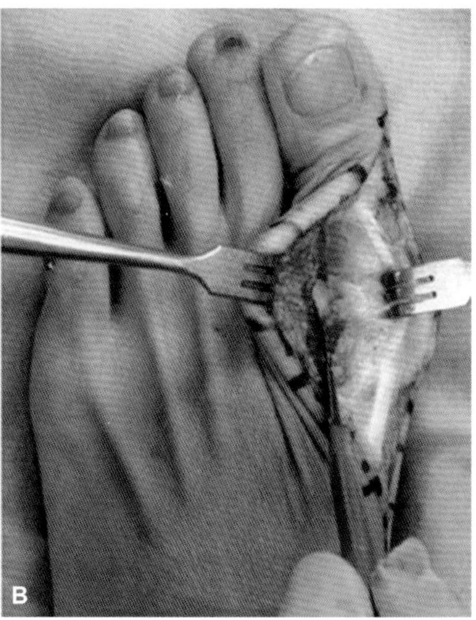

图 27-5 A. 正中切口，掀起的皮瓣内可见腓浅神经足背内侧分支（红色箭头）。B. 显露并松解外侧挛缩的软组织，包括跗内收肌横头［图片引自 Jung H-G, Lopez RGL, Lee S-H, Shin M-H, Eom J-S. Proximal reverse chevron metatarsal osteotomy and lateral release through 1 medial incision for hallux valgus correction. Tech Foot Ankle Surg. 2014;13(3):145-149. doi:10.1097/BTF.0000000000000050. 已获授权］

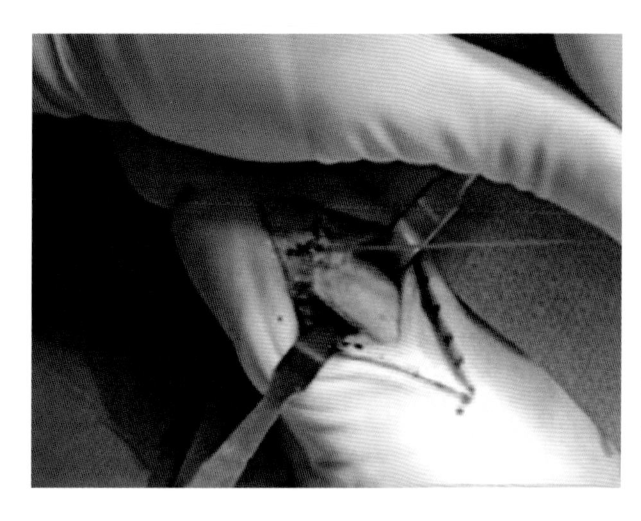

图 27-6 骨膜下剥离显露第一跖骨 [图片引自 Klein J, Zachwieja E, Donnally C III, Aiyer A, Baitner A. A modified technique for the treatment of severe adolescent hallux valgus: a modification of the first metatarsal double osteotomy. Tech Foot Ankle Surg. 2018;17(2):90-102. doi:10.1097/BTF.0000000000000169. 已获授权]

第二～第四跖骨（图 27-7～图 27-9）

中间 3 根跖骨的手术入路取决于骨折数量、位置及可能影响切口的软组织损伤。保护回流静脉尤为重要，特别是纵行静脉。当存在多个跖骨骨折时，可以在第二、第三跖骨，第三、第四跖骨，第四、第五跖骨之间做切口，以便获得最佳的骨折复位和固定。

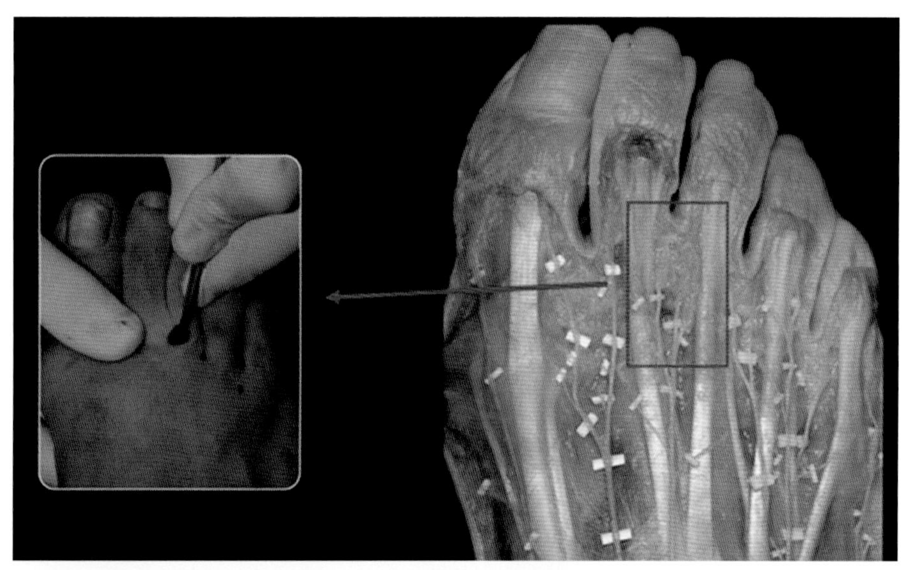

图 27-7 手术入路的解剖关系 [图片引自 De Prado M, Cuervas-Mons M, Golanó P, Vaquero J. Distal metatarsal minimal invasive osteotomy (DMMO) for the treatment of metatarsalgia. Tech Foot Ankle Surg. 2016;15(1):12-18. doi:10.1097/BTF.0000000000000093. 已获授权]

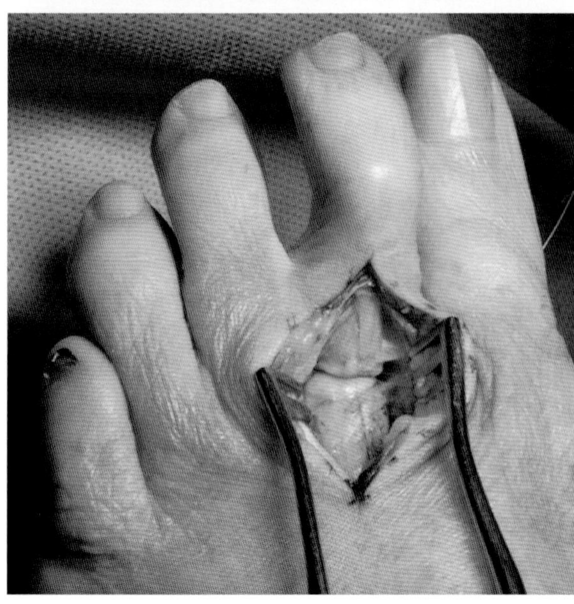

图 27-8 自动拉钩置于伸肌腱之间 [图片引自 Weil L Jr, Sung W, Weil LS Sr, Glover J. Corrections of second MTP joint instability using a Weil osteotomy and dorsal approach plantar plate repair: a new technique. Tech Foot Ankle Surg. 2011;10(1):33-39. doi:10.1097/BTF.0b013e31820b4b3c. 已获授权]

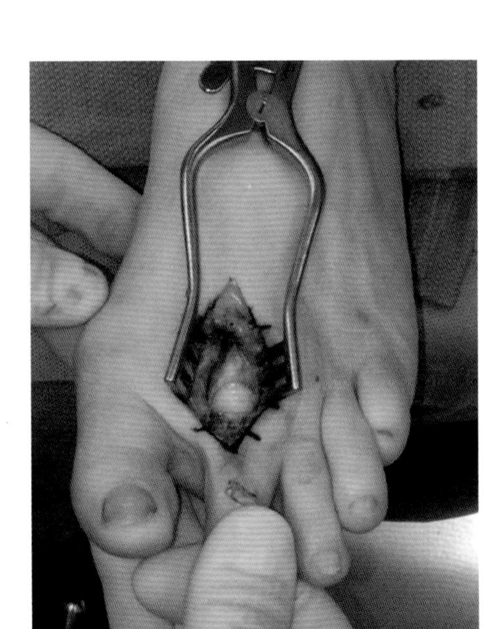

图 27-9 自动拉钩用于显露跖骨头并保护外侧伸肌腱。［图片引自 DeCarbo WT, Dial, DK. The Weil osteotomy: a refresher. Tech Foot Ankle Surg. 2014;13(4):191-198. doi:10.1097/ BTF.0000000000000061. 已获授权］

- 从跖跗关节向跖趾关节延长切口。
- 确定浅层趾长伸肌腱与深层趾短伸肌腱之间的最佳手术间隙。
- 保护跖骨干两侧的浅静脉和内、外侧趾血管神经束。

第五跖骨（图 27-10）

可在第四和第五跖骨之间做切口，或者采用单独的外侧切口。

- 沿第五跖骨外侧缘做切口。
- 保护外侧的腓肠神经分支。

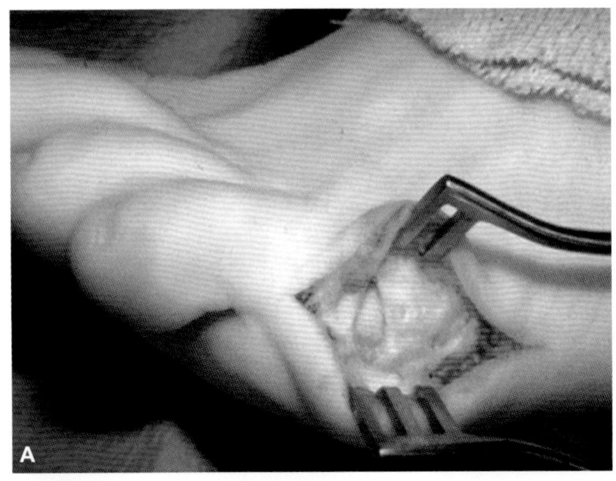

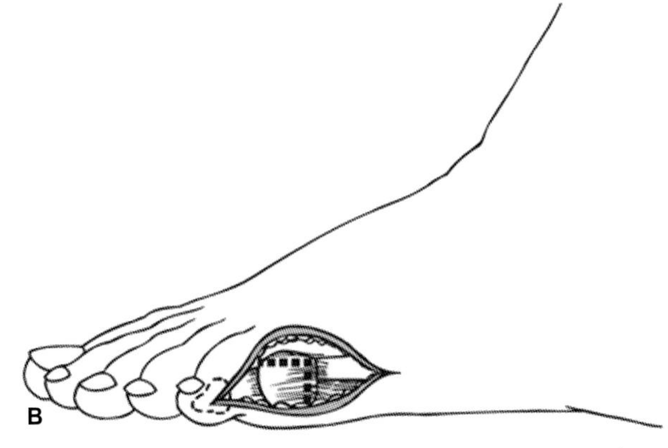

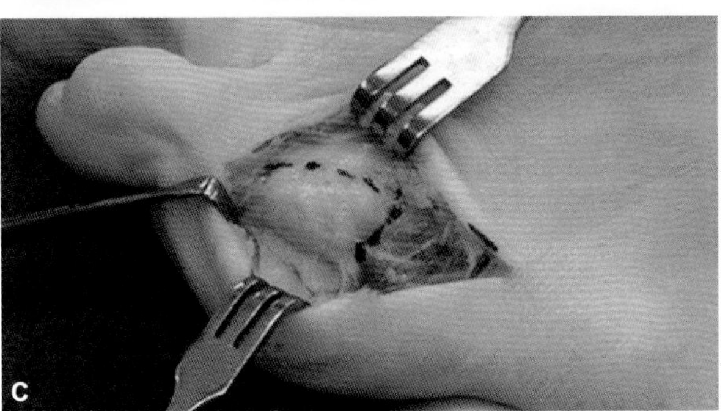

图 27-10 显露第五跖趾关节外侧。A. 在关节囊水平切开，保护背侧及跖侧感觉支。B、C. L形切开关节囊，保留跖侧和远端的关节囊附着［图片引自 Cooper MT, Coughlin MJ. Subcapital oblique osteotomy for correction of bunionette deformity Tech Foot Ankle Surg. 2010;9(1):9-13. doi:10.1097/ BTF.0b013e3181d0e82f. 已获授权］

- 皮下分离并牵开皮下小隐静脉，显露小趾展肌表面的深筋膜。
- 切开筋膜，向跖侧牵开肌纤维，显露骨折部位。

复位和固定方法

所有骨折复位均应达到复位标准，即对位对线良好、无旋转畸形，注意恢复跖骨头的解剖位置与抛物线形态。并与对侧肢体进行比较，评估对称性。

- 跖骨骨折端对线不佳会破坏跖骨头的力学传导，并可能导致跖骨头跖侧超载，出现跖痛症。

骨折固定应按照稳定和加压固定的原则。高度粉碎性骨折可用网状钢板或较长的桥接钢板固定，并添加骨移植物、骨替代物（DBX）或类似产品。

第一跖骨（图 27-11）

- 籽骨是第一跖列远端的承重部分，必须与外侧跖骨头的抛物曲线对齐。
- 用小咬骨钳和牙科刮匙清除骨折端嵌顿的软组织和碎骨块。
- 掀起骨折端附近的骨膜，直视下进行解剖复位。
- 手法复位，或借助点式复位钳垂直于骨折面复位固定。
- 对于易移位的斜行骨折，可将拉力螺钉垂直拧入足够大的骨折块上，以获得最大

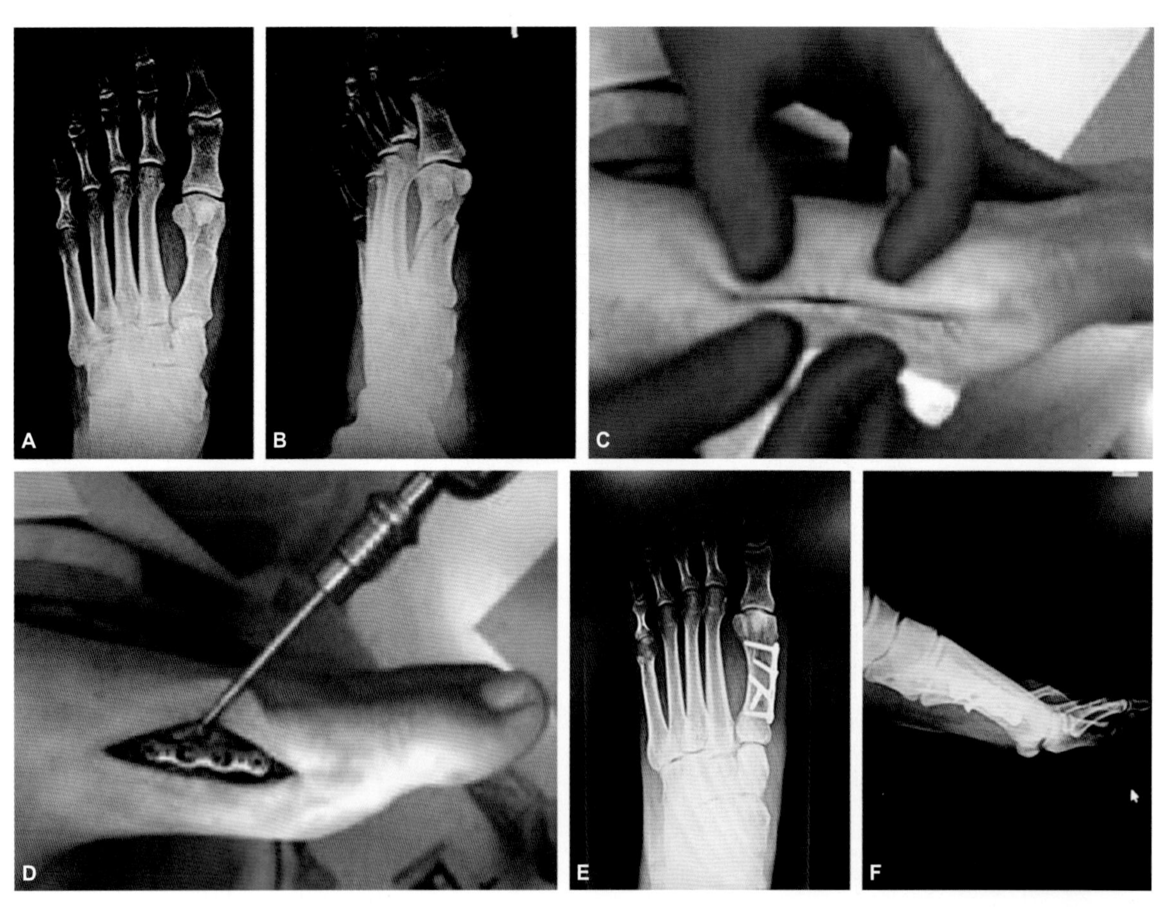

图 27-11 A、B. 术前 X 线片显示第一跖骨干骨折。C. 沿第一跖骨内侧切开。D. 用拉力螺钉与钢板固定第一跖骨。E、F. 第一跖骨切开复位内固定术后的 X 线片［图片引自 Cuttica DJ, Putnam RM. Metatarsal fractures: what should be fixed and how to fix it. Tech Foot Ankle Surg. 2014;13(4):177-183. doi:10.1097/BTF.0000000000000043. 已获授权］

程度加压。螺钉位置应不妨碍放置内侧或背侧的钢板。对于骨折线较长或螺旋形骨折，可在适当位置置入多枚拉力螺钉。用中和钢板保护拉力螺钉固定的骨折。

- 对于横行骨折，用点式复位钳复位骨折并用 1.5mm 克氏针临时固定。通过术中透视和活动踇趾来确保旋转和屈伸平面的解剖复位。
- 用微型钢板、小型 T 形钢板、0.3mm 管型板或类似的小型骨折加压钢板固定横行骨折。在骨折的近、远端偏心置入 2 枚或 2 枚以上螺钉，以实现骨折端的轴向加压。

第二 ~ 四跖骨（图 27-12~ 图 27-15）

- 目的是恢复跖骨头的抛物线形态。
- 用牙科刮匙、手术刀或骨膜剥离器将碎骨片从骨折部位取出，显露骨折端。
- 手法牵引，恢复骨折部位的解剖长度和旋转。
- 用点式复位钳维持复位，克氏针垂直于骨折部位辅助固定，避开钢板固定位置。
- 最终固定。
  - 简单的斜行骨折可以用 1 枚或 2 枚拉力螺钉固定，可选择附加中和钢板。
  - 简单的横行骨折，应用 L 形或 T 形钢板通过偏心置入螺钉来进行加压固定。
  - 粉碎性骨折可通过 L 形或 T 形钢板连接多个碎骨片，以确保恢复力线及旋转长度。
- 也可经远节趾骨由远端向近端经皮置入克氏针，对跖骨骨折进行固定。为了增加稳定性，克氏针应穿入楔骨，或从跖骨近端皮质穿出。

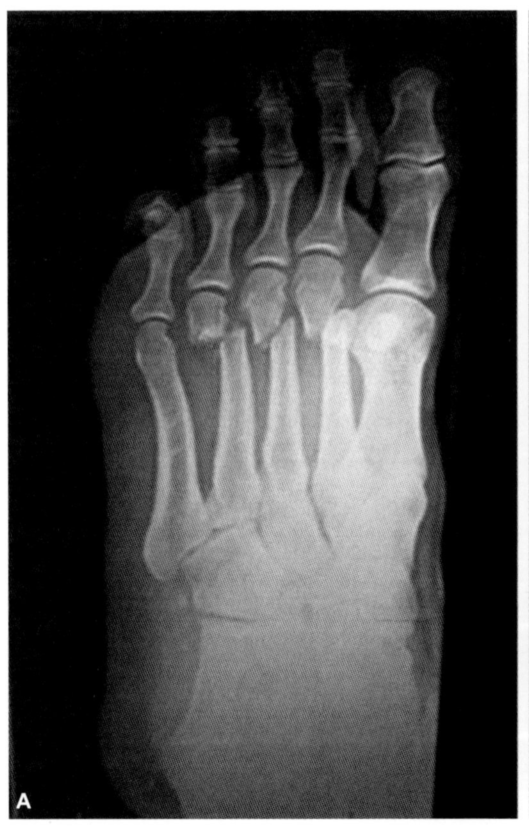

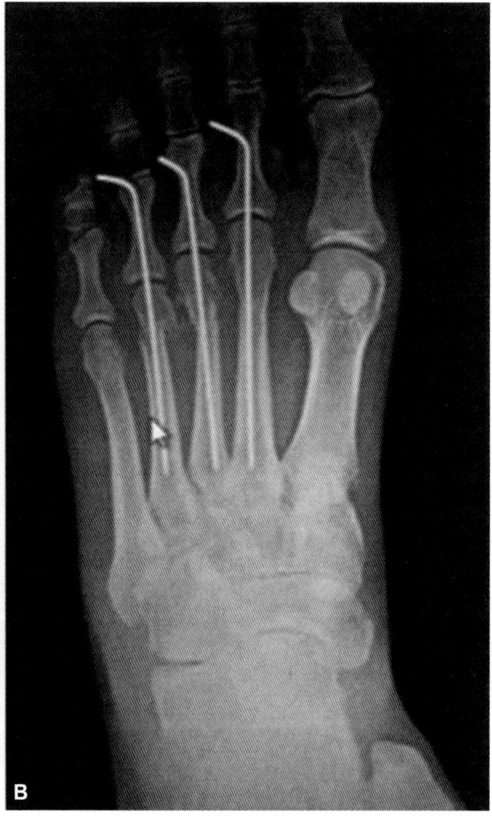

图 27-12 A. X 线示第二、第三、第四跖骨颈横行骨折，完全移位。B. 切开复位克氏针内固定术后 X 线检查 [图片引自 Cuttica DJ, Putnam RM. Metatarsal fractures: what should be fixed and how to fix it. Tech Foot Ankle Surg. 2014;13(4):177-183. doi:10.1097/ BTF.0000000000000043. 已获授权]

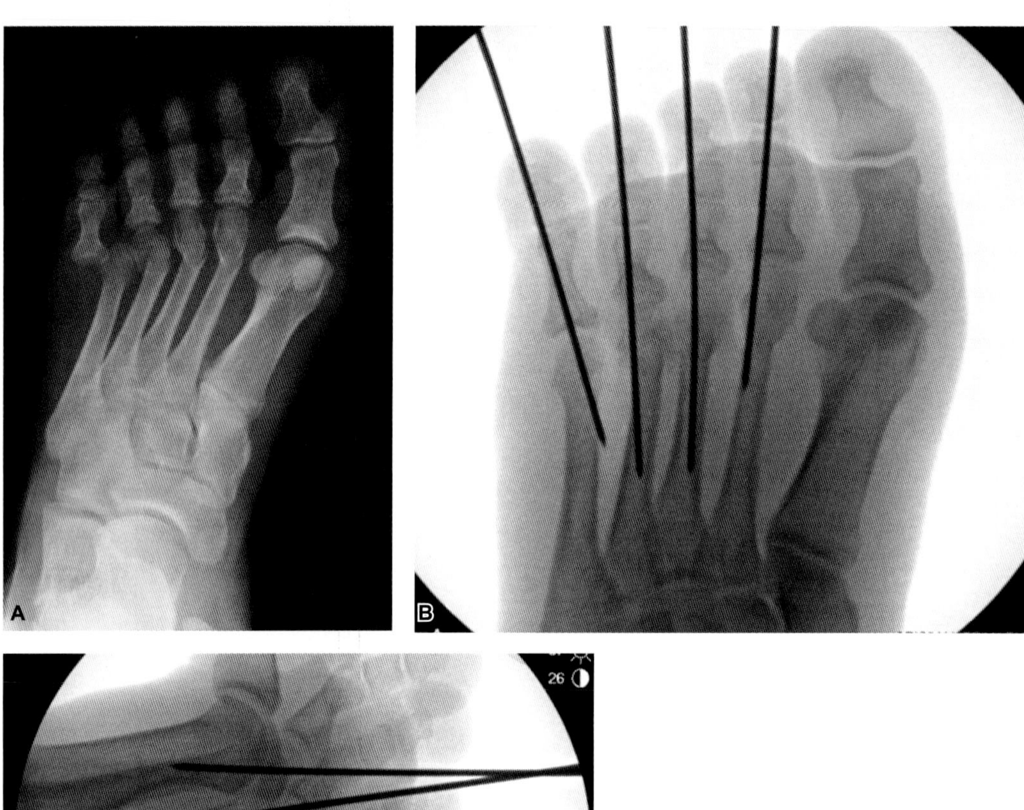

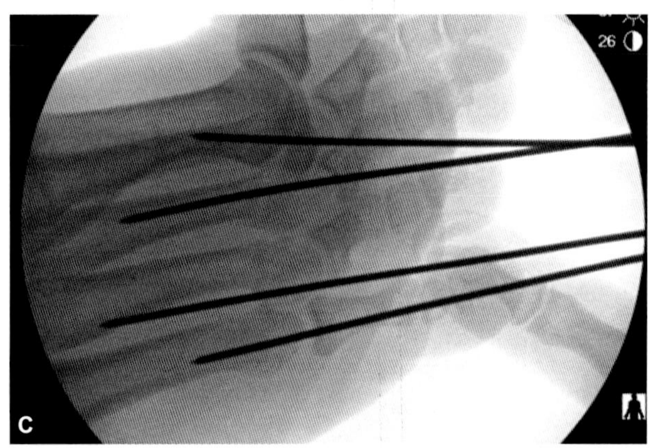

图 27-13 A. 正位 X 线片示第二、第三、第四跖骨颈骨折和第五跖趾关节脱位。B、C. 切开复位克氏针内固定后的正、侧位 X 线片

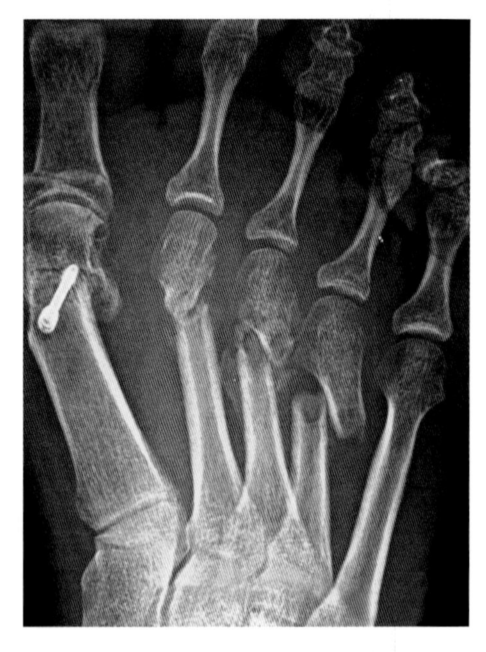

图 27-14 微创截骨术后第二、第三、第四跖骨出现骨不连 [图片引自 Khazen G, Wagner P, Wagner E. Lesser metatarsal complications after MIS surgery. Tech Foot Ankle Surg, 2017,16(1):28-33. doi:10.1097/BTF.0000000000000147. 已获授权]

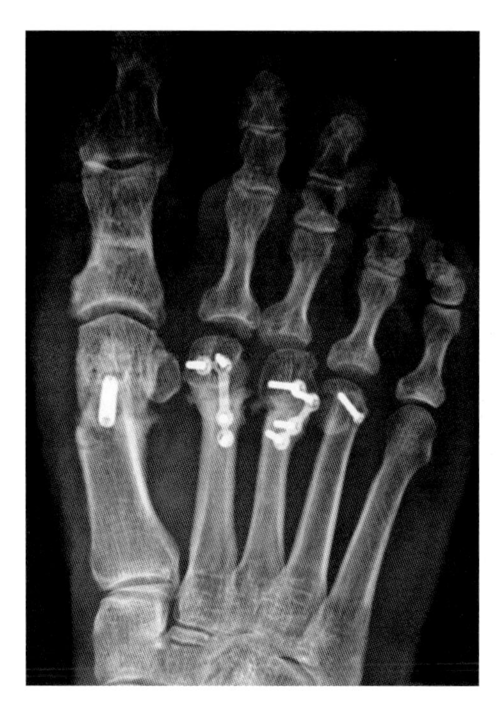

图 27–15 第二、第三跖骨微创截骨术后，第四跖骨 Weil 截骨术后骨不连翻修，植骨、钢板内固定 [图片引自 Khazen G, Wagner P, Wagner E. Lesser metatarsal complications after MIS surgery. Tech Foot Ankle Surg. 2017;16(1):28–33. doi:10.1097/BTF.0000000000000147. 已获授权]

第五跖骨

考虑到足外侧柱的灵活性，第五跖骨骨折通常可以采用非手术治疗。然而，前足跖骨头抛物线形态如被严重破坏，特别是发生跖骨颈的跖侧移位，必须充分纠正。

- 延伸至跖骨颈的长斜行骨折至少用 2 枚拉力螺钉来固定，螺钉垂直于骨折端置入（骨折长度必须是跖骨干横向宽度的 2 倍）。
- 横行骨折或粉碎性骨折可用 L 形或 T 形钢板固定，与中间柱跖骨治疗原则相似。

术后处理原则

- Jones 石膏固定；免负重。
- 2 周后拆线，更换控制踝关节活动的骨折保护靴，除非骨折固定薄弱或极不稳定，一般情况允许足跟负重。
- 如果使用了克氏针，应在 4~6 周后拔除。
- 去除克氏针后即可开始康复锻炼。
- 6~8 周后可弃用骨折保护靴。

第二十八章
Lisfranc 损伤

无菌器械与设备

- 止血带
- 大点式复位钳
- 牙科刮匙及骨膜剥离子
- 内植物
  - 微型及小骨块螺钉（2.0/2.4/2.7/3.5mm）
  - 自体或同种异体松质骨，及其他骨替代物用于关节融合
- 1.6mm 克氏针、克氏针动力和钻头
- C 臂透视机

体位

- 患者取仰卧位。
- 同侧髋关节下方垫以枕垫纠正患足位置。
- 患肢上止血带。

手术入路

- 背内侧切口——切口位于第一、第二跖跗关节（TMT）中间（图 28-1）。
  - 经该切口可暴露第一至第三跖跗关节。

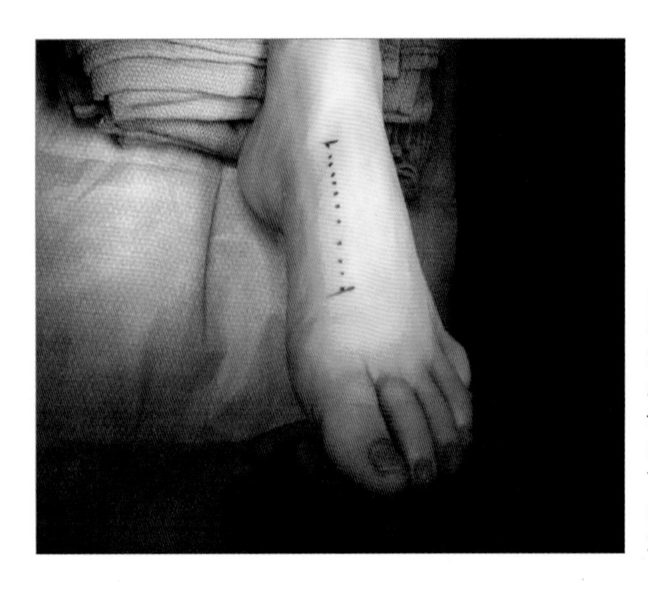

图 28-1 中足背内侧切口［图片引自 Schiff AP, Gross CE, Pellegrini MJ, Hamid KS, Easley ME. Open reduction and internal fxation of the Lisfranc fracture-dislocation. In: Easley ME, Wiesel SW, eds. Operative Techniques in Foot and Ankle Surgery. Philadelphia, PA: Wolters Kluwer; 2017:chap 132: 技术图 3A-C. 已获授权］

- 于踇长伸肌腱及踇短伸肌腱间隙处进行深部分离。
- 向外侧牵开踇短伸肌腱，然后于该处可辨认并保护腓深神经及足背动脉。
- 切开第一跖跗关节囊，于骨膜下仔细剥离以避免损伤。
- 若需要暴露第四、第五跖列及第三跖跗关节外侧部，则需采用足背外侧切口。该切口位于第四、第五跖跗关节中间。
  - 双切口间必须保留至少 3cm 皮桥。
  - 于趾短伸肌及趾伸总腱间隙进行深部分离。
- 内侧切口用于自内侧柱向第二跖骨基置入内固定。

复位及固定技术

目前最佳临床证据支持采用切开复位内固定治疗 Lisfranc 骨折或撕脱性损伤，而单纯韧带损伤采用一期融合。

闭合复位

- 可在切开复位内固定前尝试闭合复位，以对骨折端进行对位。
- 用手或指套辅助，轴向牵引踇趾及其他受累跖跗关节进行复位。

外固定

- 单边支架——将 1 枚 4.0mm 斯氏针固定于跟骨，另 1 枚固定于第四、第五跖骨基，以维持外侧柱长度。
- 外固定可用于临时固定，以促进改善软组织条件，亦可用于外侧跖楔关节的最终固定。
- 双边支架——经跟骨自内向外置入 1 枚 5.0mm 斯氏针；然后将 1 枚 4.0mm 斯氏针置入第四、第五跖骨基；最后将 1 枚 4.0mm 斯氏针置入第一跖骨头的内侧部。

切开复位内固定

- 根据损伤严重程度及关节受累范围，选择采用双切口或单切口。
- 自内向外固定跖跗关节复合体。
- 植入内植物前复位所有受累关节并进行临时固定。
- 根据术者喜好及骨质把持强度选用 4.0mm、3.5mm 或 2.7mm 螺钉进行固定。
- 根据术者喜好先对第一或第二跖跗关节进行复位固定，而本章节讨论首先复位第二跖骨。

复位及固定第二跖骨

- 首先必须彻底清理第二至第四跖跗关节处嵌顿的碎骨块及软组织。强调必须清理内侧楔骨及第二跖骨间的内侧间隙以帮助解剖复位。
- 在各种不同的撑开器辅助下清理各关节。使用椎板撑开器、Hintermann 撑开器或斯氏针均有助于彻底暴露关节间隙。
- 在第二跖骨基外侧及内侧楔骨内侧放置大的点式复位钳，以复位第二跖骨 – 内侧楔骨关节（图 28-2）。
- 若解剖复位困难，则需明确第二跖骨与内侧楔骨间嵌顿的组织是否清理彻底。

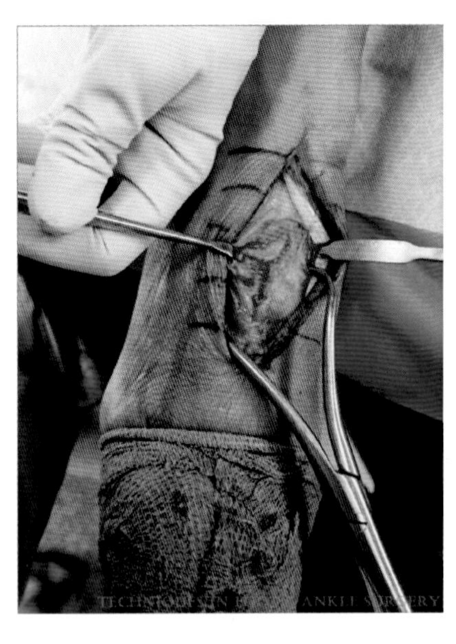

图 28-2 经足背内侧切口使用大点式复位钳复位第二跖跗关节［图片引自 Schiff AP, Gross CE, Pellegrini MJ, Hamid KS, Easley ME. Open reduction and internal fxation of the Lisfranc fracture-dislocation. In: Easley ME, Wiesel SW, eds. Operative Techniques in Foot and Ankle Surgery. Philadelphia, PA: Wolters Kluwer; 2017:chap 132: Tech Figure 4. 已获授权］

- 使用 1.6mm 克氏针临时固定，确保克氏针不会干扰螺钉植入。
- 采用拉力螺钉固定技术，自内侧楔骨向第二跖骨基方向置入 1 枚 3.5mm 全螺纹皮质骨螺钉或半螺纹螺钉，以提供加压。该螺钉方向与 Lisfranc 韧带方向一致，故称为 Lisfranc 螺钉。
- 足正、斜及侧位透视检查明确置入 Lisfranc 螺钉后跖跗关节是否达到解剖复位。

随着内植物设计的更新及手术技术的发展，切开复位内固定的目标是获得解剖复位。

复位及固定第一跖骨

若第二跖骨基严重粉碎，则需复位第一跖楔关节以提供稳定的内侧支撑（图 28-3）。

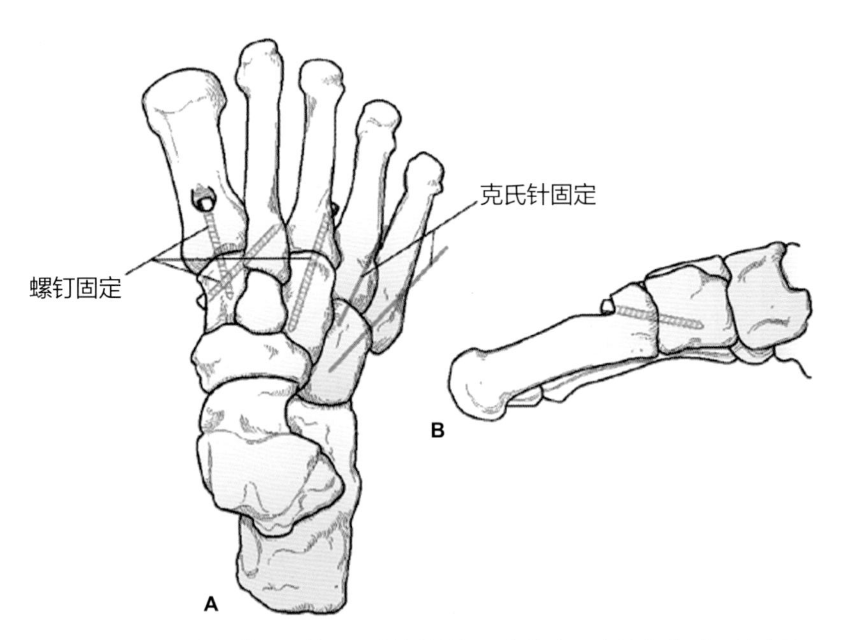

图 28-3 图示推荐的第一至第三跖跗关节的切开复位内固定技术（A）。注意第一跖跗关节跨关节螺钉方向（B）［图片引自 Schiff AP, Gross CE, Pellegrini MJ, Hamid KS, Easley ME. Open reduction and internal fxation of the Lisfranc fracture-dislocation. In: Easley ME, Wiesel SW, eds. Operative Techniques in Foot and Ankle Surgery. Philadelphia, PA: Wolters Kluwer; 2017:chap 132: Tech Figure 5F. 已获授权］

- 于第一跖骨头处放置小点式复位钳或于第一跖骨插入斯氏针，以将第一跖跗关节复位至内侧楔骨。
- 可对斯氏针使用摇杆技术，以辅助第 1 跖骨的复位。
- 将克氏针自第一跖骨基临时固定至内侧楔骨。
- 采用拉力螺钉固定技术，自第一跖骨基向内侧楔骨的跖内侧置入 3.5mm 全螺纹皮质骨螺钉或半螺纹螺钉固定。
- 对螺钉使用埋头或垫圈处理有助于避免骨折线延长。

复位及固定第三至第五跖骨

- 第一、第二跖跗关节复位及固定后，透视评估第三至第五跖跗关节（图 28-4 和图 28-5）。
- 可按照前述方法复位及固定第三跖跗关节。经足背内侧切口可显露第 3 跖跗关节内侧部分。若需显露及复位第三跖跗关节外侧部，则需选择足背外侧切口。

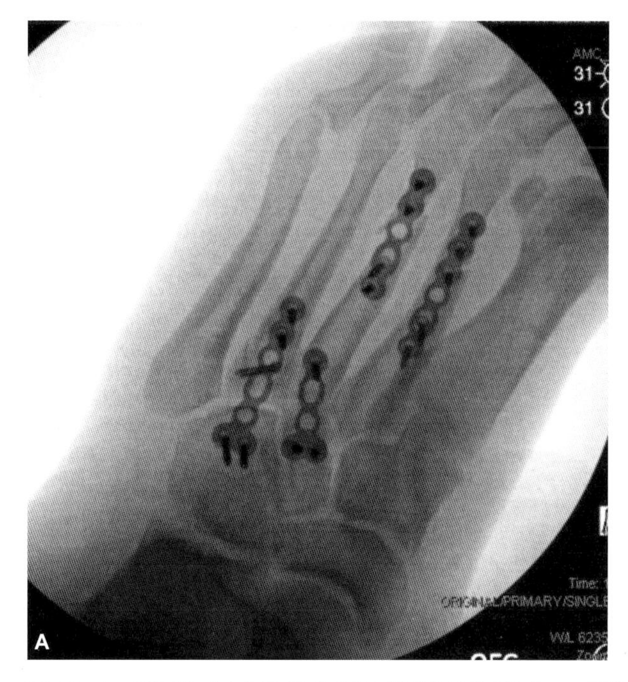

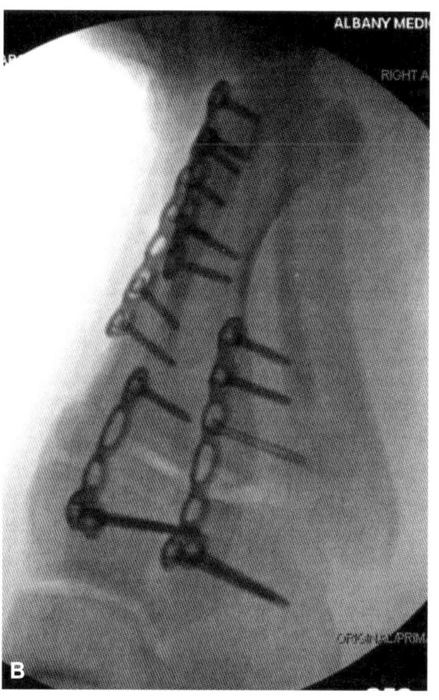

图 28-4　**足正位（A）及侧位（B）X 线片显示 2.4mm 钢板（Arthrex，Naples，FL）固定第三、第四跖跗关节。由于存在第四跖骨基骨折，所以采用钢板桥接固定第四跖跗关节，以获得更强的固定效果**

- 再次采用拉力螺钉技术，自第三跖骨基向中间或外侧楔骨置入 1 枚螺钉。
- 通常在复位第三跖骨过程中，第四、第五跖骨可间接复位而无需额外固定。
- 若复位第三跖骨后未能间接复位第四、第五跖骨，可经皮复位第四、第五跖骨，然后用克氏针固定，亦可通过足背外侧切口进行复位及固定。
- 第四、第五跖骨应采用克氏针固定，分别置入外侧楔骨及骰骨。
- 若开始时使用外侧支架复位及维持外侧柱长度，支架可留置 6 周而无需再用克氏针固定。

外侧跖跗关节不必像第一至第三跖跗关节那样使用坚强内固定来提供背 – 跖侧的主要稳定性。

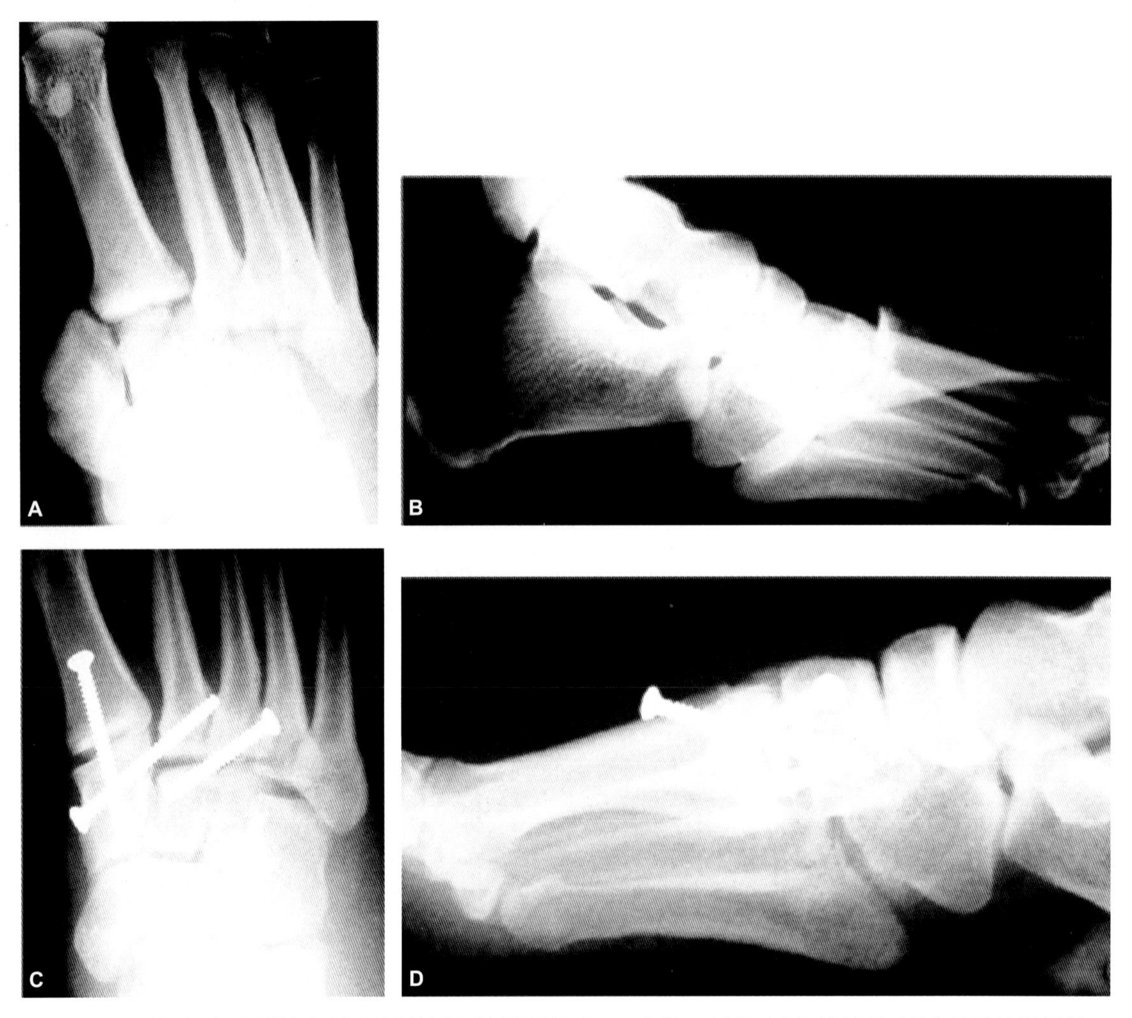

图 28-5 正位（A）及侧位（B）X 线片显示同侧型 Lisfranc 损伤。正位（C）及侧位（D）X 线片显示第一至第三跖楔关节的固定，可见第一至第三跖楔关节解剖复位及第四、第五跖楔关节充分的间接复位［图片引自 Schiff AP, Gross CE, Pellegrini MJ, Hamid KS, Easley ME. Open reduction and internal fxation of the Lisfranc fracture-dislocation. In: Easley ME, Wiesel SW, eds. Operative Techniques in Foot and Ankle Surgery. Philadelphia, PA: Wolters Kluwer; 2017:chap 132: Tech Figure 6C. 已获授权］

多种技术的选择

- 根据术者喜好可首先处理第一或第二跖跗关节，在螺钉置入前都需要临时固定（图 28-6 和图 28-7）。
- 可使用跨关节螺钉固定第一跖跗关节。
  - 自第一跖骨外侧部向内侧楔骨，由背侧向跖侧逆行置入第 1 枚螺钉。
  - 第 2 枚螺钉则自内侧楔骨向第一跖骨跖侧突出部方向顺行置入。
- 最佳临床证据证实，对于经验不足的术者，空心螺钉的技术要求更简单。然而较之实心螺钉，空心螺钉对于对抗弯曲应力效果较差，且价格也更贵。
- 对于关节周围严重粉碎性骨折，或术者担心再损伤关节，可选用微型钢板桥接技术固定。

中足融合

中足融合的指征包括单纯韧带型 Lisfranc 损伤、有症状的中足关节炎、切复内固定失败或严重粉碎性损伤。

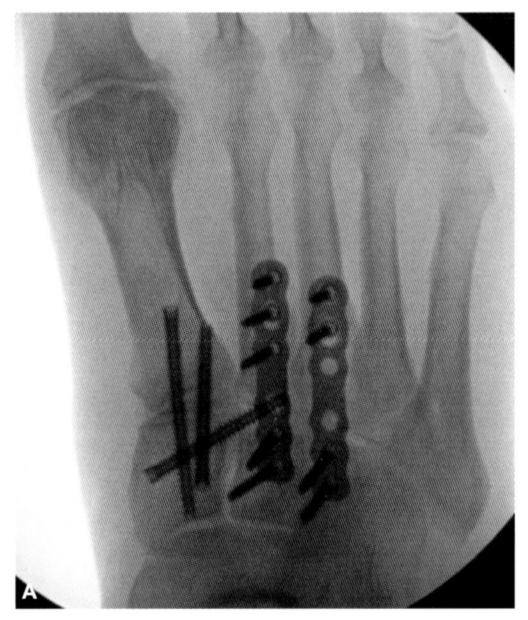

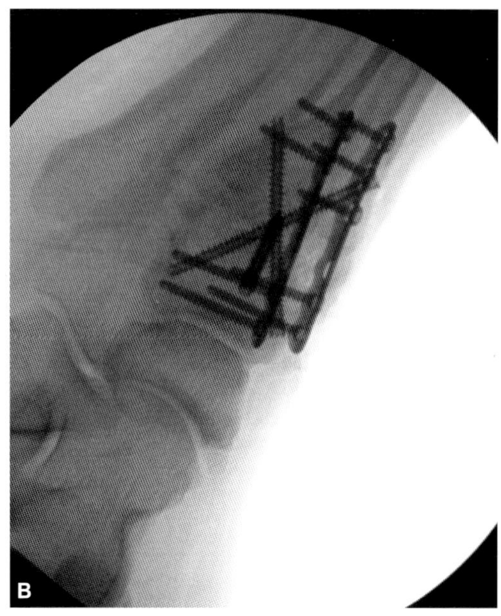

图 28-6 正位（A）及侧位（B）X 线片显示采用无头加压螺钉跨关节固定第一跖跗关节

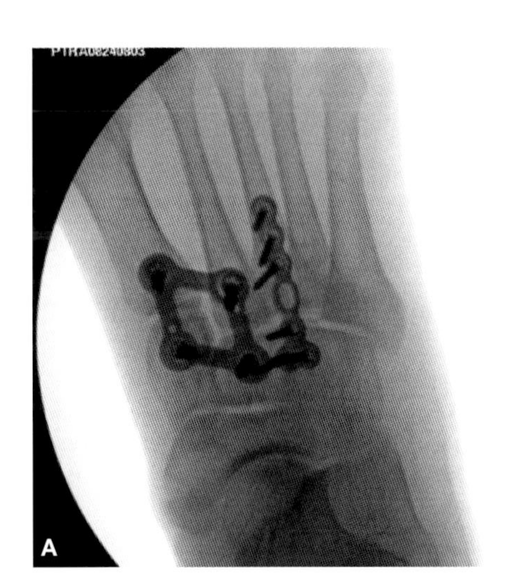

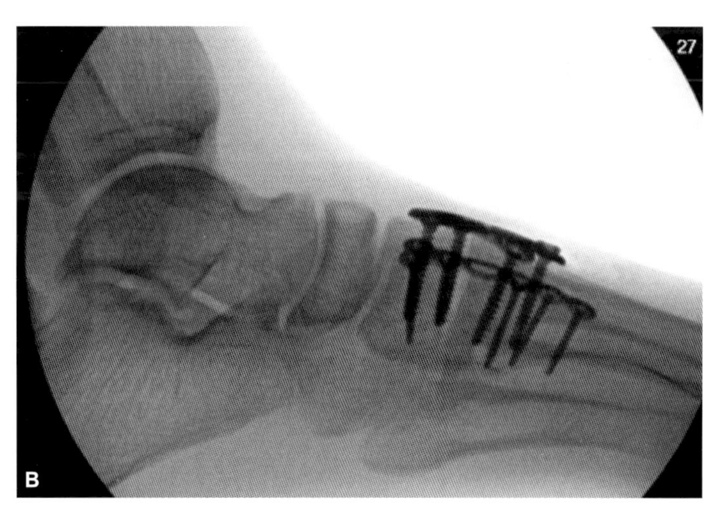

图 28-7 正位（A）及侧位（B）X 线片显示使用 Lisfranc 专用钢板（Arthrex, Naples, FL）固定第一、第二跖跗关节。另一块钢板固定第三跖跗关节

- 若选择关节融合，应选择部分融合，第四、第五跖跗关节仍应如前所述采用克氏针弹性固定。
- 必要时使用椎板撑开器充分显露关节，使用斯氏针临时外固定或 Hintermann 撑开器充分显露，清理关节。
- 为了促进融合愈合，须清除楔骨及跖骨基所有的关节软骨面。
  - 使用刮匙、咬骨钳或骨刀清理关节面。
  - 用克氏针或小钻头钻孔制备融合面。
- Lisfranc 损伤的评估及复位与前述方法相同。
- 可单独使用螺钉固定，亦可使用钢板加强固定效果。
- 螺钉固定方式如前所述。
- 在螺钉或钢板最终固定前，往往需要植骨以利于融合。

- 可取跟骨、胫骨近端或远端自体骨移植。亦可根据术者喜好选择诸如脱矿骨基质等同种异体骨移植。
- 在融合端间隙填充少量植骨。
- 钢板可用于加强内固定。
    - 可采用 2 块钢板分别桥接固定第一、第二跖跗关节，亦可选用 1 块新型钢板同时固定第一、第二跖跗关节。

第二十九章
足舟骨骨折

无菌器械与设备

- 止血带
- 点式复位钳
- 牙科刮匙
- 骨膜剥离器
- 克氏针和克氏针钻
- 小骨块牵开器
- 内植物
  - 2.7mm 或 3.5mm 皮质骨拉力螺钉
  - 2.0mm、2.4mm 或 2.7mm 足舟骨钢板

体位

- 患者仰卧位，患侧髋关节下加软垫。
- 使用止血带。
- 铺无菌巾覆盖患肢。

手术入路

足舟骨骨折的前内侧和背外侧入路

- 前内侧入路通常用于 I 型足舟骨骨折。该入路最初由 Sangeorzan 等描述[1]。
  - 可显露足舟骨体部内侧部分和足舟骨结节。
- 对于 Ⅱ 型或 Ⅲ 型骨折，以及累及足外侧柱的骨折或者背外侧骨折块较大时，须加用背外侧入路[2]。
- 在前内侧入路中，切口起自内踝尖下 1cm 处，越过足舟骨结节，指向第一跖骨头（图 29-1）。
- 将胫骨前肌腱（TA）向足背侧牵开，胫骨后肌腱（PT）向跖侧牵开[3]。
- 切开并剥离骨膜，显露足舟骨。
- 切口内可切开距舟关节囊，评估关节面。
- 如需显露外侧足舟骨，可在足背外侧做一辅助切口[4]。
  - 切口位置应通过透视确定[4]。

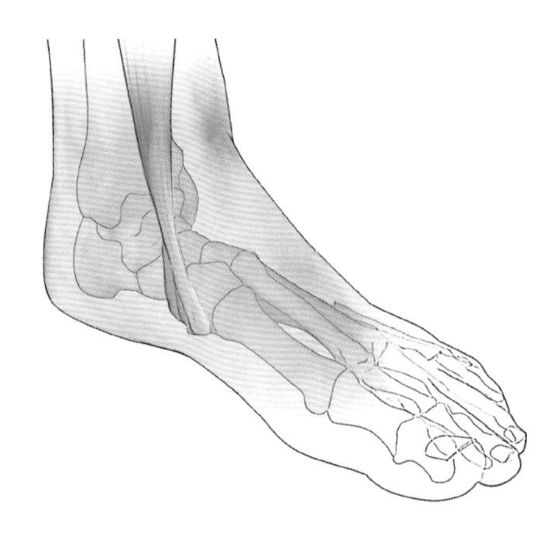

图 29-1 前内侧入路的起始点与平面。切口位于内踝尖下 1cm 处，越过足舟骨结节［图片引自 Teasdall R, Allen PG. Surgical fixation of navicular body fractures. Tech Foot Ankle Surg. 2007;6(2):108-112. doi:10.1097/01.btf.0000235416.51876.36. 已获授权］

- 在蹞长伸肌（EHL）和趾短伸肌（EDB）平面之间切开 [3]。
  - 在该入路中，必须定位腓深神经的运动支和腓浅神经的感觉支 [3]。

足舟骨骨折的背内侧入路。

- 可显露足舟骨的中 1/3。
- 触诊并标定胫骨前肌腱（TA）和蹞长伸肌腱（EHL）。
- 在胫骨前肌腱与蹞长伸肌腱之间切开直达骨折处 [5]。
- 将胫骨前肌腱向内侧牵开，将蹞长伸肌腱和神经血管等组织向外侧牵开，以显露骨膜 [5]。
- 切开并剥离骨膜，显露足舟骨体部。
- 如果需要显露距舟关节，可以将切口向近端延伸，并切开关节囊。
- 确定骨折部位，用咬骨钳和牙科刮匙清除硬化骨和碎骨片。

复位和固定技术

- 在 I 型骨折中，跖屈位纵向牵引即可复位骨折，用克氏针固定 [6]。
  - 也可通过 Weber 钳复位，在允许 Weber 钳垂直于骨折块钳夹的位置做点状切口。
- 如果需要进一步恢复内侧柱长度，或不能充分探查距舟关节时，可以使用微型牵开器（图 29-2）[6]。
  - 微型牵开器近端放置于距骨颈基部。
  - 微型牵开器远端放置于内侧楔骨。
- 可使用自体骨移植，来恢复关节面的平整和填补骨缺损。

皮质骨拉力螺钉技术

- 前内侧单切口通常足以复位 I 型骨折 [3]。
  - 可使用 1~2 枚 2.7mm 或 3.5mm 皮质骨螺钉。
  - 将螺钉从足背向跖侧方向置入，形成对骨折端加压 [2]。
  - 术中透视确定螺钉位置（图 29-3）。
- 确保螺钉没有穿透内侧骨皮质，以免损伤胫骨后肌腱。

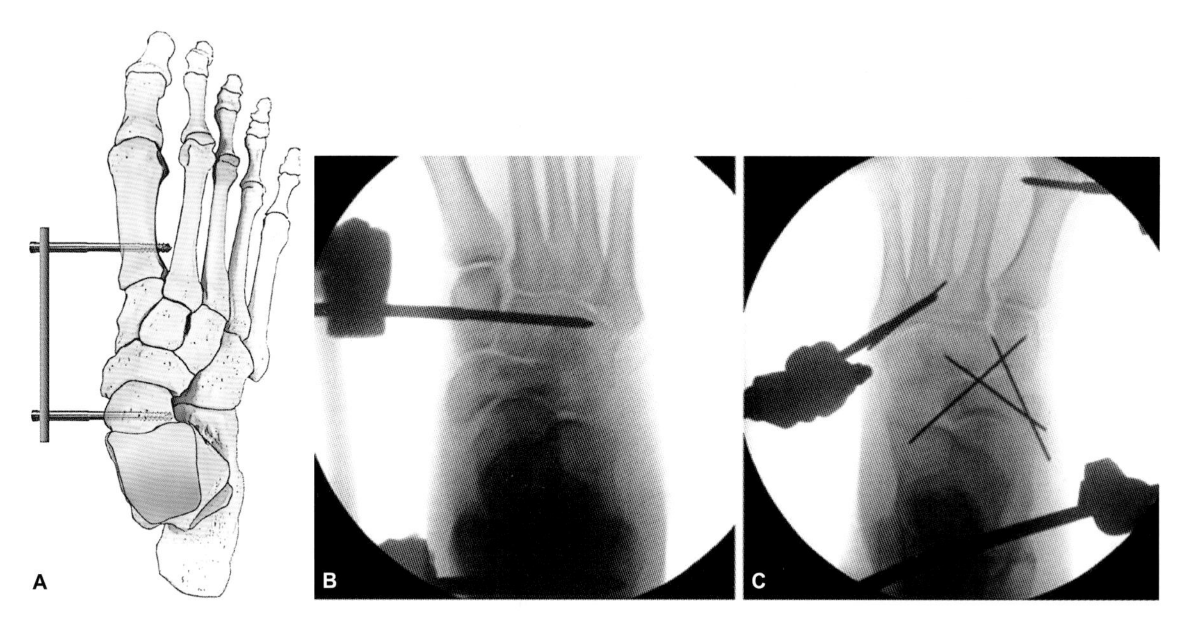

图 29-2 足舟骨骨折使用外固定支架的示意图（A）和术中透视图像（B）。斯氏针置入楔骨和距骨（C），牵开内侧柱［图 A 引自 Teasdall R, Allen PG. Surgical fixation of navicular body fractures. Tech Foot Ankle Surg. 2007;6(2):108-112. doi:10.1097/01.btf.0000235416.51876.36. 图 B、C 引自 Ramadorai MU, Beuchel MW, Sangeorzan BJ. Fractures and dislocations of the tarsal navicular. J Am Acad Orthop Surg. 2016;24(6):379-389. doi:10.5435/JAAOS-D-14-00442. 均已获授权］

- 非粉碎性的或移位的Ⅱ型骨折通常需要背侧入路，直接显露骨折端和距舟关节。
  - 可经小切口使用 1~2 枚 2.7mm 或 3.5mm 皮质骨螺钉固定。

钢板固定

- 粉碎性Ⅱ型骨折或Ⅲ型骨折通常需要钢板固定。
  - Ⅲ型骨折通常伴有移位的背内侧骨块和粉碎的跖外侧骨块，不适合使用螺钉固定[2]。
- 找到跖外侧骨块至关重要，使用点式复位钳；如果骨块不是很小，通常可以被压紧并固定。
- 使用自体骨移植来填充骨缺损。
- 可使用 2.0mm、2.4mm 或 2.7mm 的低切迹解剖钢板[2, 4]。
- 离距骨最近的螺钉方向应指向前足，以免因足舟骨凹面结构而导致螺钉误入距舟关节[7]。

舟楔关节（NC）融合

- 当粉碎性足舟骨骨折不能复位时，也可以跨舟楔关节固定[2, 4]。
  - 舟楔关节活动度和运动功能少，可行融合。
- 可使用 2~3 枚 2.7mm 或 3.5mm 皮质骨螺钉。
- 可将第 1 枚螺钉从足舟骨的近端和内侧拧入外侧楔骨[4]。
- 另一枚螺钉应位于第 1 枚螺钉的跖侧，从足舟骨的外侧拧入内侧楔骨[4]。
- 如果需要第 3 枚螺钉，可从内侧楔骨逆行向外拧入足舟骨外侧[4]。

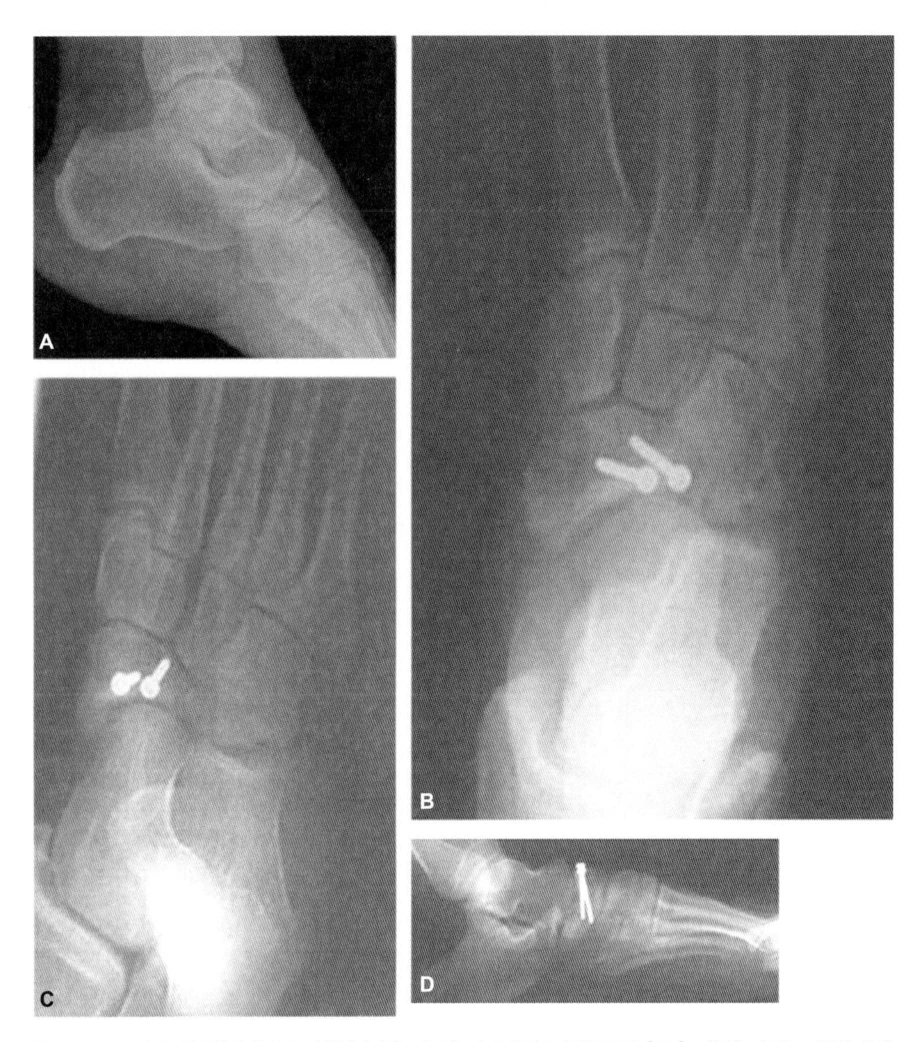

图 29-3 足舟骨骨折术前 X 线片（A），置入拉力螺钉术后正位（B）、斜位 (C)、侧位 (D) [图片引自 Teasdall R, Allen PG. Surgical fixation of navicular body fractures. Tech Foot Ankle Surg. 2007;6(2):108–112. doi:10.1097/01.btf.0000235416.51876.36. 已获授权]

参考文献

1. Sangeorzan BJ, Benirschke SK, Mosca V, et al. Displaced intra-articular fractures of the tarsal navicular. *J Bone Joint Surg*, 1989,71(10):1504-1510.
2. Ramadorai MU, Beuchel MW, Sangeorzan BJ. Fractures and dislocations of the tarsal navicular. *J Am Acad Orthop Surg*, 2016,24(6):379-389.
3. Rosenbaum AJ, Uhl RL, DiPreta JA. Acute fractures of the tarsal navicular. *Orthopedics*, 2014,37(8):541-546.
4. Banerjee R, Nickisch F, Easley M, et al. Foot injuries. In: Browner B, Levine A, Jupiter J, Trafton P, Krettek C, eds. *Skeletal Trauma*. Vol. V. Philadelphia, PA: W. B. Saunders, 2009.
5. Schmid T, Krause F, Gebel P, et al. Operative treatment of acute fractures of the tarsal navicular body: midterm results with a new classification. *Foot Ankle Int*, 2016,37(5):501-507.
6. Teasdall RD, Allen PG. Surgical fixation of navicular body fractures. *Tech Foot Ankle Surg*, 2007,6(2):108-112.
7. Clements JR, Dijour F, Leong W. Surgical management navicular and cuboid fractures. *Clin Podiatr Med Surg*, 2018,35(2):145-159.

第三十章
跟骨骨折

器械与设备

- 沙袋
- 止血带
- 大点式复位钳（Weber 钳）
- 椎板撑开器
- 牙科刮匙及骨膜剥离子
- Hintermann 撑开器
- Hohmann 拉钩（小）
- 咬骨钳（小）
- 自动撑开器（小、锐齿）
- Senn-Miller 拉钩（17cm）
- 肩关节弯钩
- 斯氏针（2.5~4.0mm）
- 股骨撑开器（小）
- 克氏针钻，用以克氏针或适当直径的钻头的连接头
- 内植物
  - 微型及小骨块螺钉，及微型骨块钢板系统（2.0/2.4/2.7/3.5mm）
  - 跟骨锁定或非锁定钢板
  - 自体或同种异体骨，及其他骨替代物用于填充骨缺损

患者体位

- 患者取侧卧位（图 30-1）。
- 患者躯干部以沙袋固定，患肢垫高放置于折叠的手术单上。
- 特别注意保护所有的骨性突起处，包括股骨大粗隆、腓骨头及肘关节，从而能保护腓总神经及桡神经。

手术适应证及禁忌证

适应证

- 后关节面台阶≥ 2mm 的跟骨关节内骨折。
- 足部或踝关节侧位片显示 Bohler 角＜ 15° 的跟骨关节内骨折。

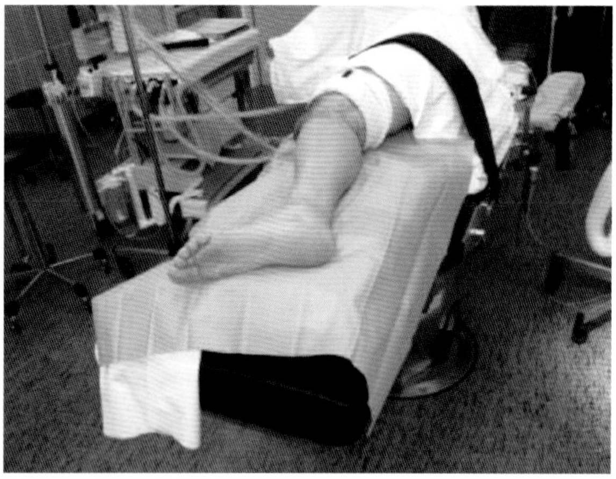

图 30-1 患者取侧卧位 [图片引自 Pfeffer GB, Easley ME, Hintermann B, et al. Operative Techniques: Foot and Ankle Surgery. 2nd ed.Philadelphia, PA: Elsevier; 2018. Figure 39.4. copyright © 2018 Elsevier. 已获授权]

- 跟骨前突骨折累及超过 25% 跟骰关节面。
- 移位的跟骨结节骨折。
- 骨折脱位。
- 开放性跟骨骨折。

禁忌证

- 严重的周围血管疾病。
- 极度肿胀。
- 控制不佳的糖尿病。
- 吸烟者。
- 依从性差的患者。

手术入路 [1]

闭合性跟骨骨折的手术治疗可采用外侧扩大切口、经跗骨窦切口、内侧及后方切口，以能显露跟骨的每个关节面及累及区域（图 30-2）。

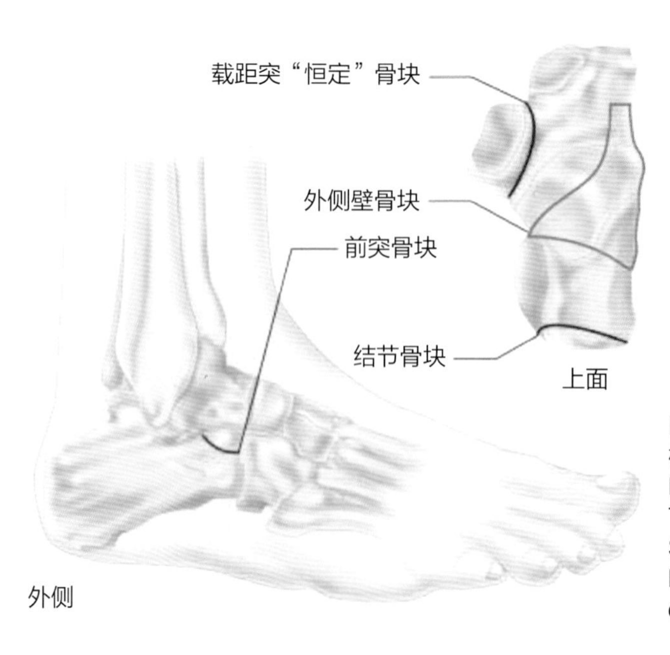

图 30-2 跟骨骨折常见骨折块的解剖标志 [图片引自 Pfeffer GB, Easley ME, Hintermann B, et al. Operative Techniques: Foot and Ankle Surgery. 2nd ed. Philadelphia, PA: Elsevier; 2018. Figure 37.5. copyright © 2018 Elsevier. 已获授权]

外侧扩大切口

- 是移位的跟骨关节内骨折手术治疗最常用的入路。
  - 如图 30-3 所示标记腓骨远端及跟骨。
  - 仔细标记切口后侧支及跖侧支、跟骰关节、外侧颈及跗骨窦。
  - 切口起自踝关节水平，并紧贴跟腱前缘，如有必要，切口的远端部分可稍向上延伸。
  - 一旦切开，仔细游离切口的近端及远端区域，以避免损伤腓骨肌腱及腓肠神经。
  - 用手术刀或咬骨钳锐性清理软组织，以充分显露骨折端。

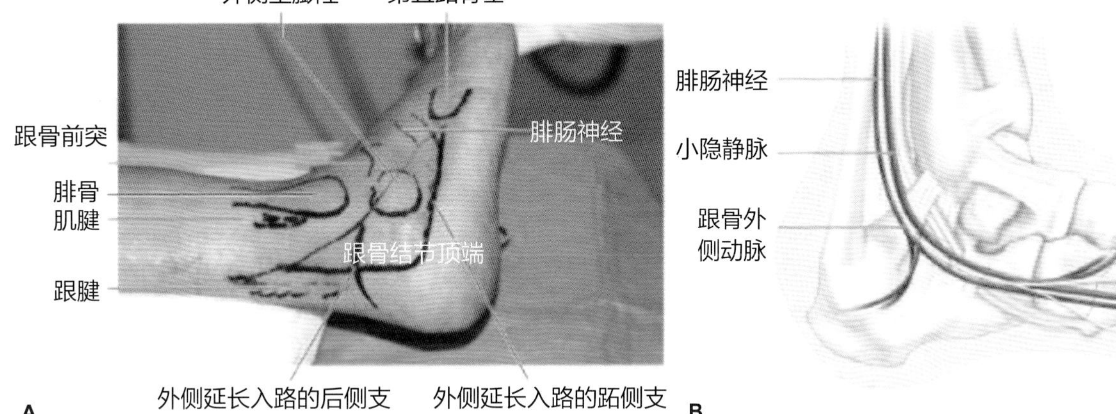

图 30-3 外侧扩大切口的位置。(A) 后侧支起自于腓骨及跟腱的中部，跖侧支与第五跖骨基同一水平。在显露过程中将血管神经结构 (B) 同外侧皮瓣一同掀起 [图片引自 Pfeffer GB, Easley ME, Hintermann B, et al. Operative Techniques: Foot and Ankle Surgery. 2nd ed. Philadelphia, PA: Elsevier; 2018. Figure 36.5AB. copyright © 2018 Elsevier. 已获授权]

外侧跗骨窦切口

- 用于移位的跟骨关节内骨折的微创复位及经皮内固定。
  - 做自腓骨尖至跗骨窦的小弧形切口 (图 30-4)。仔细标记跟骨后侧及跖侧、跟骰关节、外侧颈及跗骨窦。

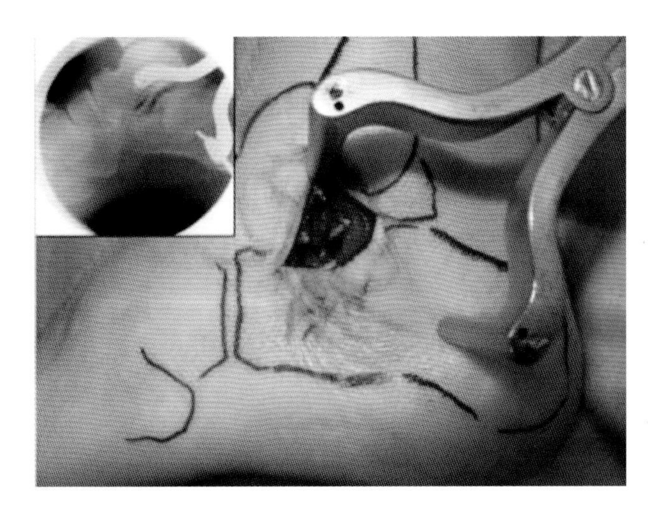

图 30-4 跟骨外侧跗骨窦切口 [图片引自 Pfeffer GB, Easley ME, Hintermann B, et al. Operative Techniques: Foot and Ankle Surgery. 2nd ed. Philadelphia, PA: Elsevier; 2018. Figure 39.5. copyright © 2018 Elsevier. 已获授权]

- 将 2 枚 2.5mm 克氏针分别置入距骨颈及跟骨外侧结节，并用 Hintermann 撑开器撑开显露距下关节。

内侧切口

- 一般用于显露载距突。
  - 切口位于内踝下方 2cm，足舟骨近端 2cm，长约 5cm。
  - 辨认并牵开胫骨后肌腱、血管神经束及踇长屈肌腱。
  - 切开支持带显露载距突。

复位及固定技术 [1,2]

关节压缩骨折

- Essex-Lopresti 跟骨关节内骨折分型。
  - 原始骨折线经后关节面，自前外侧向后内侧斜行劈裂跟骨。
  - 继发骨折线位于后关节面的后上方。
    - 首选外侧扩大切口，必要时联合内侧切口。
    - 将 1 枚 4.5mm 斯氏针置入跟骨结节外侧或后方，摇动骨折块（图 30-5）。
    - 对斯氏针施加纵向牵引及外翻作用力，以解剖复位后外侧骨块。
    - 自跖侧置入 1.8mm 克氏针以维持复位（图 30-6）。

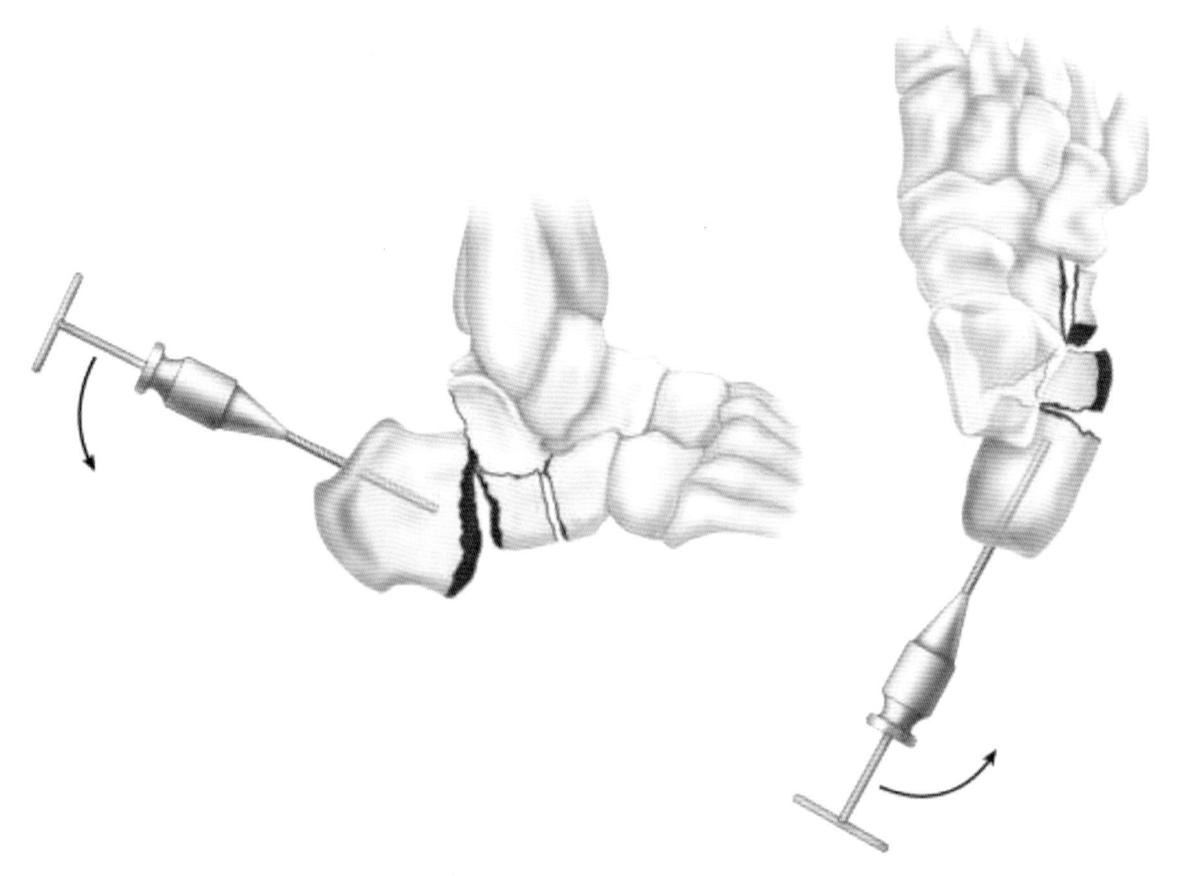

图 30-5 跟骨结节骨块的手法复位［图片引自 Pfeffer GB, Easley ME, Hintermann B, et al. Operative Techniques: Foot and Ankle Surgery. 2nd ed. Philadelphia, PA: Elsevier; 2018. Figure 36.6B. copyright © 2018 Elsevier. 已获授权］

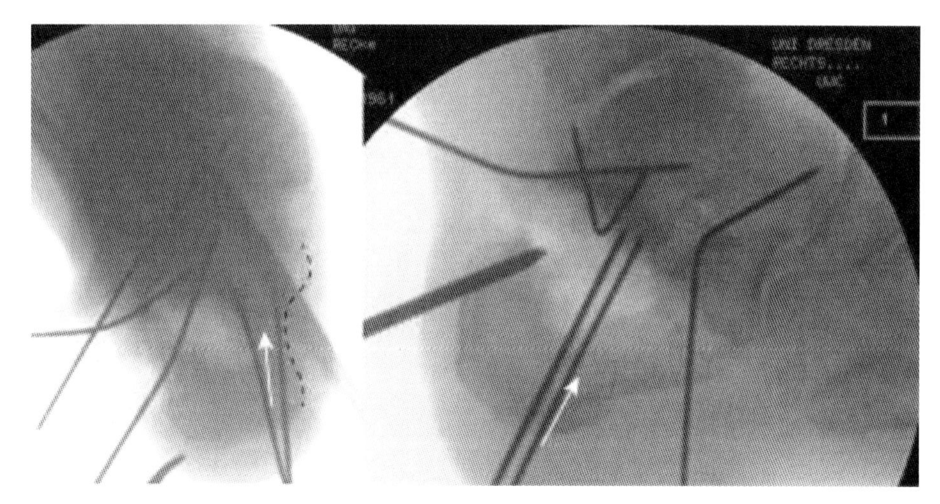

图 30-6 经皮固定骨折［图片引自 Pfeffer GB, Easley ME, Hintermann B, et al. Operative Techniques: Foot and Ankle Surgery. 2nd ed. Philadelphia, PA: Elsevier; 2018. Figure 36.7B. copyright © 2018 Elsevier. 已获授权］

- 经跗骨窦置入椎板撑开器，以复位外侧颈，纠正 Bohler 角。
- 若骨折累及载距突，可做内侧切口以更好显露骨块。
- 如图 30-7 所示，用克氏针自内向外渐进式复位距下关节。
- 一旦复位后，用小骨块螺钉将关节面骨块以最大的骨性把持和稳定性直接固定至载距突。
- 在斯氏钉辅助下，将结节骨块复位至后关节面骨块，并自结节向跟骨前突置入克氏针。
- 盖回外侧壁骨块，若复位良好，则外侧壁基本上可解剖复位。
- 选用合适尺寸的跟骨钢板，并根据跟骨外侧形态予以塑形。至少需要 1 枚螺钉经钢板加压固定至载距突骨块，跟骨前突及结节骨块至少各需 2 枚螺钉固定。
- 另一种固定方式为经皮置入螺钉（图 30-8）。

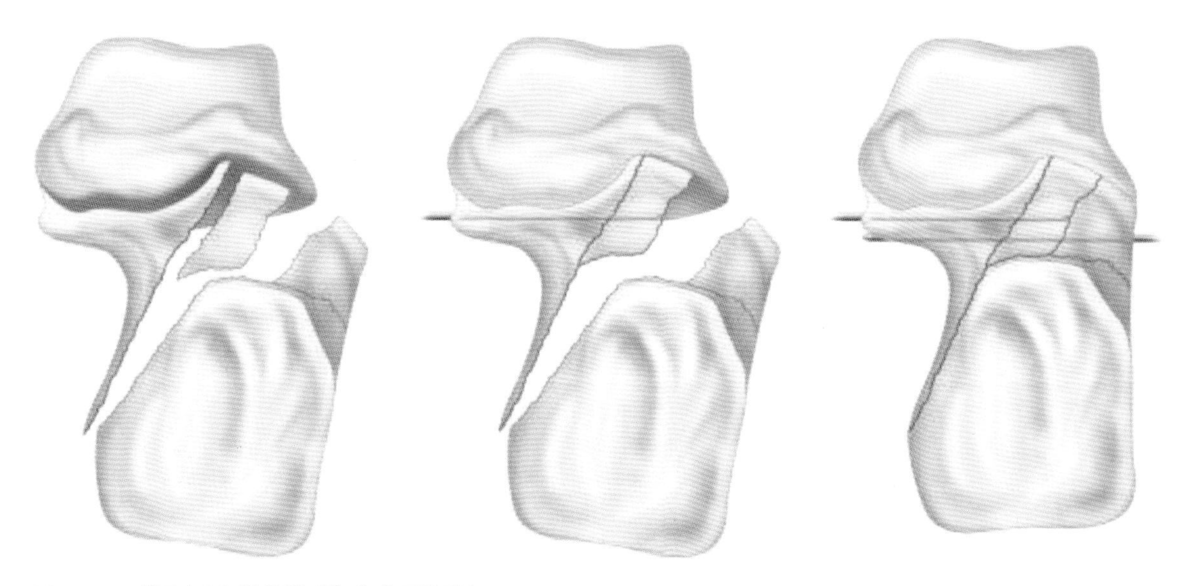

图 30-7 载距突骨折的渐进式复位［图片引自 Pfeffer GB, Easley ME, Hintermann B, et al. Operative Techniques: Foot and Ankle Surgery. 2nd ed. Philadelphia, PA: Elsevier; 2018. Figure 36.8. copyright © 2018 Elsevier. 已获授权］

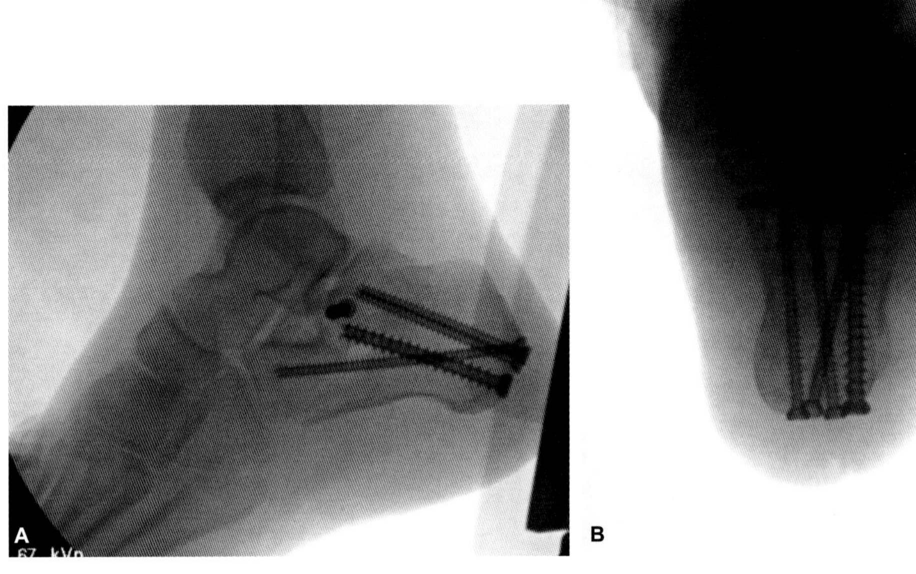

图 30-8 经跗骨窦切口采用 6.7mm 和 4.5mm 空心钉固定跟骨关节内骨折的侧位（A）及轴位（B）透视图（Arthrex, Naples FL）

- 侧位、轴位及 Broden 位透视评估复位效果、钢板位置及螺钉长度。
- 无张力缝合技术缝合皮下组织及皮肤，以减少组织坏死及伤口开裂的潜在可能。

舌形骨折

- Essex-Lopresti 跟骨关节内骨折分型。
  - 原始骨折线自前外侧延伸至后内侧。
  - 继发骨折线位于后关节面下方，并向后延伸至跟骨结节。
    - 跟骨舌形骨折可经后方微创截骨（MIO）入路进行固定。
    - 用 1 枚 4.5mm 斯氏针置入跟骨结节后上部，注意应向下置入以避免穿入距下关节。
    - 用力下压斯氏针，以抬起骨块尖端。
    - 然后将斯氏针向前穿过骨折线至未移位的前方骨块。
    - 可将额外数枚克氏针自后上、后下方骨块置入邻近的前方骨块，以固定跟骨并维持长度。
    - 然后经这些克氏针置入 6.5mm 无头加压螺钉，以获得骨折端骨块间的最终固定。
    - 侧位、轴位及 Broden 位透视检查复位效果、钢板位置及螺钉长度。
    - 无张力缝合技术缝合皮下组织及皮肤，以减少皮肤坏死及伤口开裂的潜在可能。

内侧突骨折

- 见于高处坠落伤，导致跟骨后方内侧的撕脱性骨折。
  - 移位的内侧突骨折可导致步态改变及疼痛。
  - 足跟脂肪垫的内移较常见。

- 可采用改良的斜行切口复位内侧突骨块，但须注意避免损伤足底内侧神经。
- 复位后，可放置大小合适的 H 形钢板，以提供最终固定。

跟骨结节撕脱性骨折

- 常见于背伸暴力损伤，腓肠肌–比目鱼肌复合体暴力收缩，导致跟骨结节撕脱骨块。
  - 可采用前述的后侧 MIO 入路解剖复位，用点式复位钳临时固定。
  - 将 2 枚克氏针在透视引导下垂直于骨折平面置入。
  - 置入空心拉力螺钉（若骨质疏松可使用垫圈）以获得骨块间加压。
  - 对拢并缝合伤口，患足制动以避免再次损伤。

参考文献

1. Pfeffer GB, Easley ME, Hintermann B, et al. *Operative Techniques: Foot and Ankle Surgery*. 2nd ed. Philadelphia, PA: Elsevier, 2018.
2. Gardner MJ, Nork SE, Barei DP, et al. Secondary soft tissue compromise in tongue-type calcaneus fractures. *J Orthop Trauma*, 2008,22(7):439-445. https://insights.ovid.com/crossref? an=00005131-200808000-00001.